QUESTÕES COMENTADAS EM
CARDIOLOGIA DO EXERCÍCIO

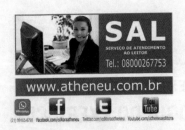

QUESTÕES COMENTADAS EM
CARDIOLOGIA DO EXERCÍCIO

Jefferson Petto
Alice Miranda de Oliveira
Pedro Henrique Silva Santos
Marvyn de Santana do Sacramento

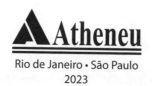

Rio de Janeiro • São Paulo
2023

EDITORA ATHENEU

São Paulo — Rua Maria Paula, 123 – 18º andar
Tel.: (11) 2858-8750
E-mail: atheneu@atheneu.com.br

Rio de Janeiro — Rua Bambina, 74
Tel.: (21) 3094-1295
E-mail: atheneu@atheneu.com.br

CAPA: Equipe Atheneu
PRODUÇÃO EDITORIAL: RDL Produção Editorial

CIP-BRASIL. CATALOGAÇÃO NA PUBLICAÇÃO
SINDICATO NACIONAL DOS EDITORES DE LIVROS, RJ

Q54

Questões comentadas em cardiologia do exercício / Jefferson Petto ... [et al.]. - 1. ed. - Rio de Janeiro : Atheneu, 2023.
: il. ; 24 cm.

Inclui bibliografia
ISBN 978-65-5586-584-4

1. Cardiologia - Problemas, questões, exercícios. I. Petto, Jefferson.

22-79856

CDD: 616.12
CDU: 616.12

Meri Gleice Rodrigues de Souza - Bibliotecária - CRB-7/6439

06/09/2022   09/09/2022

Petto, J.; Oliveira A.M.; Santos, P.H.S.; Sacramento, M.S.
Questões Comentadas em Cardiologia do Exercício

© Direitos reservados à EDITORA ATHENEU – Rio de Janeiro, São Paulo – 2023

Autores

Jefferson Petto

Graduado em Fisioterapia pela Universidade Federal de São Carlos (UFSCar). Especialista em Fisiologia do Exercício pela Faculdade Adventista da Bahia. Especialista Profissional em Reabilitação Cardiovascular e Metabólica pela Associação Brasileira de Fisioterapia Cardiorrespiratória (ASSOBRAFIR). Doutor em Medicina e Saúde Humana pela Escola Bahiana de Medicina e Saúde Pública (EBMSP). Professor Adjunto do Programa de Mestrado e Doutorado da EBMSP. Professor Adjunto do Curso de Medicina da UniFTC, Salvador, BA. Coordenador Técnico da Clínica Actus Cordios de Reabilitação Cardiovascular, Respiratória e Metabólica.

Alice Miranda de Oliveira

Graduada em Fisioterapia pela Universidade Católica do Salvador (UCSAL). Especialista em Fisiologia do Exercício: do Treinamento à Reabilitação, pela Faculdade Centro de Treinamento em Anatomia (CTA). Sócia da Clínica Actus Cordios de Reabilitação Cardiovascular, Respiratória e Metabólica.

Pedro Henrique Silva Santos

Graduado em Educação Física pela Universidade Estadual de Feira de Santana (UEFS). Especialista em Fisiologia do Exercício Aplicada à Reabilitação pela FaSerra. Mestrando em Ciências pela Escola de Educação Física e Esporte da Universidade de São Paulo (EEFE-USP).

Marvyn de Santana do Sacramento

Graduado em Fisioterapia pelo Centro Universitário Social da Bahia (UNISBA). Especialista em Fisiologia do Exercício Aplicada à Reabilitação pela Faculdade do Centro Oeste Paulista (FACOP). Mestrando em Medicina e Saúde Humana pela Escola Bahiana de Medicina e Saúde Pública (EBMSP). Preceptor do Estágio em Fisioterapia Cardiorrespiratória pela Faculdade Adventista da Bahia (FADBA). Editor Técnico da *Revista Brasileira de Fisiologia do Exercício*. Sócio Administrador da Clínica Actus Cordios de Reabilitação Cardiovascular, Respiratória e Metabólica.

Agradecimentos

A Deus, que em sua infinita graça permitiu o encontro destes autores como uma sizígia de quatro elementos no mesmo tempo e espaço, união basilar que nos possibilitou conjuminar diferentes conhecimentos, habilidades e pensamentos para a construção desta obra.

Ao nosso fiel amigo, Pedro Elias Santos Souza, que com seu exemplo diário de atitudes bondosas sempre nos inspira a sermos pessoas melhores e a persistir em nossos objetivos.

Dedicatória

Aos nossos professores, mestres incansáveis que pelo
seu esforço em transmitir conhecimento moldaram positivamente
nossa realidade desde a infância e são verdadeiros agentes
transformadores da realidade do mundo.

Prefácio

O coração é um órgão nobre e simbólico, que para os ocidentais está associado ao amor e à paixão, enquanto os orientais o associam à inteligência, à intuição e ao conhecimento. Curiosamente, os egípcios, em seus processos de mumificação, retiravam do indivíduo todos os órgãos internos com exceção do coração, visto que se acreditava que nele residiam as emoções e que o mesmo seria pesado por Osíris como uma forma de avaliação das ações realizadas durante a vida.

Na Medicina moderna, a Cardiologia do Exercício e todos os aspectos que envolvem os programas de reabilitação cardiovascular têm se destacado como uma estratégia de sucesso no tratamento e na prevenção das diversas enfermidades que acometem o sistema cardiovascular. É notório que as pessoas que se exercitam regularmente vivem mais e melhor do que os seus pares que mantêm hábitos sedentários.

Questões Comentadas em Cardiologia do Exercício se esmera, por meio de um trabalho minucioso e primaz, em permitir que o leitor possa se aprofundar em conceitos fundamentais de anatomia, fisiologia e fisiopatologia cardiovascular, além das particularidades que envolvem as respostas do organismo humano ao exercício. Tal feito se explica pela notória qualidade do seu grupo de autores, capitaneados pelo Professor Doutor Jefferson Petto, que tem em sua história mais de 20 anos de experiência docente sempre voltada para a sua grande paixão, o sistema cardiovascular. Atualmente, é impossível se referir à reabilitação cardiovascular na Bahia e no Brasil sem que se mencione a equipe da Clínica Actus Cordios de Reabilitação Cardiovascular, Respiratória e Metabólica, onde os autores deste livro desempenham as suas atividades de assistência e pesquisa, gerando, por meio de diversas publicações em periódicos nacionais e internacionais, trabalhos científicos relevantes na Cardiologia do Exercício.

De leitura fácil e atrativa, este livro desafia os interessados na temática por meio de uma dinâmica de perguntas e respostas, com menção especial aos esclarecimentos e comentários fornecidos a cada solução apresentada. A sensação de aprender a cada página se fez forte em mim. Desejo a todos que sintam o mesmo.

Ao leitor destas palavras, saiba que tem em suas mãos um exemplar com potencial transformador. Aproveite a chance e bons estudos!

Professor Doutor Giulliano Gardenghi (2022)

Fisioterapeuta; Especialista em Fisiologia do Exercício e Doutor em Ciências. Área de Concentração: Cardiologia, pela Faculdade de Medicina da Universidade de São Paulo. Fisiologista do Hospital do Coração Anis Rassi – Goiás. Coordenador Científico e Coordenador do Programa de Especialização em Fisiologia do Exercício da Faculdade CEAFI – Goiás. Consultor Técnico do Instituto de Ensino e Pesquisa e Coordenador do Programa de Pós-graduação em Fisioterapia Hospitalar do Hospital e Maternidade São Cristóvão – São Paulo. Coordenador Científico do Centro de Ensino e Treinamento da Clínica de Anestesia de Goiânia – Goiás. Coordenador Científico do Hospital ENCORE – Goiás. Tutor da Residência Multiprofissional em Urgência e Trauma (Fisioterapia) do Hospital de Urgências de Goiânia (HUGO) – Goiás. Membro do Departamento de Fisioterapia Cardiovascular da ASSOBRAFIR – Brasil.

Apresentação

O estudo da cardiologia é desafiador. Assim como todo processo de aprendizagem ao longo das nossas vidas, entender as nuances da cardiologia exige esforço, repetição, prática e especialmente dedicação. Não basta apenas escutar ou ler, é necessário fazer sentido. Quando sonhamos com a ideia de transmitir conhecimento por meio de um livro, acreditamos que uma didática diferenciada deveria nortear o conteúdo exposto, e foi assim que escolhemos elaborar um livro com base em perguntas, pois são elas que despertam nossa curiosidade e vontade de buscar as respostas.

Destacamos três razões pelas quais vale a pena se debruçar em cada página desta obra. A primeira razão é a relevância dos conteúdos abordados. Escolhemos assuntos que perpassam desde a anátomo e a fisiologia cardiovascular até condições patológicas comuns e raras. Os assuntos selecionados se correlacionam principalmente com a aplicabilidade prática, afinal, como bem dito antes, o estudo precisa fazer sentido.

A segunda razão é o nivelamento do conhecimento. Nossas questões foram elaboradas em três níveis de dificuldade: fácil, moderado e difícil. O nível fácil envolve questões mais simples, que exigem do leitor apenas o entendimento básico da cardiologia. O nível moderado utiliza os conhecimentos mais básico em um grau maior de aprofundamento e raciocínio, envolvem casos clínicos e as nuances da assistência em Cardiologia do Exercício. E, por fim, o nível difícil, onde estão as questões que requerem concentração, domínio e aplicabilidade dos outros níveis, além dos conteúdos que não são frequentemente discutidos. Todos lhe desafiam a desenvolver seu raciocínio crítico e aprimoram seus conhecimentos de forma lúdica, mas profunda.

A terceira razão é que este material também foi pensado como um preparatório para residências, provas de título e concursos na especialidade de Cardiologia do Exercício. As questões foram formuladas ou escolhidas de provas de concurso e residência, com base nos principais assuntos cobrados nessas provas e servem como treinamento para o modelo de avaliação atual.

Por fim, destacamos que os comentários das perguntas e respostas é mais uma ferramenta efetiva para quem busca um elo entre o conhecimento teórico, a assistência e a ciência.

Esperamos que apreciem a leitura!

Os Autores

Sumário

Índice Temático, xvii

PARTE 1 QUESTÕES ALTERNADAS, 1

PARTE 2 GABARITO COMENTADO RESPALDADO
POR REFERÊNCIAS, 141

Índice Temático

Os números são referentes às questões

A

Anatomia, 7, 18, 70, 75, 155, 234-236
Anemia Falciforme, 200, 201
Arritmias, 19-21, 36, 47, 48, 56-59, 80, 87, 144
Arterite de Takayasu, 77
Atenção Básica, 162

B

Barorreflexo, 98, 202

C

Canalopatias, 86
Capacidade Funcional, 65
Caquexia, 172
Cardiogeriatria, 197-199
Cardiologia do Exercício, 4, 33, 41, 54, 56, 57, 65, 68, 72, 73, 90, 122, 128, 130-135, 137-143, 146, 149, 195, 211, 226
Cardiologia Hospitalar, 60, 76, 92, 109, 114, 117, 222, 224, 225
Cardiologia Molecular, 53, 173
Cardiomiopatia de Takotsubo, 78
Cardiomiopatia Hipertrófica, 13, 51, 52, 93, 94, 129, 166, 167
Cardiooncologia, 127, 133, 175
Cardiopatia Congênita, 81-83, 85, 86, 88-91, 214
Cardiopatia Hepática, 170, 176
Cardiopediatria, 81-83, 91
Choque Cardiogênico, 27, 218
Choque Hipovolêmico, 26, 29, 113, 114, 218
Comunicação Interatrial, 88
Coração de Atleta, 13, 35, 51, 58, 59, 168

D

Dispositivos Cardíacos Eletrônicos Implantáveis, 14, 22, 23, 115, 116, 160, 221, 223
Doença Arterial Coronariana, 1, 11, 14, 15, 18, 23, 55, 62, 64, 71, 95, 120, 163, 174, 217
Doença Arterial Obstrutiva Periférica, 37, 39, 45, 46, 154, 227-229
Doença de Chagas, 69, 110, 111

E

Ecocardiograma, 50, 54, 121
Eletrocardiograma, 19, 35, 56, 57, 60, 67, 80, 102, 147, 206
Emergência Cardiovascular, 20, 21
Endotélio, 15, 68, 74
Exames Complementares, 237, 238

xviii

Questões Comentadas em Cardiologia do Exercício

F

Farmacologia, 6, 127, 175
Fisiologia Cardíaca, 2, 9, 10, 16, 17, 25, 26, 27, 49, 66, 67, 75, 84, 112, 118, 126, 136, 152, 153, 177, 179, 180, 203, 204, 209

H

Hipertensão Arterial Sistêmica, 120, 193
Hipotensão Ortostática, 97
Hipotermia, 60

I

Infarto do Miocárdio, 28, 61, 95, 120, 125, 185
Inflamação Subclínica, 63
Insuficiência Cardíaca, 22, 23, 33, 78, 79, 106, 172, 184, 186, 189, 205, 220

M

Miocárdio Hibernado, 55, 103
Modulação Autonômica, 183, 191
Morte Súbita, 4, 52, 58, 59, 90, 93, 96, 129

P

Ponte Miocárdica, 85, 89
Pré-Condicionamento Isquêmico Remoto, 24, 212, 213

R

Reabilitação Cardiovascular, 1, 8, 11, 12, 14, 19, 23, 24, 36, 39, 42, 43, 46-48, 58-63, 76, 89, 94, 95, 99, 100, 102, 115, 116, 117, 120, 132, 146, 150, 157, 163, 165, 181, 185, 187, 188, 193, 213, 215-217, 228

S

Semiologia, 196, 227, 230, 232, 233 239, 240
Síncope, 96-100, 151, 156, 164
Síndrome da Apneia Obstrutiva do Sono, 207, 208
Síndrome de Cushing, 30
Síndrome de Wolff-Parkinson-White, 80, 87
Suporte Básico de Vida, 210

T

Tamponamento Cardíaco, 106-108
Teste de Caminhada de 6 minutos, 38, 171
Teste de Esforço Físico Máximo, 31, 32, 34, 40, 41, 44, 116, 123-125, 145, 148, 187
Transplante Cardíaco, 42, 43
Transplante Cardíaco, 190, 192
Treinamento Muscular Inspiratório, 159, 182, 205
Treinamento Neuromuscular, 8, 146, 158, 161, 178
Trombose Venosa Profunda, 101, 109, 119
Tumores Cardíacos, 104, 105

V

Valvopatia, 3, 5, 7, 219

PARTE 1
QUESTÕES ALTERNADAS

PARTE I

QUESTÕES ALTERNADAS

Questões Comentadas em Cardiologia do Exercício

1

| Nível: | Médio |

Durante a realização do exercício em esteira ergométrica, você monitoriza o seu paciente com Doença Arterial Coronariana (DAC), em tempo real, pelo monitor cardíaco. Sabendo que o limiar isquêmico desse paciente, no teste cardiopulmonar, foi alcançado em 86 bpm e que a sua pressão arterial de repouso é de 130/80 mmHg, sem nenhum outro dado clínico importante, pergunta-se: em quais das seguintes situações você diminuiria e posteriormente interromperia o exercício?

a) Imediatamente após o aparecimento de angina típica leve.

b) Quando o paciente atingisse os batimentos da frequência cardíaca do limiar isquêmico associado a infradesnivelamento entre 1 e 3 mm.

c) Quando ocorresse extrassístole ventricular pareada, mesmo na ausência de arritmias complexas.

d) Quando o infradesnivelamento do segmento ST fosse maior que 3 mm.

e) Quando a pressão arterial atingisse 200 mmHg.

Fonte: Prova de Título de Especialista na Área de Fisioterapia Cardiovascular 2018 (Reabilitação Cardiovascular, Doença Arterial Coronariana).

2

| Nível: | Médio |

A força de contração muscular cardíaca é regulada de forma diferente da musculatura esquelética e lisa. Embora ambas, cardíaca e esquelética, sejam estriadas, a modulação da força na musculatura esquelética obedece a ordem de recrutamento de unidades motoras que se revezam em cada contração. Já no músculo cardíaco que forma os ventrículos, a regulação da força de contração obedece aos seguintes fatores:

I. Ao comprimento do cardiomiócito no final da diástole.

II. À concentração de cálcio no citosol do cardiomiócito.

III. À quantidade de cálcio que entra no cardiomiócito imediatamente antes da contração.

a) Somente I.

b) Somente II.

c) Somente III.

d) Somente I e II.
e) Todas as afirmativas.

Fonte: Prova de Título de Especialista em Medicina Cardiológica 2016 (Adaptada) (Fisiologia Cardíaca).

| Nível: | Difícil |

Nas curvas de pressão do átrio direito ou do capilar pulmonar, uma onda "A" muito proeminente, uma onda "A" ausente e uma onda "V" e descenso "Y" proeminentes podem ser encontrados, respectivamente, nas seguintes condições:

a) Insuficiência mitral, estenose tricúspide e estenose mitral.
b) Estenose tricúspide, fibrilação atrial e estenose mitral.
c) Estenose mitral, dupla lesão mitral e insuficiência mitral.
d) Estenose tricúspide, fibrilação atrial e insuficiência mitral.
e) Todas as alternativas estão erradas.

Fonte: Prova de Título de Especialista em Medicina Cardiológica 2016 (Fisiologia Cardíaca; Valvopatia).

| Nível: | Médio |

BCM, 19 anos, sexo masculino, histórico familiar de morte súbita (pai), é atleta amador de judô há dois anos. Em testes funcionais de rotina, o treinador físico e o médico da equipe observaram acentuada redução da capacidade funcional do atleta, sugerindo que o mesmo realize exames mais específicos com um cardiologista no intuito de minimizar o risco de algum evento cardiovascular durante o exercício. Pensando no risco de morte súbita entre atletas jovens, quais das seguintes causas não é considerada causa comum (porcentual relativo < 5%) nessa população?

a) Doença arterial coronariana.
b) Cardiomiopatia hipertrófica.
c) Hipertrofia concêntrica ventricular esquerda idiopática.

d) Miocardite.
e) Anomalia de artérias coronárias.

Fonte: Prova de Título de Especialista em Medicina Cardiológica (Adaptada) (Cardiologia do Exercício – Morte Súbita).

| Nível: | Médio |

A febre reumática (FR) é uma doença do tecido conjuntivo que causa dano às fibras colágenas e às substâncias básicas do tecido conjuntivo. Causada por estreptococos do grupo A, pode deixar como sequela a fibrose das valvas cardíacas, que é a manifestação clínica mais comum da FR, acometendo 50% dos indivíduos infectados. O gráfico a seguir representa a relação volume-pressão do ventrículo esquerdo de um indivíduo sadio. Se esse indivíduo desenvolvesse FR e como manifestação clínica estenose da valva aórtica de grau moderado, de forma crônica (após pelo menos seis meses), como mais possivelmente este gráfico se modificaria?

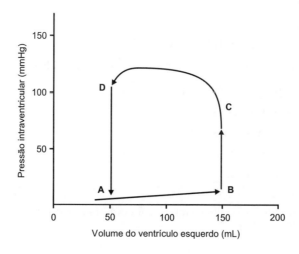

Lado direito do gráfico

I. Se deslocaria para a esquerda.
II. Se deslocaria para a direita.
III. Se deslocaria para baixo.

a) Somente possíveis as proposições I e II.
b) Somente possíveis as proposições II e III.
c) Somente possíveis as proposições I e III.

d) Somente possível a proposição I.
e) Somente a proposição II.

Fonte: Prova de Título de Especialista em Fisioterapia Cardiovascular (Valvopatias; Fisiologia Cardíaca).

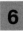

| Nível: | Médio |

Para elaborar um prognóstico de melhora e alta de um paciente, bem como o seu programa de treinamento de modo adequado, é importante considerar os efeitos adversos que os fármacos podem causar. Por exemplo, pacientes com síndrome metabólica normalmente fazem uso de fármacos que modulam negativamente o perfil lipídico, provocando elevação das lipoproteínas de baixa densidade (LDL) e dos triglicerídeos plasmáticos. Um profissional especialista em reabilitação cardiovascular e metabólica deve buscar conhecer as reações adversas mais comuns provocadas por medicações de uso rotineiro. Quais dos fármacos listados a seguir provocam como reação adversa comum a elevação dos valores plasmáticos da LDL e dos triglicerídeos?

I. Contraceptivos orais
II. Diuréticos tiazídicos
III. Betabloqueadores – atenolol e propranolol
IV. Bloqueador dos receptores alfa-adrenérgicos – carvedilol

a) Somente as proposições I e II.
b) Somente as proposições II e III.
c) Somente as proposições I, II e III.
d) Somente as proposições III e IV.
e) Todas as proposições.

Fonte: Prova de Título de Especialista Profissional em Fisioterapia Cardiovascular 2018 (Farmacologia Cardiovascular).

| Nível: | Fácil |

O acidente vascular encefálico (AVE) se configura como um importante problema de saúde pública no Brasil. De acordo com a Secretaria de Saúde do Estado da Bahia, em 2018 houve 3.414 casos de internações no setor público, dentre adultos de 30 a 59 anos, por AVE. Considerando que tal enfermidade ocorre por múltiplos fatores, dentre eles os trombos formados em câmaras cardíacas decorrentes de disfunções valvulares, sinalize a afirmativa INCORRETA.

a) As quatro válvulas cardíacas funcionam de modo que o sangue não flui para trás, mas unicamente para frente, no ato da contração cardíaca. Esse fluxo unidirecional que impede o acúmulo sanguíneo diminui o risco de formação de trombos.

b) Na ocorrência de estenose mitral, pode haver acúmulo de sangue no átrio esquerdo (AE). Esse acúmulo predispõe a estase sanguínea e, consequentemente, a formação de trombos. Esses trombos podem se deslocar (êmbolos) e, ao passar pelo ventrículo esquerdo (VE) e se comunicarem com a aorta, podem alcançar as carótidas e culminar em AVE isquêmico.

c) O VE é a câmara cardíaca mais propensa à formação de trombos devido às suas características anatômicas. Logo, a principal valvopatia que favorece a formação de trombos é a insuficiência aórtica.

d) O AE apresenta uma característica anatômica favorável à formação de trombos na ocorrência de sobrecarga de volume – o apêndice atrial. A dilatação do AE provocado por estenose mitral, por exemplo, eleva muito o risco de formação de trombos e, consequentemente, de AVE, sobretudo na presença de fibrilação atrial.

Fonte: Autoral (Anatomia Cardíaca e Valvopatia).

Nível:	Médio

O exercício neuromuscular, também chamado de exercício resistido com pesos, pode ser realizado com contrações dinâmicas e estáticas. As contrações dinâmicas podem ser executadas de forma concêntrica e excêntrica. Em um programa de reabilitação cardiovascular, por vezes, são utilizados protocolos de exercícios neuromusculares somente com ações excêntricas. Considere as seguintes afirmações, que versam sobre as vantagens e os benefícios das ações excêntricas sobre as concêntricas e assinale a alternativa correta. Para todas as afirmações, considere a mesma resistência (carga).

I. As ações excêntricas geram menor gasto energético que as concêntricas, por isso, promovem menor demanda cardiovascular.

II. As ações excêntricas suscitam maior percepção de esforço subjetivo que as concêntricas, por isso, são mais indicadas para os pacientes com insuficiência cardíaca.

III. Uma das vantagens das ações excêntricas é que elas promovem maior ganho de massa muscular quando comparadas às concêntricas.

a) Somente a afirmação I é verdadeira.
b) Somente a afirmação II é verdadeira.

c) Somente a afirmação III é verdadeira.
d) Somente as afirmações I e III são verdadeiras.
e) Todas as afirmações são verdadeiras.

Fonte: Autoral (Reabilitação Cardiovascular – Exercícios Neuromusculares).

| Nível: | Especial |

A titina é a maior proteína constituinte do sarcômero, tanto do músculo esquelético como do cardíaco. No músculo cardíaco, ela exerce uma importante influência não apenas na função diastólica como também na sistólica. Sobre as características e funções da titina cardíaca, é INCORRETO afirmar que:

a) Existem duas isoformas da titina: N2B e N2BA, em uma proporção aproximada de 70/30, respectivamente.

b) A isoforma N2B é menos extensível, por isso, exerce maior tensão passiva durante a diástole. Portanto, os cardiomiócitos que expressam a N2B em maior quantidade geram maior contratilidade.

c) A titina é o principal determinante da tensão passiva do cardiomiócito para comprimentos fisiológicos do sarcômero. Para estiramentos superiores aos fisiológicos (> 2,3 mm), a tensão passiva passa a ser determinada essencialmente pelo colágeno e pela matriz extracelular.

d) A titina promove uma "força de restauração" capaz de aumentar a velocidade de relaxamento ventricular e, consequentemente, da força de sucção, na fase rápida do enchimento ventricular.

e) Na insuficiência cardíaca com fração de ejeção normal, secundária à hipertrofia concêntrica, aumenta a proporção da isoforma N2BA e na cardiopatia dilatada há aumento na proporção da isoforma N2B.

Fonte: Autoral (Fisiologia Cardíaca; Insuficiência Cardíaca).

10

| Nível: | Médio |

O coração apresenta propriedades intrínsecas que se ajustam para manter a homeostasia corporal tanto em repouso como durante as atividades físicas. Dentre as

Questões Comentadas em Cardiologia do Exercício **9**

seguintes afirmações, que versam sobre algumas dessas propriedades, é possível afirmar que:

I. Durante o exercício físico não resistido cíclico, a contratilidade cardíaca é aumentada, resultante da diminuição da pré-carga.

II. A lei de Frank-Starling postula que o músculo cardíaco tem a capacidade de aumentar a sua contratilidade proporcionalmente à magnitude da sua distensibilidade. Assim, em um coração íntegro, embora não haja uma relação linear, quanto maior o enchimento ventricular maior a sua contratilidade.

III. A condutibilidade exercida pelo complexo elétrico do coração é menor nos feixes internodais dos átrios que nas fibras subendocárdicas (Purkinje) ventriculares, isso porque as fibras subendocárdicas exibem alta quantidade de miofibrilas.

IV. As células do nodo sinusal são o marca-passo cardíaco fisiológico por apresentarem o menor período refratário absoluto de todas as células cardíacas.

a) Somente as afirmações I, II e III são verdadeiras.

b) Somente as afirmações II e IV são verdadeiras.

c) Somente as afirmações III e IV são verdadeiras.

d) Só existe uma afirmação verdadeira.

e) Todas as afirmações são verdadeiras.

Fonte: Autoral (Fisiologia Cardíaca).

Considere o seguinte caso clínico e responda às Questões 11 e 12.

SGE, 69 anos, sexo masculino, sobrepeso (IMC = 27), circunferência abdominal 104 cm, pressão arterial sistêmica 140/80 mmHg, ex-fumante (35 anos de abstinência) chega à sua clínica de reabilitação cardiovascular (RC) com diagnóstico clínico de doença arterial coronariana (DAC), sem histórico de infarto agudo do miocárdio. Submeteu-se à revascularização do miocárdio com 4 enxertos (2 mamárias, 1 safena e 1 radial) há dois meses. Procurou o serviço de RC com o objetivo de melhorar a capacidade de realizar atividades de vida diária. Relata diabetes melito tipo II, hipertensão arterial sistêmica e dislipidemia, todas enfermidades controladas com fármacos.

Fármacos em uso: gliclazida para controle dos níveis glicêmicos (pico de ação após 8 horas), atorvastatina cálcica para controle da dislipidemia, ácido acetilsalicílico (AAS – antiplaquetário) e anlodipino, que é um antagonista de cálcio (controle da hipertensão arterial sistêmica). A gliclazida é ingerida às 6 horas, a atorvastatina e o anlodipino às 20 horas e o AAS às 12 horas.

Realizou teste de esforço físico máximo em esteira ergométrica. A frequência cardíaca (FC) de repouso foi de 72 bpm, o limiar isquêmico foi atingido a 119 bpm e a FC máxima obtida foi de 135 bpm.

11

Nível:	Fácil

A FC é o parâmetro mais utilizado na prática para determinar a intensidade de esforço físico em pacientes cardiopatas. Ciente disso, qual o valor da FC de treinamento adequado para promover condicionamento cardiovascular para esse paciente? Considere a FC que promova efeito de condicionamento cardiovascular com baixo risco de intercorrência isquêmica.

a) 135 bpm

b) 119 bpm

c) 116 bpm

d) 109 bpm

e) 80 bpm

Fonte: Prova de Especialista Profissional em Fisioterapia Cardiovascular 2017 (Reabilitação Cardiovascular, Doença Arterial Coronariana).

12

Nível:	Fácil

Para esse paciente, em qual horário NÃO deve ser aplicado o exercício, no intuito de evitar a hipoglicemia durante a sessão de treinamento?

a) Entre 6 e 8 horas.

b) Entre 10 e 15 horas.

c) Entre 13 e 15 horas.

d) Entre 18 e 20 horas.

e) Todos os horários acima devem ser evitados.

Fonte: Prova de Especialista Profissional em Fisioterapia Cardiovascular 2017 (Reabilitação Cardiovascular, Doença Arterial Coronariana).

13

Nível:	Médio

Um dilema diagnóstico pode surgir ao distinguir-se clinicamente a hipertrofia fisiológica do ventrículo esquerdo (como consequência fisiológica do treinamento atlético) das

Questões Comentadas em Cardiologia do Exercício

condições patológicas como a cardiomiopatia hipertrófica. Dos parâmetros descritos a seguir, o que mais favorece o diagnóstico de coração de atleta é:

a) $VO_{2máx.}$ < 30 mL/kg/min.
b) Arritmias ventriculares frequentes e sustentadas.
c) Espessura da parede do ventrículo esquerdo > 20 mm.
d) Cavidade ventricular esquerda excedendo 55 mm.
e) Espessamento assimétrico das paredes do ventrículo esquerdo.

Fonte: Prova de Título de Especialista em Medicina Cardiológica 2017 (Coração de Atleta; Cardiomiopatia Hipertrófica).

14

| Nível: | Difícil |

Três são os parâmetros usualmente utilizados para determinação da intensidade de esforço durante uma sessão de reabilitação cardiovascular: frequência cardíaca (FC), pressão arterial sistólica (PAS) e duplo produto (DP). Uma questão recorrente é em qual situação um ou outro parâmetro se aplica melhor para determinar a intensidade de esforço. Considerando que nas situações 1, 2 e 3 todos os pacientes realizaram teste de esforço físico máximo (TEFM), pergunta-se: Qual é o parâmetro mais indicado, RESPECTIVAMENTE, para a determinação da intensidade de esforço em cada situação?

1. Paciente com angina estável por doença arterial coronariana (DAC) crônica com teste de esforço positivo (limiar isquêmico).

2. Paciente com angina variante decorrente de espasmo coronariano secundário à placa aterosclerótica estabilizada.

3. Paciente com DAC crônica em uso de marca-passo artificial com FC fixa.

a) DP, FC e PAS
b) DP, DP e FC
c) FC, DP e PAS
d) FC, PAS e DP
e) PAS, FC e FC

Fonte: Autoral (Reabilitação Cardiovascular; Doença Arterial Coronariana; Marca-passo).

15

| Nível: | Difícil (Especial) |

Pacientes com doença arterial coronariana (DAC) podem apresentar vasospasmos decorrentes da disfunção endotelial do processo aterosclerótico. Esses vasospasmos podem ser desencadeados por substâncias que em situações de integridade endotelial promovem vasodilatação mediada por segundo mensageiro, ao induzir a produção de óxido nítrico. Quais das seguintes substâncias em condições normais promovem vasodilatação e diante de lesão endotelial decorrente, por exemplo, de um processo aterosclerótico, provocam, paradoxalmente, vasoconstrição?

I. Insulina

II. Acetilcolina

III. Bradicinina

a) Somente I
b) Somente II
c) Somente III
d) Somente I e II
e) I, II e III

Fonte: Autoral (Doença Arterial Coronariana; Endotélio).

16

| Nível: | Fácil |

Considerando o gráfico a seguir sobre o ciclo cardíaco, é correto afirmar que:

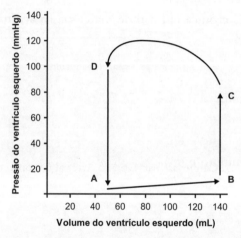

a) A segunda bulha cardíaca está associada à abertura da valva aórtica.
b) A pressão atrial esquerda é sempre menor do que a pressão ventricular esquerda.
c) A pressão aórtica alcança o seu ponto mais baixo no início da fase de ejeção ventricular.
d) Os ventrículos ejetam sangue durante toda a sístole.
e) O volume sistólico final ventricular é maior do que o volume diastólico final.

Fonte: Prova de Especialista em Medicina Cardiológica – SBC (Adaptada) (Fisiologia Cardíaca).

17

Nível: Médio

Considerando o gráfico a seguir, qual o débito cardíaco (DC) e a fração de ejeção (FE) para uma frequência cardíaca de 56 bpm, respectivamente:

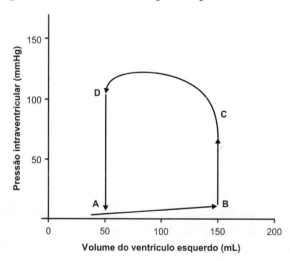

a) 7,0 litros por minuto e 70%.
b) 5,6 litros por minuto e 66%.
c) 5,6 litros por minuto e 80%.
d) 6,0 litros por minuto e 66%.
e) 7,0 litros por minuto e 80%.

Fonte: Autoral (Fisiologia Cardíaca).

14   Questões Comentadas em Cardiologia do Exercício

18

Nível:	Difícil

A doença arterial coronariana (DAC) é a causa mais comum de infarto agudo do miocárdio. Sobre as obstruções geradas por placas de ateroma nas artérias epicárdicas, podemos afirmar que:

I. Obstruções acima de 50% já são consideradas obstruções significativas caso ocorram em tronco de coronária direita ou esquerda.

II. A microcirculação oriunda de uma artéria epicárdica com obstrução acima de 80% apresenta reserva de fluxo maior do que a microcirculação proveniente de uma artéria pérvia.

III. Durante o repouso, a microcirculação proveniente de uma artéria epicárdica com obstrução significativa apresenta vasodilatação compensatória, o que provoca menor reserva de fluxo nessa microcirculação durante o exercício.

    a) Somente a afirmação I é verdadeira.

    b) Somente a afirmação II é verdadeira.

    c) Somente a afirmação III é verdadeira.

    d) Somente as afirmações I e III são verdadeiras.

    e) Todas são verdadeiras.

Fonte: Autoral (Doença Arterial Coronariana; Anatomia Cardíaca).

19

Nível:	Difícil

Indivíduo de 72 anos com diagnóstico de cardiopatia dilatada com fração de ejeção de 37% e histórico de fibrilação atrial. É paciente do centro de reabilitação cardiovascular (RC) durante dois meses. Nesse período não apresentou nenhuma intercorrência durante as sessões de exercício. No entanto, ao chegar à clínica em um de seus atendimentos, foi observada, durante a coleta do pulso radial, taquicardia com frequência de 135 bpm, sem referir nenhum sintoma diferente do habitual. Diante da situação, os profissionais que acompanhavam o paciente colocaram o monitor cardíaco no paciente e observaram o traçado eletrocardiográfico que pode ser visto a seguir. O período entre a observação do pulso arterial e a colocação do monitor foi de 7 minutos. Tendo ciência da importância de saber identificar as principais alterações eletrocardiográficas por profissionais que são responsáveis pelo serviço de RC, pergunta-se: Qual a alteração observada no traçado?

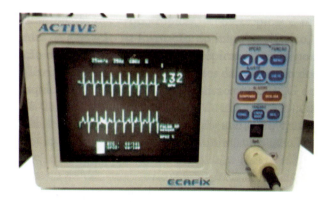

a) Taquicardia ventricular sustentada.
b) Taquicardia ventricular não sustentada.
c) Taquicardia supraventricular sustentada.
d) Taquicardia sinusal sustentada.
e) Fibrilação ventricular.

Fonte: Autoral (Reabilitação Cardiovascular; Eletrocardiografia; Arritmias).

20

Nível: Médio

Diante do caso anterior da Questão 19, e a partir do diagnóstico correto, pergunta-se: Qual é o procedimento mais adequado a ser realizado nessa situação?

a) Massagem do seio carotídeo.
b) Cardioversão elétrica imediata.
c) Massagem cardíaca.
d) Reanimação cardiopulmonar; caso não haja sucesso, cardioversão elétrica.

Fonte: Autoral (Emergências Cardiovasculares; Arritmias).

21

Nível: Difícil (Especial)

Embora os programas de reabilitação cardiovascular sejam seguros, estes não estão isentos de intercorrências. Por isso o profissional deve estar habilitado para intervir de modo adequado e com rapidez frente às possíveis eventualidades que ocorram durante o atendimento. Pacientes com arritmias podem evoluir com alterações hemodinâmicas significativas durante a realização do exercício físico.

Considere o seguinte caso clínico: indivíduo, sexo masculino, 55 anos, histórico de infarto agudo do miocárdio com supradesnivelamento de ST em parede inferolateral, com doença arterial coronariana em tronco de coronária esquerda (70% de obstrução), refere tontura durante o condicionamento em esteira ergométrica. Ao parar o exercício, o mesmo evolui com síncope e ausência de pulso radial e carotídeo. No monitor eletrocardiográfico, observa-se o seguinte traçado:

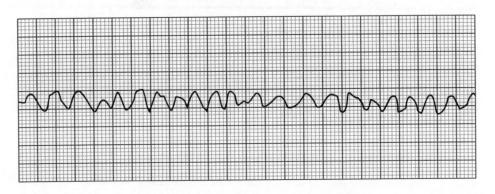

Qual é a alteração visível no monitor e qual conduta deve ser realizada?

a) Taquicardia ventricular – imediata cardioversão elétrica.

b) Taquicardia supraventricular com condução aberrante – massagem carotídea; caso não haja sucesso, cardioversão elétrica.

c) Fibrilação ventricular – reanimação cardiopulmonar; caso não haja sucesso, cardioversão elétrica.

d) *Flutter* ventricular – imediata cardioversão elétrica.

e) Taquicardia ventricular sustentada – massagem carotídea; caso não haja sucesso, cardioversão elétrica.

Fonte: Prova de Especialista Profissional em Fisioterapia Cardiovascular 2018 (Reabilitação Cardiovascular; Emergência Cardiovascular; Arritmias).

Considere o seguinte caso e responda às Questões 22 e 23

Sexo masculino, 81 anos, IMC de 27 kg/m^2, tabagista por 40 anos em abstinência há 20 anos, hipertenso, dislipidêmico e pré-diabético. Diagnóstico clínico de doença arterial coronariana (DAC), já submetido a uma revascularização miocárdica e a uma angioplastia coronariana. Histórico de arritmia (extrassístoles ventriculares e supraventriculares) em uso de marca-passo cardíaco artificial com frequência cardíaca fixa em 60 bpm no modo DDD.

Fração de ejeção (Teicholz) de 37%, com dilatação de câmaras esquerdas (resultado do ecocardiograma). Fármacos em uso – amiodarona, espironolactona, AAS, carvedilol, atorvastatina e losartana.

Encaminhado ao serviço de reabilitação cardiovascular pelo médico assistente, realizou teste de esforço físico máximo convencional, no qual a pressão arterial máxima alcançada foi de 160/80 mmHg. Teste interrompido por sintomas ligados à isquemia significativa (dor torácica típica) associados a extrassístoles ventriculares monomórficas isoladas e em pares.

Padrão eletrocardiográfico de repouso em derivação I (DI do monitor cardíaco).

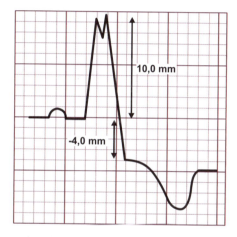

Informações Úteis do Exame Físico
PA de repouso no braço direito – 120/70 mmHg
PA de repouso do braço esquerdo – 100/70 mmHg

22

Nível: Difícil

Descreva como pode ser feito o controle da intensidade do esforço desse paciente durante a realização da esteira ergométrica, utilizando a pressão arterial (PA). Calcule a intensidade de aquecimento a 30% e para a fase de condicionamento a 50%. Utilize a equação de reserva de Karvonen para o cálculo da intensidade de esforço.

Fonte: Prova de Especialista Profissional em Fisioterapia Cardiovascular 2018 (Reabilitação Cardiovascular; Insuficiência Cardíaca; Marca-passo Cardíaco).

23

Nível:	Difícil

Qual é o melhor parâmetro para identificar isquemia nesse paciente durante a sessão de exercício? Levando em consideração que o padrão eletrocardiográfico de repouso é de bloqueio de ramo esquerdo completo, não é possível visualizar infra- ou supradesnivelamento do segmento ST. Portanto, qual pode ser o parâmetro de segurança que indica possível isquemia significativa durante o exercício?

Fonte: Prova de Especialista Profissional em Fisioterapia Cardiovascular 2018 (Reabilitação Cardio-vascular; Insuficiência Cardíaca; Marca-passo Cardíaco; Doença Arterial Coronariana).

24

Nível:	Difícil

O pré-condicionamento isquêmico remoto é uma maneira segura e eficaz de melhorar a circulação colateral de pacientes com doença isquêmica cardíaca. Descreva como poderia ser realizado o pré-condicionamento isquêmico remoto desse paciente. Indique frequência semanal, tempo de obstrução e reperfusão, local para realização do procedimento e em qual momento da sessão de reabilitação esse procedimento é mais indicado.

Fonte: Prova de Especialista Profissional em Fisioterapia Cardiovascular (Reabilitação Cardiovas-cular; Pré-Condicionamento Isquêmico).

25

Nível:	Difícil

Existem três tipos de músculo no corpo humano – o estriado esquelético, o estriado cardíaco e o liso. Embora o esquelético e o cardíaco guardem semelhanças, inclusive na fisiologia da contração, há algumas diferenças. Dentre as diferenças que podemos destacar na estrutura e na fisiologia contrátil estão:

I. O músculo cardíaco não apresenta canais de di-hidropiridina.

II. No músculo cardíaco há diminuição da concentração de cálcio no citosol pela ação dos canais trocadores de sódio e cálcio. Já no músculo esquelético, toda a recaptação de cálcio do citosol é feita pela cálcio-ATPase, localizada na membrana do retículo sarcoplasmático.

III. No músculo cardíaco, o túbulo T se distancia da membrana do retículo sarcoplasmático, enquanto no músculo esquelético essas membranas estão conectadas.

a) Somente a afirmação I está correta.
b) Somente a afirmação II está correta.
c) Somente a afirmação III está correta.
d) Somente as afirmações II e III estão corretas.
e) Todas as afirmações estão corretas.

Fonte: Autoral (Fisiologia Cardíaca).

26

| Nível: | Médio |

Analise a figura a seguir.

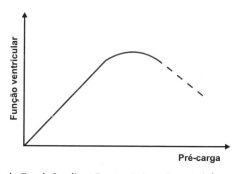

Figura 1. Curva de Frank-Starling. Fonte: Guimarães *et al.* (2015, p. 260).

Considerando o mecanismo de Frank-Starling, apresentado nesta figura, dentro do choque hipovolêmico ocorre_____ da pressão_____ do volume diastólico das câmaras.

A alternativa que preenche, correta e sequencialmente, as lacunas desse trecho é:

a) Redução/de enchimento e aumento.
b) Aumento/de enchimento e aumento.
c) Redução/de enchimento e diminuição.
d) Redução/arterial sistêmica e aumento.
e) Aumento/arterial sistêmica e aumento.

Fonte: Prova de Residência em Fisioterapia em Terapia Intensiva e Emergência com Graduação em Fisioterapia 2019 (Choque Hipovolêmico; Fisiologia Cardiovascular).

27

Nível:	Médio

O choque cardiogênico é um subtipo do choque hemodinâmico, com desequilíbrio entre a oferta e o consumo de oxigênio em nível tecidual. São características do choque cardiogênico:

a) Hiperóxia por aumento do fluxo sanguíneo.

b) Aumento da complacência ventricular, com consequente aumento da pressão diastólica final.

c) Diminuição das pressões de enchimento das câmaras cardíacas, pela disfunção do mecanismo de Frank-Starling.

d) Aumento da pós-carga do ventrículo esquerdo, com aumento do trabalho miocárdico e redução do consumo de oxigênio miocárdico.

e) Aumento desproporcional das pressões de enchimento das câmaras cardíacas pela disfunção do mecanismo de Frank-Starling.

Fonte: Prova de Residência em Fisioterapia em Terapia Intensiva e Emergência com Graduação em Fisioterapia 2019 (Choque Cardiogênico; Fisiologia Cardiovascular).

28

Nível:	Fácil

O infarto agudo do miocárdio é o acometimento cardíaco mais comum em idosos, sobretudo do sexo masculino. O seu diagnóstico pode ser realizado por meio de _____ em nível hospitalar e ambulatorial, e uma das múltiplas terapêuticas é feita por _____.

A alternativa que preenche, correta e sequencialmente, as lacunas desse trecho é:

a) Ecocardiograma/reabilitação cardíaca.

b) Angiocoronariografia/controle glicêmico.

c) Eletrocardiograma/reabilitação cardíaca.

d) Tomografia de tórax/terapia medicamentosa somente.

e) Estudo eletrofisiológico cardíaco/controle glicêmico a cada 6 horas.

Fonte: Prova de Residência em Fisioterapia em Terapia Intensiva e Emergência com Graduação em Fisioterapia 2019 (Infarto do Miocárdio).

29

Nível:	Médio

A avaliação sistêmica do paciente com trauma de face é fundamental em decorrência da possibilidade de traumatismos associados a outras áreas além do esqueleto craniofacial. A atenção aos sinais e sintomas desses pacientes pode evidenciar comprometimento hemodinâmico, exigindo tratamento imediato. Em um paciente adulto de 70 kg, os sinais clínicos que costumam ser esperados em uma hemorragia Classe II incluem:

a) Bradicardia e redução da pressão arterial diastólica.
b) Bradicardia e aumento da pressão arterial diastólica.
c) Taquicardia e redução da pressão arterial diastólica.
d) Taquicardia e aumento da pressão arterial diastólica.

Fonte: Prova de Concurso em Odontologia (Choque Hipovolêmico).

30

Nível:	Fácil

A síndrome de Cushing é caracterizada pela alta produção de um hormônio que pode desencadear como consequência aumento da pressão intracraniana. A tríade clínica, secundária ao aumento da pressão intracraniana e o hormônio que está elevado nessa enfermidade, é:

a) HAS, bradicardia e bradipneia – cortisol.
b) HAS, bradicardia e dispneia – adrenocorticotrófico.
c) HAS, taquicardia e dispneia – cortisol.
d) HAS, taquicardia e dispneia – adrenocorticotrófico.

Fonte: Autoral (Síndrome de Cushing).

31

Nível:	Difícil

A capacidade funcional é um importante marcador prognóstico de mortalidade por todas as causas. O teste de esforço físico máximo (TEFM) é um dos melhores e mais realizados testes para se verificar a capacidade funcional em indivíduos com cardiopatia. Um dos dados importantes do TEFM que avaliam a capacidade funcional é a taxa de equivalente metabólico (MET). Para um homem de 50 anos e 80 kg, qual é o MET previsto e qual o menor porcentual desse previsto deve ser alcançado para que a sua capacidade funcional seja considerada normal?

a) MET previsto: 12; deve ser alcançado pelo menos 90% para ser considerado normal.

b) MET previsto: 10,5; deve ser alcançado pelo menos 85% para ser considerado normal.

c) MET previsto: 5; deve ser alcançado pelo menos 80% para ser considerado normal.

d) MET previsto: 9,6; deve ser alcançado pelo menos 75% para ser considerado normal.

Fonte: Autoral (Teste de Esforço Físico Máximo; Reabilitação Cardiovascular).

32

Nível:	Difícil

O comportamento da frequência cardíaca (FC) durante o teste de esforço físico máximo (TEFM) é um importante preditor diagnóstico e prognóstico. Profissionais que compõem equipes de reabilitação cardiovascular necessitam saber interpretar os parâmetros do TEFM que reportam ao comportamento da FC. O índice cronotrópico é um deles. Considerando um paciente de 60 anos com insuficiência cardíaca que não está em uso de betabloqueadores ou outros fármacos depressores da FC, obtenha no TEFM os seguintes parâmetros: FC de repouso = 70 bpm e FC máxima = 130 bpm. Qual é o índice cronotrópico obtido e qual é o índice mínimo para que o comportamento da FC seja considerado normal?

a) Índice cronotrópico obtido: 0,85; deve ser alcançado pelo menos 0,7.

b) Índice cronotrópico obtido: 0,8; deve ser alcançado pelo menos 0,75.

c) Índice cronotrópico obtido: 0,66; deve ser alcançado pelo menos 0,8.

d) Índice cronotrópico obtido: 0,9; deve ser alcançado pelo menos 0,9.

Fonte: Autoral (Teste de Esforço Físico Máximo; Índice Cronotrópico).

33

Nível:	Difícil

O controle quimiorreflexo é um importante mecanismo regulatório das respostas respiratórias e cardiovasculares. Considere as afirmações a seguir sobre a constituição e a atividade dessas estruturas em pessoas sadias e com insuficiência cardíaca (IC), e depois escolha a alternativa correta.

I. Os quimiorreceptores centrais são ativados especialmente pela hipercapnia, enquanto os periféricos pela hipóxia.

II. Os quimiorreceptores são formados por células glomosas dos tipos I e II. As do tipo I produzem neurotransmissores e as do tipo II são de sustentação.

III. Pessoas com insuficiência cardíaca (IC) apresentam hipersensibilidade dos quimiorreceptores, o que produz respostas cardiorrespiratórias exacerbadas quando comparadas com a de indivíduos sadios.

a) Somente I.
b) Somente II.
c) Somente III.
d) Somente I e II.
e) I, II e III.

Fonte: Autoral (Cardiologia do Exercício; Quimiorreceptores; IC).

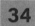

Nível:	Médio

Profissionais que trabalham em centros de reabilitação cardiovascular, especialmente os responsáveis pela prescrição do exercício, devem saber quais os fatores que interferem diretamente no consumo máximo de oxigênio ($VO_{2máx.}$) em um teste de esforço físico máximo (TEFM). Dos fatores NÃO MODIFICÁVEIS listados a seguir, quais interferem diretamente no resultado do TEFM?

I. Idade
II. Sexo
III. Hereditariedade

a) Somente a proposição I é verdadeira.
b) Somente a proposição II é verdadeira.
c) Somente a proposição III é verdadeira.
d) Somente as proposições I e II são verdadeiras.
e) Todas as proposições são verdadeiras.

Fonte: Autoral (Teste de Esforço Físico Máximo; Reabilitação Cardiovascular).

35

Nível: Fácil

Assinale a alteração eletrocardiográfica relacionada ao treinamento que NÃO é comumente encontrada em atletas saudáveis de alto rendimento:

a) Atraso final de condução pelo ramo direito.
b) Repolarização ventricular precoce.
c) Bradicardia sinusal.
d) Bloqueio atrioventricular de primeiro grau.
e) Infradesnivelamento do segmento ST.

Fonte: Prova de Título de Especialista em Medicina Cardiológica 2015 (Coração de Atleta; Eletrocardiografia).

36

Nível: Médio

Sabe-se que o exercício físico pode provocar o surgimento de arritmias complexas durante a prática da reabilitação cardíaca. Portanto, é fundamental que o fisioterapeuta saiba identificar as arritmias mais frequentes em portadores de doenças cardiovasculares. Assim, qual é a arritmia apresentada na figura a seguir:

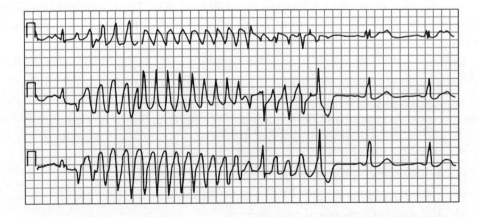

a) Taquicardia ventricular sustentada.
b) Fibrilação ventricular.
c) *Flutter* ventricular.

Questões Comentadas em Cardiologia do Exercício

d) Taquicardia ventricular não sustentada.

e) Taquicardia ventricular em salva.

Fonte: Prova de Especialista Profissional em Fisioterapia Cardiovascular 2017 (Arritmias; Reabilitação Cardiovascular).

37

Nível:	Fácil

A claudicação intermitente é uma das condições clínicas que mais acomete pacientes com doença arterial obstrutiva periférica (DAOP). A escala de Fontaine é uma ferramenta útil na classificação dessa enfermidade, com base na claudicação intermitente. Sobre a escala de Fontaine, marque a alternativa CORRETA:

a) Fontaine I é caracterizada por claudicação ao subir escadas ou aclives.

b) Fontaine IIa é caracterizada por claudicação que inicia acima de 200 metros.

c) A classificação IIb é caracterizada por dor em repouso e claudicação que inicia acima de 200 metros.

d) A classificação III é caracterizada por claudicação que surge acima de 200 metros, associada ou não à dor.

e) A classificação IV é caracterizada por ausência de claudicação.

Fonte: Prova de Especialista Profissional em Fisioterapia Cardiovascular 2018 (Adaptada) (Doença Arterial Obstrutiva Periférica).

38

Nível:	Fácil

Sobre o teste de caminhada de 6 minutos (TC6min), aplicado na reabilitação cardiovascular, marque a alternativa INCORRETA:

a) O TC6min apresenta forte coeficiente de relação entre o primeiro e o segundo teste e, por isso, não é necessário realizar dois testes no mesmo dia da avaliação.

b) É contraindicação absoluta em pacientes com menos de 72 horas de infarto agudo do miocárdio.

c) Em pacientes com capacidade funcional muito reduzida, a frequência cardíaca máxima obtida no TC6min é próxima à encontrada no teste cardiopulmonar.

d) Apresenta correlação moderada a forte com o $VO_{2máx.}$ obtido em um teste incremental máximo.

e) É permitido que o paciente pare para descansar durante o teste, porém, a contagem do tempo não é interrompida.

Fonte: Prova de Especialista Profissional em Fisioterapia Cardiovascular 2018 (Teste de Caminhada de 6 Minutos).

39

Nível:	Médio

Paciente do sexo feminino, 65 anos, procura serviço de reabilitação cardiovascular com queixa principal de dor na panturrilha ao caminhar aproximadamente 100 metros, com necessidade de interromper a caminhada para melhorar a dor. Apresenta como comorbidades: hipertensão arterial sistêmica, diabetes melito, dislipidemia e passado de tabagismo.

Exame físico: Foi realizado o teste de caminhada com carga constante na esteira e foi observado que a dor tem início com 4 minutos de caminhada e aos 4 minutos e 40 segundos a paciente interrompe o teste pela dor.

Força muscular: Identificada redução da força muscular global pela medida de *handgrip* (preensão palmar).

Pressão arterial (PA) no braço direito: 130/90 mmHg.

PA no braço esquerdo: 130/90 mmHg.

PA no tornozelo esquerdo: 100/70 mmHg.

PA no tornozelo direito: 130/90 mmHg.

Com base nas informações fornecidas, responda:

a) Qual é o provável diagnóstico dessa paciente?

b) Calcule o índice tornozelo-braquial (ITB).

c) Trace um plano de exercícios para essa paciente.

Fonte: Prova de Especialista Profissional em Fisioterapia Cardiovascular 2018 (Doença Arterial Obstrutiva Periférica; Reabilitação Cardiovascular).

40

Nível:	Fácil

Alguns são os critérios absolutos e relativos de interrupção do teste de esforço físico máximo (TEFM), que também podem ser aplicados na prática da reabilitação

Questões Comentadas em Cardiologia do Exercício

cardiovascular supervisionada (RCVS). Quais dos seguintes itens fazem parte dos critérios absolutos de interrupção do TEFM?

I. Queda na pressão sistólica maior ou igual a 10 mmHg após elevação da carga, em intensidades moderadas.

II. Infradesnivelamento do segmento ST igual ou maior a 3 mm na presença conhecida de doença arterial coronariana.

III. Taquicardia supraventricular não sustentada.

IV. Angina crescente.

a) Somente as proposições I e II estão corretas.

b) Somente as proposições III e IV estão corretas.

c) Somente as proposições I, II e III estão corretas.

d) Somente as proposições II, III e IV estão corretas.

e) Todas as proposições estão corretas.

Fonte: Autoral (Teste de Esforço Físico Máximo).

41

Nível: | **Médio**

Um dos parâmetros mais utilizados na prática da reabilitação cardiovascular é o equivalente metabólico de oxigênio (MET). Esse parâmetro serve para estabelecer limites de esforço, como também para prognóstico e diagnóstico em indivíduos com enfermidades cardiovasculares. Sobre o MET, é possível afirmar:

I. Intensidades de esforço com base no MET são diferentes entre pessoas do sexo masculino e feminino.

II. A capacidade funcional medida em um teste de esforço físico máximo é considerada normal quando o indivíduo alcança 85% do MET previsto.

III. Dois METs para uma atividade física equivalem a duas vezes a necessidade de oxigênio do indivíduo em repouso (7,0 mL/kg/min).

IV. Se uma pessoa de 100 kg gasta 3 METs para varrer a casa, então uma pessoa com 50 kg gasta 1,5 MET para varrer a mesma casa em condições idênticas.

a) Somente as proposições I e II estão corretas.

b) Somente as proposições III e IV estão corretas.

c) Somente as proposições I, II e III estão corretas.

d) Somente as proposições II, III e IV estão corretas.

e) Todas as proposições estão corretas.

Fonte: Autoral (Teste de Esforço Físico Máximo – MET, Cardiologia do Exercício).

Questões Comentadas em Cardiologia do Exercício

42

| Nível: | Médio |

Nos Estados Unidos, entre 1988 e 2012, foram realizados cerca de 32.000 transplantes cardíacos. No Brasil, o transplante cardíaco é realizado desde 1968. Considere as afirmações a seguir sobre o que acontece no sistema cardiovascular de indivíduos transplantados e assinale a alternativa correta:

I. A frequência cardíaca (FC) de repouso é maior em corações transplantados.

II. A reserva cronotrópica de pacientes transplantados é menor que a de seus congêneres sadios.

III. A resposta da FC ao aumento da intensidade de esforço em corações transplantados é mais lenta, como também sua recuperação (pós-esforço).

IV. A elevação da FC durante o exercício em pacientes que se submeteram a transplante cardíaco decorre, principalmente, da influência do ergorreflexo muscular esquelético.

a) Somente as proposições I e II estão corretas.

b) Somente as proposições III e IV estão corretas.

c) Somente as proposições I, II e III estão corretas.

d) Somente as proposições II, III e IV estão corretas.

e) Todas as proposições estão corretas.

Fonte: Autoral (Transplante Cardíaco; Reabilitação Cardiovascular).

43

| Nível: | Médio |

Nos Estados Unidos, entre 1988 e 2012, foram realizados cerca de 32.000 transplantes cardíacos. No Brasil, o transplante cardíaco é realizado desde 1968. Sobre o efeito agudo e crônico do exercício físico cíclico nesses pacientes, é correto afirmar que:

I. A recuperação da inervação extrínseca cardíaca é mais rápida em indivíduos submetidos a um programa de treinamento físico.

II. A fração de ejeção aumenta durante o exercício na mesma proporção que em indivíduos saudáveis.

III. De modo crônico, melhora o VO_{2pico} desses pacientes, mas não a capacidade respiratória.

IV. As catecolaminas de repouso em indivíduos saudáveis e em indivíduos que realizaram cirurgia ortotópica é similar, porém, é muito maior nos transplantados durante o exercício.

   a) Somente as proposições I e II estão corretas.
   b) Somente as proposições III e IV estão corretas.
   c) Somente as proposições I, II e III estão corretas.
   d) Somente as proposições I, III e IV estão corretas.
   e) Todas as proposições estão corretas.

Fonte: Autoral (Transplante Cardíaco; Reabilitação Cardiovascular).

Nível: Médio

Tanto o teste de esforço físico máximo convencional (TEFMC) como o teste cardiopulmonar máximo (TCPM) são importantes ferramentas para diagnóstico, estratificação de risco cardiovascular e prescrição do exercício. No entanto, existem diferenças entre eles. Nem todas as variáveis são obtidas nos dois testes. As variáveis avaliadas no TCPM que NÃO são avaliadas, nem direta nem indiretamente, no TEFMC, são:

I. Causa da dispneia
II. Relação ventilação/perfusão
III. Potência aeróbica

   a) Somente a proposição I é verdadeira.
   b) Somente a proposição II é verdadeira.
   c) Somente a proposição III é verdadeira.
   d) Somente as proposições I e II são verdadeiras.
   e) Todas as proposições são verdadeiras.

Fonte: Autoral (Teste de Esforço Físico Máximo; Teste Cardiopulmonar).

Nível: Fácil

Sobre o índice tornozelo-braquial, é INCORRETO afirmar que:

   a) Pode ser calculado com rapidez à beira do leito.
   b) Índices iguais ou maiores que 1 são considerados anormais.

c) Os registros da pressão arterial na perna de indivíduos com vasos calcificados não são confiáveis.

d) É a relação entre a pressão arterial sistólica medida no tornozelo com a pressão arterial sistólica medida na artéria braquial.

e) Em pacientes com úlceras cutâneas, uma pressão no tornozelo menor que 35 mmHg prediz cicatrização inadequada da úlcera.

Fonte: Prova de Título de Especialista em Medicina Cardiológica, 2015 (Doença Arterial Obstrutiva Periférica).

Nível:	Fácil

A isquemia crítica dos membros inferiores, provocada pela doença arterial periférica (DAP), tem crescido diante da alta prevalência de seus principais fatores predisponentes: idade superior a 65 anos, diabetes melito e tabagismo, atualmente atingindo cerca de 2 milhões de indivíduos somente nos Estados Unidos. Uma das formas de diagnóstico precoce da DAP é o índice tornozelo-braquial (ITB) e uma das formas de tratamento é o exercício físico. Sobre o ITB e o exercício, nesse contexto, é correto afirmar:

I. O ITB pode ser calculado em repouso e após o exercício.

II. Ainda não existem evidências contundentes de que a prática do exercício físico é uma terapia eficaz para diminuir a isquemia de membros inferiores.

III. O exercício supervisionado causa melhor efeito que o não supervisionado sob a tolerância à caminhada.

IV. Apesar de o tratamento farmacológico ser mais custo-efetivo que o exercício físico, a sua prática regular por no mínimo 3 vezes por semana pode trazer resultados benéficos sobre a qualidade de vida.

a) Somente as proposições I e II estão corretas.

b) Somente as proposições II e IV estão corretas.

c) Somente as proposições I e III estão corretas.

d) Somente as proposições I, III e IV estão corretas.

e) Todas as proposições estão corretas.

Fonte: Autoral (Doença Arterial Obstrutiva Periférica; Reabilitação Cardiovascular).

Questões Comentadas em Cardiologia do Exercício

47

Nível:	Difícil (Especial)

Uma das contraindicações absolutas à prática do exercício fisico em pacientes com cardiopatias é a presença de arritmias complexas. São consideradas arritmias complexas:

I. Taquicardia supraventricular sustentada paroxística.

II. Bloqueio atrioventricular total.

III. Taquicardia ventricular polimórfica tipo *torsades de pointes*.

IV. Fibrilação atrial paroxística.

    a) Somente as proposições I e II estão corretas.

    b) Somente as proposições II e III estão corretas.

    c) Somente as proposições I e IV estão corretas.

    d) Somente as proposições I, II e III estão corretas.

    e) Todas as proposições estão corretas.

Fonte: Autoral (Arritmias; Reabilitação Cardiovascular).

48

Nível:	Difícil

Tão importante quanto saber quais são os pacientes elegíveis à reabilitação cardio-vascular, é saber quais são os que apresentam contraindicações absolutas à prática do exercício fisico. A Diretriz Sul-Americana de Prevenção e Reabilitação Cardio-vascular de 2014 lista em quais condições o exercício fisico é contraindicado de modo absoluto. Dentre os pacientes inelegíveis estão os que apresentam arritmias complexas durante o repouso ou desencadeadas pelo exercício. Assinale a alterna-tiva que contém somente arritmias complexas.

    a) Extrassístoles ventriculares polimórficas isoladas ou em salva e taquicardia ventricular sustentada.

    b) Extrassístoles atriais e ventriculares monomórficas isoladas e taquicardia ventricular sustentada.

    c) Taquicardia ventricular sustentada e não sustentada e extrassístoles ventri-culares polimórficas em salva.

d) Fibrilação atrial, extrassístoles ventriculares polimórficas isoladas e taquicardia ventricular sustentada e não sustentada.

e) Extrassístoles bigeminadas, fibrilação atrial e extrassístoles ventriculares polimórficas isoladas.

Fonte: Prova de Especialista Profissional em Fisioterapia Cardiovascular, 2018 (Arritmias; Reabilitação Cardiovascular).

49

Nível:	Fácil

Paciente MLC, 70 anos, portador de insuficiência cardíaca, apresentando volume diastólico final de 150 mL e volume sistólico final de 90 mL. Qual é a fração de ejeção desse paciente?

a) 60%

b) 50%

c) 40%

d) 30%

e) 20%

Fonte: Prova de Concurso para Fisioterapeuta Elaborada pelo Conselho de Fisioterapia e Terapia Ocupacional, 2017 (Fisiologia Cardíaca).

50

Nível:	Difícil (Especial)

O ecocardiograma (ECO) é o segundo exame complementar mais realizado na área de Cardiologia. O ECO emite resultados que são fundamentais para confirmar o diagnóstico e estabelecer riscos de novos eventos cardiovasculares. Sobre esse exame, analise as proposições que se seguem e assinale a alternativa correta.

I. Quatro são as janelas (abordagens ou incidências) na realização do ECO: paraesternal, apical, subcostal e supraesternal.

II. A análise segmentar pode ser classificada em quatro padrões: normocinético ou hipercinético, hipocinético, acinético e discinético.

III. O exame divide o coração em 17 segmentos: 6 basais, 6 médios e 5 apicais.

IV. Fração de ejeção (FE) entre 40% e 49% é considerada FE intermediária e apresenta menor mortalidade por todas as causas que FE abaixo de 40%.

a) Somente as proposições I e II estão corretas.
b) Somente as proposições II e IV estão corretas.
c) Somente as proposições I e III estão corretas.
d) Somente as proposições I, III e IV estão corretas.
e) Todas as proposições estão corretas.

Fonte: Autoral (Ecocardiograma).

51

Nível: Médio

Homem de 24 anos da equipe olímpica de decatlo passa por um episódio pré-sincopal. Na avaliação, ele relata estar treinando há 2 anos de modo ininterrupto, exceto por episódios ocasionais de palpitação, não estando associado a qualquer alteração incomum. Nega histórico familiar de morte súbita e doença arterial coronariana (DAC). A sua pressão arterial é de 120/80 mmHg e FC é de 56 bpm. Nota-se sopro crescente/decrescente de grau II na borda esternal esquerda, que aumenta com a postura ortostática. Isso levanta a hipótese de cardiomiopatia hipertrófica (CMH) ou coração de atleta. Das seguintes afirmações, a que distingue a CMH do coração de atleta é:

a) Os critérios de voltagem para hipertrofia ventricular esquerda no ECG devem estabelecer o diagnóstico diferencial entre coração de atleta e CMH.
b) Espessura de 14 mm na parede septal no final da diástole durante o ecocardiograma (ECO) é o sinal que caracteriza a CMH.
c) A presença de hipertrofia ventricular concêntrica esquerda, que persiste por mais de 3 meses após a interrupção do exercício, é consistente com CMH.
d) Captação máxima de oxigênio maior que 45 mL/kg/min no teste de esforço físico máximo (TEFM) é compatível com a CMH.
e) Todas as proposições estão corretas.

Fonte: Adaptada do Livro Perguntas e Respostas de Braunwald, 9. ed. (Cardiomiopatia Hipertrófica; Coração de Atleta).

34   Questões Comentadas em Cardiologia do Exercício

52

Nível:	Médio

Quais dos seguintes fatores estão associados a pior prognóstico de morte súbita em pacientes com CMH:

I. Gradiente de saída do ventrículo esquerdo maior que 50 mmHg.

II. Espessura septal ou de parede posterior maior que 30 mm.

III. Intervalo QT maior que 480 ms.

    a) Somente I

    b) Somente II

    c) Somente III

    d) Somente I e II

    e) Todos.

Fonte: Prova de Título de Especialista em Medicina Cardiológica 2015 (Cardiomiopatia Hipertrófica; Morte Súbita).

53

Nível:	Difícil

A miosina que forma o sarcômero dos cardiomiócitos ventriculares e atriais apresenta isoformas que atuam de maneiras diferentes. Em seres humanos há dois tipos de miosina de cadeia pesada (MCP) V1 e V3, formadas pelas proteínas alfa e beta. Sobre as isoformas de MCP em SERES HUMANOS, considere as seguintes afirmações e assinale a alternativa correta.

I. A isoforma V1 é composta por alfa/alfa e apresenta maior atividade ATPásica e maior velocidade de encurtamento durante a contração.

II. Nos ventrículos, a isoforma V3 (beta/beta) é predominante, presente em 95% dos sarcômeros. No entanto, em corações com hipertrofia concêntrica, a sua presença alcança até 100%.

III. O exercício físico não modifica a atividade ATPásica da miosina e tampouco a proporção das MCP nos sarcômeros dos cardiomiócitos ventriculares.

IV. Nos átrios, a isoforma que predomina é a V1, mas frente à estenose ou à insuficiência valvar (atrioventricular) ocorre aumento e posterior predomínio da isoforma V3.

    a) Somente as proposições I e II são verdadeiras.

    b) Somente as proposições II e III são verdadeiras.

Questões Comentadas em Cardiologia do Exercício

c) Somente as proposições I, II e IV são verdadeiras.

d) Todas as proposições são verdadeiras.

Fonte: Autoral (Cardiologia Molecular).

54

| Nível: | Difícil |

Sobre a função cardíaca avaliada pelo ecocardiograma (ECO), considere as seguintes afirmações e escolha a alternativa correta.

I. Durante a manobra de *handgrip*, em corações de atletas de força (levantamento de peso), a fração de ejeção aumenta e o volume sistólico final do ventrículo esquerdo diminui.

II. Na avaliação ecocardiográfica por *speckle tracking*, é possível visualizar três tipos de deformação cardíaca durante a contração: encurtamento longitudinal, encurtamento circunferencial e encurtamento radial.

III. O exercício físico é capaz de provocar remodelamento miocárdico reverso (RMR) em corações com hipertrofia concêntrica ou dilatados, mas ainda não existem evidências robustas sobre RMR em pacientes com cardiomiopatia hipertrófica.

IV. Estudos de causa-efeito robustos apontam que o exercício físico realizado regularmente melhora a função diastólica de pacientes com insuficiência cardíaca e fração de ejeção (FE) normal.

a) Somente as proposições I e II estão corretas.

b) Somente as proposições III e IV estão corretas.

c) Somente as proposições I, II e III estão corretas.

d) Somente as proposições II, III e IV estão corretas.

e) Todas as proposições estão corretas.

Fonte: Autoral (Ecocardiograma, Cardiologia do Exercício).

55

| Nível: | Difícil |

Sobre o miocárdio viável, hibernado e atordoado, é possível afirmar que:

I. A ecocardiografia de estresse com exercício físico é um importante recurso para estimar a viabilidade miocárdica.

II. O miocárdio hibernado é um estado de depressão da função miocárdica devido à hipoperfusão crônica.

III. O miocárdio atordoado é decorrente principalmente de uma disrupção abrupta da do fluxo sanguíneo, comum na angioplastia.

IV. Diferentemente do miocárdio atordoado, o miocárdio hibernado representa uma área de miocárdio viável em pacientes com doença arterial coronariana (DAC) crônica.

a) Somente as proposições I e II estão corretas.
b) Somente as proposições III e IV estão corretas.
c) Somente as proposições I, II e III estão corretas.
d) Somente as proposições II, III e IV estão corretas.
e) Todas as proposições estão corretas.

Fonte: Autoral (Miocárdio Hibernado, Atordoado, Viável; Doença Arterial Coronariana).

Considere o seguinte caso clínico e responda às Questões 56 e 57

BCJ, sexo feminino, 19 anos, sedentária, relata episódios de "palpitações" associados a uma sensação de síncope. As "palpitações" surgem especialmente quando em situações de estresse e em realização de atividades de vida diária acima de 4 METs, como subir dois lances de escada. Relata, ainda, histórico familiar de doença arterial coronariana (DAC) (mãe) e diabetes melito. Nos exames laboratoriais, verificou-se glicemia de jejum de 78 mg/dL sem nenhuma outra alteração, inclusive iônica. No ECG de repouso não foi verificada qualquer alteração significativa. Solicitado um TEFM convencional, no qual se observou o seguinte traçado eletrocardiográfico de repouso (A) e durante o exercício (B) a intensidade de 4 METs:

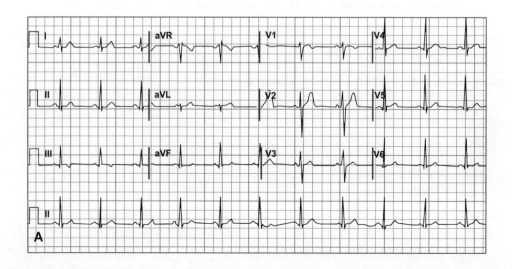

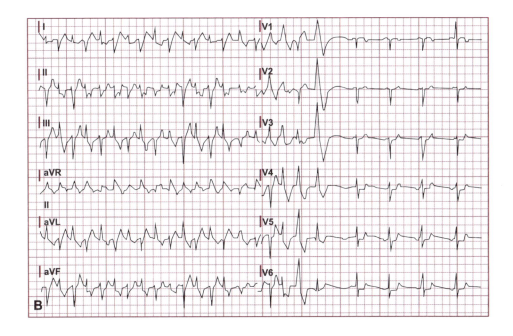

56

Nível: Difícil

Considerando o histórico clínico e os traçados eletrocardiográficos vistos em A e B, o diagnóstico mais provável dessa paciente é:

a) Síndrome do QT longo.
b) Origem anômala de artérias coronárias.
c) Taquicardia ventricular de origem isquêmica.
d) Taquicardia ventricular catecolaminérgica.
e) Cardiomiopatia hipertrófica.

Fonte: Autoral (Arritmia – Taquicardia Catecolaminérgica, ECG e Cardiologia do Exercício).

57

Nível: Difícil

Considerando esse diagnóstico, qual(is) conduta(s) é(são) indicada(s):
I. Uso de betabloqueador.

II. Implantação de CDI.

III. Contraindicação absoluta a exercícios de alta intensidade.

a) Somente I.
b) Somente I e II.
c) Somente II.
d) Somente I e III.
e) Todos.

Fonte: Autoral (Arritmia – Taquicardia Catecolaminérgica, ECG e Cardiologia do Exercício).

Considere o seguinte caso clínico e responda às Questões 58 e 59

Paciente, sexo masculino, 59 anos, praticante de maratona há 9 anos, morador da cidade de Salvador, BA, vem à clínica de reabilitação cardíaca para avaliação de rotina. Ao exame físico nota-se diminuição de massa muscular em esqueleto apendicular e PA de 120/80 mmHg. Os exames laboratoriais revelam glicemia de 96 mg/dL, LDL de 203 mg/dL, HDL de 77 mg/dL, TG de 61 mg/dL, vitamina D de 15 UI/dL, ferro de 74 ug/dL, creatinina de 1,1 mg/dL. O ecocardiograma evidencia discreto aumento de câmara ventricular esquerda e refluxo mitral leve, com FE de 55% e disfunção diastólica de grau I. Na análise do VD não foi identificada qualquer alteração. O ECG de repouso apresentou ritmo de átrio esquerdo baixo, bloqueio divisional anterossuperior de grau III, distúrbio de condução do ramo direito, índice de Cornell positivo para sobrecarga ventricular esquerda e alteração de repolarização ventricular difusa e inespecífica. Durante a realização do TEFM, foram observadas extrassístoles ventriculares monomórficas isoladas, durante o exercício (moderada intensidade) e na recuperação. Exibiu resposta pressórica e cronotrópica normais, alcançando o pico do exercício $FC_{máx.}$ de 157 bpm, 15 METs e VO_{2pico} de 53 mL/kg · min. Durante o teste não referiu nenhum sintoma além do cansaço. O decréscimo da FC no primeiro minuto da recuperação foi de 39 bpm.

| Nível: | Difícil |

Diante das informações fornecidas, o provável diagnóstico desse paciente é:

a) Cardiomiopatia chagásica assintomática.
b) Coração de atleta.
c) Doença arterial coronariana crônica silenciosa.
d) Cardiopatia dilatada idiopática.

Fonte: Autoral (Coração de Atleta – Morte Súbita, Arritmia, Reabilitação Cardiovascular).

Questões Comentadas em Cardiologia do Exercício

59

Nível:	Difícil

Pensando no exercício físico como um potencial recurso terapêutico, o melhor a fazer para minimizar essas alterações é:

a) Manter a rotina de exercício com intensidade entre o primeiro e o segundo limiar ventilatório.

b) Reduzir o volume de exercício cíclico e incluir exercício resistido de força de resistência.

c) Determinar o limiar isquêmico pelo surgimento da arritmia e fazer o exercício com 10 bpm abaixo desse limiar.

d) Interromper o exercício até que seja definitivamente afastado o risco de morte súbita.

___

Fonte: Autoral (Coração de Atleta – Morte Súbita, Arritmia, Reabilitação Cardiovascular).

60

Nível:	Difícil

A hipotermia perioperatória é definida como uma condição na qual a temperatura corporal durante o procedimento cirúrgico se encontra abaixo de 35° C. Sobre a hipotermia perioperatória, considere as seguintes afirmações e assinale a alternativa correta.

I. A Onda J de Osborn é um sinal eletrocardiográfico de hipotermia.

II. A hipotermia é um preditor independente de isquemia e arritmia cardíaca em cirurgias não cardíacas.

III. Na hipotermia grave (< 30° C), a bradicardia, a assistolia e a fibrilação atrial são as alterações eletrofisiológicas cardíacas mais comuns.

IV. Até 28° C, a contratilidade cardíaca é mantida, abaixo disso já ocorre redução do inotropismo.

a) Somente I e II são verdadeiras.

b) Somente II e III são verdadeiras.

c) Somente I, II e III são verdadeiras.

d) Todas são falsas.

e) Todas são verdadeiras.

___

Fonte: Autoral (Hipotermia; Eletrocardiografia; Hospitalar).

40

Questões Comentadas em Cardiologia do Exercício

61

Nível:	Médio

Um homem, com 48 anos de idade, ex-tabagista, sedentário, chega a um serviço de reabilitação cardiovascular (RC) com diagnóstico clínico de infarto agudo do miocárdio sem supradesnivelamento do segmento ST (IMsSST). Relata que teve um infarto que remeteu ao procedimento de angioplastia há 1 mês. Foi indicado ao serviço de RC pelo cardiologista assistente após a alta hospitalar. O paciente é classe funcional III com menos de 5 METs, possui fração de ejeção de 42%, obstrução discreta na artéria coronária descendente posterior e capacidade funcional reduzida com $VO_{2máx.}$ de 17 mL/kg min. A principal queixa funcional do indivíduo é não conseguir realizar atividades laborais e da vida diária, principalmente brincar com os filhos. Sobre esse caso é possível afirmar que:

a) Não há necessidade de esse paciente ser monitorizado nas sessões de RC e não existe contraindicação para a prática de exercícios desde que a prescrição seja precisa e com base no cálculo da FC máxima prevista.

b) O paciente ainda não é indicado para fase II da RC, pois o infarto agudo do miocárdio foi muito recente.

c) O infarto descrito no caso alcançou o miocárdio e o subendocárdio, logo, caracteriza-se como um infarto de bom prognóstico clínico e funcional e com baixo risco de eventos isquêmicos durante a prática do exercício físico.

d) Apesar de esse paciente apresentar insuficiência cardíaca com fração de ejeção intermediária, seu risco de cursar com eventos cardiovasculares durante o exercício é alto, já que a sua capacidade funcional é inferior a 5 METs.

Fonte: Autoral (Reabilitação Cardiovascular; Infarto do Miocárdio).

62

Nível:	Médio

Entre as doenças cardiovasculares, a doença arterial coronariana (DAC) é a que apresenta maior incidência e resulta em alto índice de internações e custos elevados. A principal forma de tratamento para essa doença ainda é a intervenção medicamentosa, mas estudos demonstram que o exercício físico é uma terapêutica adjunta viável. Com base na prescrição generalista de exercício físico na fase 2 da reabilitação cardiovascular, proposta pela Diretriz Sul-Americana de Prevenção e

Reabilitação Cardiovascular 2014, analise as seguintes afirmações e assinale a alternativa correta:

I. Uma prescrição ideal de exercício cíclico para pacientes com DAC deve ser feita por um teste de esforço físico máximo (TEFM), pois por meio dele podemos avaliar o comportamento de parâmetros importantes, como a frequência cardíaca (FC), a pressão arterial sistêmica e o traçado eletrocardiográfico. Além disso, caso o paciente apresente isquemia durante o teste, a prescrição pode e deve ser feita com base no limiar isquêmico.

II. A fase de aquecimento para o exercício cíclico nesses pacientes é independente da isquemia, ou seja, não muda caso o paciente apresente isquemia ou não. Portanto, utilizam-se de 30% a 40% da FC máxima obtida no TEFM.

III. A fase de condicionamento, caso o paciente não apresente isquemia, deve ser prescrita com base na FC máxima obtida no TEFM, e as intensidades variam entre 70% e 85%. O indicado é começar em torno de 70% e ir aumentando a porcentagem de esforço progressivamente.

a) As alternativas II e III estão corretas.

b) As alternativas I, II e III estão corretas.

c) As alternativas I e III estão corretas.

d) As alternativas I e II estão corretas.

___

Fonte: Autoral (Doença Arterial Coronariana; Reabilitação Cardiovascular).

63

Nível:	Médio

A prescrição do exercício físico para pacientes cardiopatas deve ser minuciosa. As variáveis de volume e intensidade precisam ser pensadas dentro do contexto clínico e funcional. Nesse sentido, um fator importante a ser avaliado é a inflamação subclínica. Determine qual dos exames complementares citados é marcador de inflamação sistêmica e pode ser utilizado para dosar o volume de exercício de forma individualizada:

a) Proteína C-reativa – ultrassensível.

b) Dosagem de CKMB.

c) Dosagem de troponina I.

d) Vitamina D.

___

Fonte: Autoral (Reabilitação Cardiovascular, Inflamação Subclínica).

64

Nível:	Médio

A doença arterial coronária (DAC) permanece como uma das principais doenças do século XXI por sua morbidade e mortalidade, tendo uma causa já bem definida, que é a placa de ateroma. Conhecer o conjunto de sinais e sintomas da DAC é importante para a reabilitação cardiovascular. Diante disso, assinale a alternativa correta:

a) A dor da angina estável é caracterizada como um desconforto torácico em pontada. Em geral, tem duração de 60 minutos, que melhora ao repouso e com o uso de medicamentos, como vasodilatadores.

b) A angina estável pode ser observada no eletrocardiograma pelo surgimento de supradesnivelamento do segmento ST, pois é um sinal importante de isquemia aguda do miocárdio.

c) A placa estável ou placa não vulnerável possui uma capa de fibrose fina, formada por tecido conjuntivo, células musculares lisas, cálcio e um núcleo lipídico pequeno.

d) São sinais e sintomas da DAC: angina estável, diminuição da capacidade funcional e da funcionalidade, infradesnivelamento do segmento ST e inversão da onda T, arritmias e hipocinesia focal.

Fonte: Autoral (Doença Arterial Coronariana).

65

Nível:	Fácil

Com o advento e a evolução da ciência moderna, as principais causas de morte deixaram de ser as doenças infecciosas agudas e passaram a ser as doenças crônicas não transmissíveis. O aumento na expectativa de vida se associa ao desafio de manter o indivíduo ativo e funcional. Diante disso, analise as seguintes afirmações sobre capacidade funcional e funcionalidade:

I. Conceitua-se capacidade funcional (CF) como a habilidade ou a competência do organismo em captar, difundir, perfundir, extrair e utilizar o oxigênio (O_2) para a produção de energia. Resumida na equação: CF = débito cardíaco $\times$ diferença arteriovenosa de O_2.

II. Capacidade funcional e funcionalidade são sinônimos. Refletem, especificamente, disfunções cardíacas, uma vez que o sistema cardiovascular é responsável por garantir a irrigação dos tecidos.

Questões Comentadas em Cardiologia do Exercício

III. Os testes de qualidade de vida são instrumentos específicos com o objetivo de avaliar aspectos que refletem a capacidade funcional do indivíduo. Funcionam como um preditor de qualidade e expectativa de vida e servem como parâmetros quantitativos na reabilitação cardiovascular.

Alternativas:

a) As alternativas II, III estão corretas.

b) As alternativas I, II e III estão corretas.

c) As alternativas I e III estão corretas.

d) As alternativas I e II estão corretas.

Fonte: Autoral (Cardiologia do Exercício; Capacidade Funcional)

66

Nível:	Fácil

O coração é formado por células elétricas e musculares que funcionam como sincícios, sendo capazes de se contraírem ritmicamente, propagando de forma sincrônica o potencial elétrico pelas câmaras cardíacas. A inerente ritmicidade dos batimentos é um evento intrínseco, e a estrutura responsável por produzir o estímulo elétrico cardíaco é o _____, que determina a _____.

Assinale a alternativa que, respectivamente, completa a afirmação supracitada:

a) Sistema de Purkinje, fibrilação atrial.

b) Nodo atrioventricular, frequência cardíaca.

c) Nodo sinusal, retardação do estímulo elétrico.

d) Nodo atrioventricular, retardação do estímulo elétrico.

e) Nodo sinoatrial, frequência cardíaca.

Fonte: Autoral (Fisiologia Cardíaca)

67

Nível:	Fácil

O eletrocardiograma (ECG) é um exame complementar que gera informações importantes sobre o funcionamento do sistema elétrico intrínseco do coração. Pensando nas estruturas do sistema elétrico cardíaco e no ECG, responda: qual é a função do nodo atrioventricular (AV) e o que representa o complexo QRS do ECG, respectivamente?

a) Nodo AV – despolarização ventricular. QRS – repolarização ventricular.
b) Nodo AV – repolarização atrial. QRS – despolarização atrial.
c) Nodo AV – retardo do estímulo elétrico proveniente dos átrios. QRS – despolarização ventricular.
d) Nodo AV – diástole ventricular. QRS – repolarização ventricular.
e) Nenhuma das alternativas anteriores.

Fonte: Questão Autoral (Fisiologia; Eletrocardiograma).

| Nível: | Fácil |

O endotélio é a camada mais interna dos vasos arteriais. Constituído por células epiteliais, ele integra respostas a sinais mecânicos e biomecânicos, bem como a capacidade de produzir substâncias vasoativas e de regular o tônus vasomotor. Dentre as substâncias vasoativas liberadas pelo endotélio vascular, podemos citar os fatores relaxantes derivados do endotélio. Dentre as seguintes alternativas, qual das substâncias é um fator relaxante derivado do endotélio, que é fortemente produzido durante o exercício físico:

a) Prostaciclina.
b) Óxido nítrico.
c) Fator hiperpolarizante derivado do endotélio.
d) Espécies reativas de oxigênio.
e) Endotelina.

Fonte: Autoral (Cardiologia do Exercício; Endotélio Vascular).

| Nível: | Difícil |

A doença de Chagas é considerada um dos maiores problemas de saúde pública do Brasil e das Américas. No entanto, apenas 30% da população que é infectada pelo *Trypanosoma cruzi* apresenta a forma cardíaca da doença. Sabemos que há uma

Questões Comentadas em Cardiologia do Exercício

relação direta entre massa periférica e massa ventricular cardíaca, e uma hipotrofia periférica se reflete em uma hipotrofia cardíaca. Por sua vez, a insuficiência cardíaca constituída na forma sintomática da doença de Chagas gera hipotrofia muscular periférica. Porém, um dos achados ecocardiográficos nessa condição é o aumento da massa ventricular esquerda. Esse pensamento, aparentemente contraditório, pode ser justificado, principalmente, devido a:

a) Hipertrofia concêntrica ventricular esquerda.

b) Hiperplasia do tecido muscular cardíaco.

c) Aumento no depósito de tecido colágeno e lipofuscina.

d) Aumento da densidade da vasculatura intramiocárdica e capilar, decorrente da dilatação provocada pela doença.

_____

Fonte: Autoral (Doença de Chagas).

70

Nível:	Fácil

Com relação à anatomia do pericárdio, assinale a alternativa correta:

a) É um saco seroso que recobre o coração e todo o mediastino.

b) Está dividido em pericárdio fibroso, seroso, parietal e endocárdio.

c) A cavidade pericárdica está entre o pericárdio fibroso e o pericárdio parietal.

d) O pericárdio seroso consiste em duas camadas: parietal e visceral.

_____

Fonte: Prova de Fisioterapia Cardiorrespiratória do Hospital das Clínicas da Faculdade de Medicina da Universidade de São Paulo. Cardiorrespiratória, 2015 (Adaptada) (Anatomia).

71

Nível:	Fácil

Com relação à doença arterial coronariana (DAC), assinale a alternativa correta:

a) A causa isolada mais comum do infarto agudo do miocárdio é a crise de hipertensão arterial sistêmica (HAS).

b) O local mais frequente de surgimento de placas ateroscleróticas é a artéria torácica interna esquerda.

c) É uma doença multifatorial mais relacionada à idade do que aos hábitos de vida.

46   Questões Comentadas em Cardiologia do Exercício

d) No portador dessa doença, a circulação colateral coronária é considerada suficiente para manter o músculo cardíaco íntegro.

e) A causa mais frequente de diminuição do fluxo sanguíneo coronário é a aterosclerose.

Fonte: Prova de Fisioterapia Cardiorrespiratória do Hospital das Clínicas da Faculdade de Medicina da Universidade de São Paulo. Cardiorrespiratória, 2015 (Adaptada) (Doença Arterial Coronariana).

72

Nível:	Fácil

São respostas cardiovasculares agudas ao exercício:

I. Queda da frequência cardíaca de repouso.

II. Redução do volume sistólico.

III. Elevação da frequência cardíaca ao aumento da intensidade de carga de trabalho.

IV. Diminuição da diferença arteriovenosa de oxigênio.

    a) Somente as afirmações I, II e III são verdadeiras.

    b) Somente as afirmações II e IV são verdadeiras.

    c) Somente as afirmações III e IV são verdadeiras.

    d) Só existe uma afirmação verdadeira.

    e) Todas as afirmações são verdadeiras.

Fonte: Autoral (Cardiologia do Exercício).

73

Nível:	Médio

Tomando como base as respostas agudas durante o exercício, analise as seguintes afirmações e escolha a alternativa correta:

I. Frente a um esforço físico, a frequência cardíaca tende a aumentar em resposta à inibição do tônus vagal e ao incremento da atividade simpática no coração.

II. A diferença arteriovenosa de oxigênio reflete a quantidade de oxigênio extraído pelos tecidos da circulação sanguínea sistêmica. No repouso, em média 20% a 25% do oxigênio ofertado é captado ao passar pelos capilares teciduais. Já em exercício, esse valor tende ser 3 a 3,5 vezes maior do que o valor de repouso.

III. Pacientes com doença arterial coronariana e diabetes melito descompensada têm menor captação de oxigênio (O_2) pela hemoglobina durante a difusão pulmonar. Por isso podem apresentar valor de saturação de repouso de O_2 mais baixo que o de pessoas sadias. Ao serem expostos ao exercício, o aumento da demanda de consumo de O_2 e a captação reduzida de O_2 pela hemoglobina justificam uma queda mais acentuada da saturação de O_2 comparados a pessoas sadias.

a) Somente as afirmações I e II são verdadeiras.

b) Somente as afirmações I e III são verdadeiras.

c) Apenas a afirmação I é verdadeira.

d) Apenas a afirmação II é verdadeira.

e) Todas as afirmações são verdadeiras.

Fonte: Autoral (Cardiologia do Exercício).

74

Nível:	Médio

Sobre o endotélio vascular, assinale a alternativa INCORRETA:

a) O endotélio recobre internamente todas as estruturas do sistema cardiovascular desde o coração, as grandes, médias e pequenas artérias, microartérias e capilares, bem como toda a árvore venosa e os vasos linfáticos.

b) A célula endotelial recobre todo o leito vascular, formando uma extensa rede de proteção desintegrada. Contudo, a estrutura e a organização dessa rede exigem um espaço significativo entre as células endoteliais, que permite, em uma situação de quebra dessa rede, a conexão e a organização intercelular novamente.

c) A célula endotelial controla ativamente o tônus vascular, a coagulação, a trombólise e as respostas inflamatória e imune. É capaz de identificar até mesmo a mínima alteração na pressão arterial.

d) O endotélio está totalmente ligado ao seu ambiente, que é composto por células, oxigênio, glicose, lipídios, citocinas, proteínas presentes no sangue, pressão arterial e fluxo sanguíneo. Essa relação íntima entre o endotélio e todos os componentes do sangue surge já na fase embrionária.

Fonte: Autoral (Endotélio).

75

Nível: Fácil

Sobre a circulação epicárdica, julgue as alternativas com V para verdadeiro e F para falso:

( ) É formada por artérias de condução, os seus ramos têm origem na raiz da aorta, de onde se originam a coronária esquerda e a coronária direita.

( ) É a circulação que penetra o músculo cardíaco.

( ) É a irrigação mais interna do coração, alcançando especialmente o endocárdio.

( ) A coronária esquerda é a artéria epicárdica mais importante. Cerca de 84% do sangue destinado ao coração vai para a coronária esquerda; por isso, uma redução luminal de 50% nessa artéria já é considerada significativa.

Alternativas:

a) V, F, F, V

b) F, V, F, V

c) V, F, V, V

d) V, F, V, F

e) F, V, V, F

Fonte: Autoral (Anatomia e Fisiologia Cardíaca).

76

Nível: Médio

Um paciente com histórico de sedentarismo e pós-angioplastia (*stent* em artéria marginal esquerda) está deitado, com frequência cardíaca de 80 bpm, sem uso de fármacos com influência cronotrópica. Precisa deambular com o objetivo de gerar condicionamento cardiovascular. Qual é a frequência cardíaca mínima que esse paciente precisa alcançar durante a deambulação para que se tenha certeza de que foi alcançada uma faixa de condicionamento cardiovascular?

a) 90 bpm

b) 100 bpm

c) 110 bpm

d) 120 bpm

e) 130 bpm

Fonte: Autoral (Reabilitação Cardiovascular e Cardiologia Intra-hospitalar).

77

Nível:	Difícil

Em pacientes com arterite de Takayasu (AT) encontra-se a seguinte característica:

a) A estenose arterial ocorre 3 a 4 vezes menos que os aneurismas.

b) A hipertensão arterial sistêmica (HAS) em geral é resultante de uma artéria aorta cronicamente danificada.

c) As complicações vasculares cardíacas, renais e do sistema nervoso central são responsáveis pelas graves morbidade e mortalidade da doença.

d) Os homens são acometidos com uma frequência 10 vezes maior que as mulheres e a idade média de início é de 20 anos.

e) As sequelas cardíacas resultam principalmente de regurgitação mitral e de hipertensão arterial pulmonar, tratadas de maneira inadequada, do que da arterite que acomete os vasos coronarianos.

Fonte: Prova de Título de Especialista em Medicina Cardiológica, Sociedade Brasileira de Cardiologia, 2017 (Arterite de Takayasu).

78

Nível:	Difícil

Dentre as cardiomiopatias específicas com fenótipo dilatado, existe a de Takotsubo, uma cardiomiopatia aguda provocada por uma situação de estresse físico ou emocional ou por exposição a altas concentrações de catecolaminas. Das características listadas a seguir, a que NÃO faz parte do quadro de Takotsubo:

a) É mais comum em mulheres de meia-idade.

b) A coronariografia mostra doença aterosclerótica associada.

c) O ecocardiograma mostra disfunção ventricular regional, sendo a forma apical uma das apresentações mais encontradas.

d) O eletrocardiograma pode simular um infarto agudo do miocárdio.

e) A ressonância cardíaca mostra presença de miocárdio viável em áreas acinéticas vistas na ecocardiografia ou na ventriculografia.

Fonte: Prova de Título de Especialista em Medicina Cardiológica, Sociedade Brasileira de Cardiologia, 2017 (Insuficiência Cardíaca; Cardiomiopatia de Takotsubo).

79

Nível: Médio

As cardiomiopatias são definidas de forma tradicional com base em fenótipos estruturais e funcionais. Dos tipos descritos a seguir, o que se enquadra como cardiomiopatia específica é:

a) Dilatada.
b) Restritiva.
c) Isquêmica.
d) Hipertrófica.
e) Arritmogênica do ventrículo direito.

Fonte: Prova de Título de Especialista em Medicina Cardiológica, Sociedade Brasileira de Cardiologia, 2017 (Adaptada) (Insuficiência Cardíaca).

80

Nível: Médio

Considere o seguinte caso clínico:

ABM, 14 anos, sexo masculino, eutrófico, sem histórico familiar de cardiopatia, pressão arterial 120/80 mmHg, sedentário. Há algum tempo vem referindo palpitações em diferentes situações da vida diária. No momento da avaliação, realiza um ECG de repouso (Figura 1).

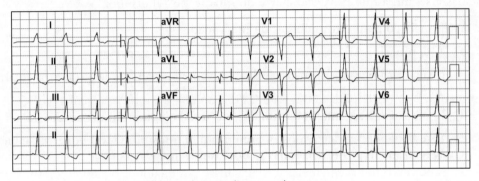

Figura 1. Eletrocardiograma de repouso.

Questões Comentadas em Cardiologia do Exercício

Este caso é compatível com o seguinte diagnóstico:

a) Taquicardia supraventricular.

b) Taquicardia ventricular.

c) Fibrilação ventricular.

d) Pré-excitação ventricular.

e) Síndrome da repolarização precoce.

Fonte: Autoral (Arritmia; SWPW, Eletrocardiograma).

81

Nível:	Médio

A persistência do canal arterial representa cerca de 12% das cardiopatias congênitas, com maior incidência nos recém-nascidos pré-termo, principalmente quando associado a sofrimento respiratório. Assinale a alternativa correta sobre persistência do canal arterial:

a) A persistência do canal arterial se refere à manutenção de um vaso fetal não funcionante após o nascimento, semelhante às grandes artérias.

b) A presença desse vaso é fundamental durante a vida fetal.

c) O canal de pequeno calibre não causa sintomas e não apresenta risco de endoarterite infecciosa.

d) A correção cirúrgica só é indicada nos casos de canais de grande calibre, pois apresentam prognóstico ruim.

Fonte: Autoral (Cardiopatia Congênita; Cardiopediatria).

82

Nível:	Difícil

Entre todas as cardiopatias congênitas, a comunicação interventricular (CIV) é a mais comum, representando 25% a 30% dos casos. Leia as proposições e correlacione-as com os tipos de CIV:

I. Caracterizam-se por terem todas as bordas relacionadas com as porções musculares do septo interventricular. Localizam-se em qualquer região do septo, reconhecendo-se as seguintes variedades: infundibular, subtricuspídea, trabecular, central, apical, marginal e tipo "queijo suíço".

II. Referidos, também, como supracristais ou conosegotais, ocorrem devido à deficiência do septo de saída. Suas bordas estão constituídas por músculos e parcialmente marginadas pelas valvas arteriais. Podem ser subaórticas, subarteriais e subpulmonares.

III. Ocorrem por deficiência da porção de saída do septo atrioventricular. São imediatamente adjacentes às valvas atrioventriculares, sendo chamadas de defeitos do septo ventricular tipo canal atrioventricular (AV).

IV. Também denominados infracristais ou conoventriculares, em geral estão associados a anormalidades do septo conal. Localizam-se na região do septo membranoso e, como esta porção do septo tem pequenas dimensões, quase sempre se estendem à área muscular adjacente.

( ) Via de entrada

( ) Musculares

( ) Perimembranosos

( ) Via de saída

a) I, III, II, IV

b) I, II, III, IV

c) III, I, IV, II

d) II, III, IV, I

e) II, III, I, IV

Fonte: Autoral (Cardiopatia Congênita).

83

Nível:	Difícil

Todas as seguintes alternativas sobre comunicação interventricular (CIV) são verdadeiras, EXCETO:

a) A CIV pode ocorrer como defeito isolado ou em combinação com outras anomalias.

b) As alterações fisiopatológicas dependem do tamanho da CIV, sendo este o fator que mais influi na evolução clínica dos pacientes.

c) As alterações hemodinâmicas causadas pelo defeito do septo interventricular são resultado da comunicação entre duas câmaras que bombeiam sangue para regiões com resistência e pressão diferentes.

d) Mesmo as CIV de pequena dimensão têm mau prognóstico e, portanto, o exercício físico somente é indicado após a correção cirúrgica.

Fonte: Autoral (Cardiopediatria – CIV).

Questões Comentadas em Cardiologia do Exercício

84

Nível:	Difícil

O coração é um órgão cujas paredes são formadas por músculo estriado cardíaco. Para manter a sua função, ele apresenta alta especialização e adaptação da capacidade de produção de energia. Sobre essa capacidade de produção de energia pelo coração, podemos afirmar que:

I. A presença de diabetes melito (DM) descompensada ou jejum prolongado induz ao aumento da utilização de corpos cetônicos pelo coração.

II. No coração, a adenosina-monofosfato-quinase (AMPK) estimula a oxidação de ácidos graxos e glicose.

III. No coração, a lactato-desidrogenase é favorável ao sentido da reação lactato-piruvato.

IV. O coração possui maior porcentual de creatinaquinase por grama de tecido que as fibras musculares esqueléticas do tipo II.

a) Somente as afirmações I e II são verdadeiras.

b) Somente as afirmações II e III são verdadeiras.

c) Somente as afirmações III e IV são verdadeiras.

d) Somente as afirmações I, II e III são verdadeiras.

e) Todas as afirmações são verdadeiras.

Fonte: Autoral (Fisiologia Cardíaca; Fontes de Energia Cardíaca).

85

Nível:	Médio

Sobre ponte miocárdica é INCORRETO afirmar:

a) Pode provocar angina típica ou atípica, infarto agudo do miocárdio e morte súbita.

b) É de origem congênita e possui incidência elevada na população geral.

c) As pontes superficiais são as mais raras e as que mais provocam sintomas.

d) Em casos de importante isquemia persistente no teste de esforço ou no Holter, é contraindicada a prática de exercícios vigorosos e de esportes competitivos.

Fonte: Autoral (Cardiopatias Congênitas – Ponte Miocárdica).

86

| Nível: | Médio |

As canalopatias são enfermidades congênitas associadas a risco elevado de morte súbita em atletas. Sobre as canalopatias, é correto afirmar:

I. São cardiopatias que geram alterações estruturais, o que facilita o seu diagnóstico pós-morte.

II. São exemplos de canalopatias a síndrome do QT longo e a taquicardia polimórfica catecolaminérgica.

III. A síndrome de Wolff-Parkinson-White é uma canalopatia caracterizada pela alteração dos canais de cálcio da célula miocárdica ventricular, provocando taquicardia reflexa.

a) Somente I é verdadeira.

b) Somente II é verdadeira.

c) Somente III é verdadeira.

d) Todas são falsas.

e) Todas são verdadeiras.

Fonte: Autoral (Doenças Congênitas; Canalopatias).

87

| Nível: | Médio |

Sobre a síndrome da pré-excitação ventricular (PEV), considere as seguintes afirmações:

I. A síndrome de Wolff-Parkinson-White (WPW) é uma PEV que aumenta o risco de morte súbita, sendo mais incidente no sexo masculino (2:1), com prevalência de 0,1% a 0,3% na população geral.

II. A síndrome de Lown-Ganong-Levine é um tipo de PEV que aumenta o risco de morte súbita, embora, na maior parte dos casos, seja de bom prognóstico.

III. Na PEV, oriunda da via acessória de Mahaim (atriofascicular), as alterações eletrocardiográficas são comuns e de mesmas característica que as da síndrome de WPW.

É correto o que se afirma:

a) Somente na proposição I.

b) Somente na proposição II.

Questões Comentadas em Cardiologia do Exercício

c) Somente na proposição III.

d) Somente nas proposições I e II.

e) Em todas as proposições.

Fonte: Autoral (Arritmia; SWPW).

88

| **Nível:** | **Médio** |

A comunicação interatrial (CIA) é uma enfermidade congênita acianogênica, que compreende cerca de 10% a 15% das cardiopatias congênitas. Sobre a CIA, analise as proposições e assinale a alternativa INCORRETA.

a) Existem três tipos de CIA: *ostium secundum, ostium primum* e tipo seio venoso.

b) A magnitude do *shunt* esquerda-direita depende do tamanho do defeito, da complacência relativa dos ventrículos e da resistência nas circulações pulmonar e sistêmica.

c) A hipertensão arterial pulmonar é um evento raro e, em geral, surge na idade adulta.

d) O defeito do tipo *ostium secundum* é o tipo mais comum, representando 70% dos casos.

e) Um importante sinal eletrocardiográfico é o aumento do intervalo PR (> 20 ms).

Fonte: Autoral (Cardiopatias Congênitas – CIA).

89

| **Nível:** | **Médio** |

Apesar de a ponte miocárdica ser uma causa de isquemia menos comum do que a doença arterial coronariana, ela tem uma incidência de 23% a 55% na população geral, significando que eventualmente podem aparecer pacientes com essa condição em serviços de reabilitação cardiovascular. Portanto, analise as alternativas a seguir sobre ponte miocárdica e exercício físico:

I. Ponte miocárdica é a principal causa de morte súbita no mundo.

II. Nos casos de ponte miocárdica profunda só é indicada a prática de exercícios após correção cirúrgica.

III. Não existe contraindicação para exercícios de alta intensidade em pontes miocárdicas superficiais isoladas ou associadas à doença arterial coronariana, desde que o paciente seja monitorizado eletrocardiograficamente.

a) Somente I é verdadeira.
b) Somente II é verdadeira.
c) Somente III é verdadeira.
d) Todas são falsas.
e) Todas são verdadeiras.

Fonte: Autoral (Cardiopatia Congênita – Ponte Miocárdica, Reabilitação Cardiovascular).

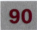

| Nível: | Difícil |

Analise as seguintes alternativas sobre a origem anômala de artéria coronária (OAAC) e assinale a sequência correta. Considere V para verdadeiro e F para falso.

I. A OAAC é a segunda principal causa de morte súbita em atletas.
II. As OAAC podem ser classificadas em hemodinamicamente significativas e em não hemodinamicamente significativas.
III. Quando se trata de OAAC, só é permitida a prática de exercício físico após correção cirúrgica.
IV. A origem anômala da artéria pulmonar e a anomalia de origem com trajeto interatrial são exemplos de OAAC hemodinamicamente significativa.

a) V, V, V, V.
b) V, F, V, F.
c) F, F, F, F.
d) V, F, F, V.
e) V, V, F, F.

Fonte: Autoral (Cardiopatia Congênita – OAAC; Cardiologia do Exercício; Morte Súbita).

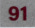

| Nível: | Difícil |

As anomalias de artérias coronárias representam a segunda principal causa de morte súbita no mundo. Analise as seguintes afirmações sobre origem anômala da coronária esquerda do tronco pulmonar (OACETP):

I. Possui incidência baixa e é considerada uma malformação rara, representando 0,25% de todas as cardiopatias congênitas.

II. A isquemia miocárdica constitui o principal distúrbio fisiopatológico da OACETP.

III. É uma condição grave, com mortalidade em torno de 90% no primeiro ano de vida.

a) Somente I é verdadeira.
b) Somente II é verdadeira.
c) Somente III é verdadeira.
d) Todas são falsas.
e) Todas são verdadeiras.

Fonte: Autoral (Cardiopatia Congênita – OAAC, Cardiopediatria).

92

Nível: Médio

Analise as seguintes alternativas sobre os principais parâmetros que podem ser medidos à beira do leito e marque a alternativa FALSA:

a) A avaliação da condição de perfusão tecidual é um dos primeiros parâmetros observados na monitorização de pacientes críticos. Inicia-se no exame físico, quando são observados: nível de consciência, características da pele e monitorização da diurese horária. Esses parâmetros fornecem informações, respectivamente, sobre a perfusão cerebral, da pele e renal.

b) A monitorização da pressão venosa central é um parâmetro importante na avaliação da volemia e da função cardíaca em pacientes crônicos.

c) A monitorização hemodinâmica dos parâmetros de perfusão e a oxigenação tecidual são procedimentos importantes para o paciente crítico, mas não previnem a síndrome da disfunção de múltiplos órgãos e sistemas.

d) As principais indicações de monitorização hemodinâmica incluem: choque cardiogênico, choque hipovolêmico, choque séptico, tamponamento cardíaco, avaliação da gravidade da hipertensão pulmonar e cirurgia não cardíaca.

Fonte: Autoral (Cardiologia Intra-hospitalar; Hemodinâmica).

93

Nível: Médio

A doença cardíaca genética de maior prevalência é a cardiomiopatia hipertrófica (CMH). Trata-se de uma doença primária, de transmissão autossômica dominante,

58 Questões Comentadas em Cardiologia do Exercício

causada por mutações gênicas que codificam as proteínas dos sarcômeros. Sobre a CMH, analise as questões a seguir e assinale a alternativa INCORRETA:

a) A morte súbita cardíaca é a manifestação da CMH mais temível, costumando acometer indivíduos jovens, durante ou após esforço físico, sendo a CMH uma das causas mais comuns de morte súbita cardíaca em atletas.

b) São características anatomopatológicas da CMH: hipertrofia miocárdica com assimetria entre a parede septal e a posterior, desorganização da arquitetura miocárdica, fibrose intersticial e perivascular, e alterações da vasculatura coronariana.

c) A principal característica da CMH que a difere de outras cardiopatias congênitas e adquiridas é a hipertrofia concêntrica dos cardiomiócitos sem perda do alinhamento paralelo.

d) As principais manifestações clínicas da CMH são: obstrução da via de saída do ventrículo esquerdo, disfunção diastólica, isquemia miocárdica, arritmias e resposta vascular coronariana anormal.

Fonte: Autoral (Cardiomiopatia Hipertrófica – Morte Súbita).

94

Nível:	Médio

A cardiomiopatia hipertrófica (CMH), juntamente com a origem anômala de artérias coronárias, são as duas principais causas de morte súbita em atletas e desportistas com menos de 35 anos de idade. Embora a literatura científica sobre CMH e exercício físico seja escassa, alguns pontos são bem definidos quanto a isso. Nesse contexto, analise as seguintes afirmações e escolha a alternativa correta.

a) O exercício mais estudado nessa população foi o cíclico em esteira ergométrica com intensidade moderada, demonstrando aumento na capacidade funcional.

b) As evidências mostram que o exercício físico é seguro para pacientes com CMH, melhoram a qualidade de vida, mas não a capacidade funcional.

c) Os exercícios resistidos com pesos são os mais estudados e recomendados para essa população, pois provocam menor sobrecarga hemodinâmica.

d) Os estudos demonstram que o treinamento muscular inspiratório é um dos exercícios mais efetivos para pacientes com CMH, pois ele reduz consideravelmente o metaborreflexo e aumenta a capacidade funcional.

e) As maiores contraindicações à prática do exercício físico em pacientes com CMH são a presença de: extrassístoles ventriculares isoladas no eletrocardiograma de repouso, hipertensão arterial sistêmica e de diabetes melito.

Fonte: Autoral (Cardiomiopatia Hipertrófica – Reabilitação Cardiovascular).

Questões Comentadas em Cardiologia do Exercício

95

Nível:	Médio

Considere o seguinte caso clínico:

Sexo masculino, 52 anos, sedentário, ex-fumante há 12 anos, com diagnóstico clínico de DAC discreta, arritmia, hipertensão arterial sistêmica e dislipidemia. Ingressou na reabilitação cardiovascular (RC) em agosto de 2017, com queixas de falta de ar, fadiga, dificuldade ao subir e descer escadas, limitações para realizar atividades de vida diárias e laborais. No entanto, não apresenta nenhuma limitação musculoesquelética.

Os resultados pré- e pós-programa de RC estão descritos na Tabela 1.

Tabela 1. Evolução do condicionamento cardiovascular – Comparação dos resultados dos testes ergométricos pré- e pós- RC.

Variáveis	Valores Pré-RC 12/08/2017	Valores Pós-RC 02/02/2018	Porcentual de Evolução
Distância percorrida (m)	5.500	7.300	33%
$VO_{2máx.}$ (mL/kg.min)	32,31	52,31	62%
$MVO_{2máx.}$ (VE/min)	23,69 mL O_2 100 g	21,14 mL O_2 100 g	11%
Aptidão cardiorrespiratória	Regular (AHA)	Excelente (AHA)	–
$FC_{máx}$ (bpm)	119	140	18%
$PAS_{máx}$ (mmHg)	180	140	22%
$PAD_{máx}$ (mmHg)	80	80	–
Déficit cronotrópico	28,7%	16,2%	44%
Reserva cronotrópica (bpm)	48	76	58%
Débito cardíaco (L/min)	17,05	23,84	40%
Débito sistólico (mL/sist.)	143,29	170,28	19%

$FC_{máx}$: frequência cardíaca máxima; $MVO_{2máx}$: captação máxima de oxigênio pelo miocárdio; $PAD_{máx}$: pressão arterial diastólica máxima; $PAS_{máx}$: pressão arterial sistólica máxima; $VO_{2máx}$: volume de oxigênio máximo.
Fonte: Jesus DS *et al.* [1].

Diante dos resultados, pergunta-se: como é possível a frequência cardíaca máxima ($FC_{máx.}$) desse paciente ter aumentado se a $FC_{máx.}$ é determinada especialmente pela idade?

Fonte: Autoral (Reabilitação Cardiovascular; Infarto do Miocárdio; DAC).

96

Nível:	Difícil

As afirmações a seguir sobre síncope são verdadeiras, EXCETO:

a) A síncope é um problema clínico importante, por se caracterizar como um problema comum, de alto custo financeiro, quase sempre incapacitante, que pode causar lesões e ser o único sinal de alerta antes da morte súbita.

b) As causas da síncope podem ser classificadas em quatro grupos: vascular, cardíaca, neurológica/cerebrovascular e metabólica/diversas.

c) Dentre as causas vasculares de síncope, a hipotensão ortostática e a mediação reflexa são as mais comuns.

d) As taqui e bradiarritmias são a principal causa de síncope, sendo a taquicardia supraventricular a taquiarritmia mais comum capaz de desencadear síncope.

e) A síncope de origem desconhecida ou decorrente de etiologia não cardíaca, em geral, apresenta prognóstico benigno. Por outro lado, a síncope cardiogênica associa-se à mortalidade de 30% em um ano.

Fonte: Autoral (Síncope – Morte Súbita).

97

Nível:	Difícil

As causas vasculares de síncope podem ser subdivididas em causas anatômicas, ortostáticas e mediadas por reflexo. A hipotensão ortostática e a mediada por reflexo são as mais comuns e respondem por um terço de todos os episódios sincopais. Sobre a hipotensão ortostática, assinale a afirmativa correta:

a) A hipotensão ortostática é definida como uma queda de 30 mmHg na pressão arterial sistólica ou de 20 mmHg na pressão arterial diastólica dentro de 3 minutos ao ficar em pé.

b) Pode ser decorrente de causas neurogênicas, como, por exemplo, a síndrome de Bradburry-Eggleston, síndrome de Shy-Drager e a doença de Parkinson com insuficiência autônoma.

c) Considera-se hipotensão ortostática quando há sintomas, como tontura, vertigem, visão turva, fraqueza, palpitações, tremores e síncope.

d) Os medicamentos que acarretam depleção de volume ou vasodilatação são as causas menos comuns de hipotensão ortostática, embora os pacientes idosos sejam especialmente suscetíveis aos efeitos hipotensores desses medicamentos.

Fonte: Autoral (Síncope – Hipotensão Ortostática).

Questões Comentadas em Cardiologia do Exercício

98

Nível:	Difícil

Há várias síndromes sincopais com mediação reflexa. Todas possuem em comum uma mediação reflexa inadequada, que consiste no aumento do tônus vagal e na suspensão do tônus simpático periférico. Os dois tipos mais comuns de síncope com mediação reflexa são hipotensão com mediação neural e hipersensibilidade do seio carotídeo. Sobre esses dois tipos de síncope com mediação reflexa, analise as seguintes proposições:

I. O termo hipotensão/síncope com mediação neural, também conhecida como síncope vasovagal, vasodepressora e neurocardiogênica, é utilizado para descrever uma alteração da regulação da pressão arterial, caracterizada pelo início abrupto de hipotensão com ou sem bradicardia.

II. Os deflagradores associados ao desenvolvimento da síncope com mediação neural são aqueles que reduzem o enchimento ventricular ou ativam o reflexo barorreceptor, aumentando a secreção de catecolaminas. Entre eles, incluem-se visão de sangue, dor e permanência prolongada em um ambiente quente.

III. A hipersensibilidade do seio carotídeo é resultante da estimulação dos barorreceptores dessa estrutura. É uma causa detectada com frequência nos pacientes que apresentam síncope, sobretudo em idosos.

a) As afirmações I e II são verdadeiras.

b) As afirmações I e III são verdadeiras.

c) As afirmações II e III são verdadeiras.

d) Apenas a afirmação III.

e) As afirmações I, II e III são verdadeiras.

Fonte: Autoral (Síncope – Barorreflexo).

99

Nível:	Fácil

Síncope é definida como uma perda transitória e autolimitada da consciência, seguida de recuperação espontânea sem intervenção terapêutica e, habitualmente, acompanhada de perda do tônus postural. Pacientes idosos admitidos em um programa de reabilitação cardiovascular podem apresentar síncope. Ao profissional, é importante o reconhecimento precoce do evento de hipotensão postural, para que

62 Questões Comentadas em Cardiologia do Exercício

assim se evitem traumas físicos ou ainda para que se inicie o tratamento adequado dessa disfunção. Assumindo a relevância de se estabelecer a ocorrência do fenômeno de hipotensão postural em um programa de reabilitação, pergunta-se: quais critérios devem ser observados ao teste de inclinação passiva para que se estabeleça o evento de hipotensão postural?

a) Ocorrência de queda da pressão arterial sistólica (PAS), de pelo menos 20 mmHg ou para menos de 90 mmHg, ou queda igual ou superior a 10 mmHg na pressão arterial diastólica (PAD), nos primeiros 3 minutos da exposição ao estresse ortostático.

b) Ocorrência de queda da PAS, de pelo menos 30 mmHg ou para menos de 70 mmHg, ou queda igual ou superior a 20 mmHg na PAD, nos primeiros 5 minutos da exposição ao estresse ortostático.

c) Ocorrência de queda da PAS, de pelo menos 10 mmHg ou para menos de 100 mmHg, ou queda igual ou superior a 10 mmHg na PAD, no primeiro minuto da exposição ao estresse ortostático.

d) Ocorrência de queda da PAS, de pelo menos 20 mmHg ou para menos de 80 mmHg, ou queda igual ou superior a 20 mmHg na PAD, a qualquer momento da exposição ao estresse ortostático.

e) Ocorrência de queda da PAS, de pelo menos 10 mmHg ou para menos de 90 mmHg, ou queda igual ou superior a 20 mmHg PAD, logo após a exposição ao estresse ortostático.

Fonte: Exame de Conhecimento para Concessão de Registro do Título de Especialista Cardiovascular nas Áreas da Fisioterapia e da Terapia Ocupacional 2016 (Síncope – Reabilitação Cardiovascular).

100

Nível:	Fácil

O treinamento postural passivo (*tilt training*) promoveu diminuição de sintomas e desaparecimento dos episódios de síncope neuromediada, na maioria dos casos descritos na literatura científica. Como se deve realizar a prescrição do treinamento postural passivo?

a) No treinamento postural passivo, os pacientes devem ser orientados a permanecer em pé, realizando isometria de membros superiores para manutenção da pressão arterial, com o dorso encostado na parede e com os calcanhares distantes 10 cm dessa parede, por um período de 25 minutos, em uma frequência de cinco sessões semanais, devendo ser interrompida a sessão ao primeiro sintoma associado à perda de consciência, momento no qual o paciente deve se deitar, evitando a síncope franca.

Questões Comentadas em Cardiologia do Exercício

b) No treinamento postural passivo, os pacientes devem ser orientados a permanecerem em pé, em uma posição fixa, com o dorso encostado na parede e com os calcanhares distantes 15 cm dessa parede, por um período de 30 minutos, em uma frequência de três sessões semanais, devendo ser interrompida a sessão ao primeiro sintoma associado à perda de consciência, momento no qual o paciente deve se deitar, evitando a síncope franca.

c) No treinamento postural passivo, os pacientes devem ser orientados a permanecer em pé, realizando contrações e relaxamento sequenciados nos músculos gastrocnêmio e sóleo, com o dorso encostado na parede e com os calcanhares distantes 10 cm dessa parede, por um período de 15 minutos, em uma frequência de três sessões semanais, devendo ser interrompida a sessão ao primeiro sintoma associado à perda de consciência, momento no qual o paciente deve se deitar, evitando a síncope franca.

d) No treinamento postural passivo, os pacientes devem ser orientados a permanecerem em pé, com os membros inferiores (joelhos) semifletidos em contração isométrica para manutenção da pressão arterial, com o dorso encostado na parede e com os calcanhares distantes 15 cm dessa parede, por um período de 5 minutos, em uma frequência de cinco sessões semanais, devendo ser interrompida a sessão ao primeiro sintoma associado à perda de consciência, momento no qual o paciente deve se deitar, evitando a síncope franca.

e) No treinamento postural passivo, os pacientes devem ser orientados a permanecerem em pé, realizando contrações e relaxamento sequenciados nos músculos tríceps sural, quadríceps e bíceps femoral, com o dorso encostado na parede e com os calcanhares distantes 10 cm dessa parede, por um período de 25 minutos, em uma frequência de três sessões semanais, devendo ser interrompida a sessão ao primeiro sintoma associado à perda de consciência, momento no qual o paciente deve se deitar, evitando a síncope franca.

Fonte: Exame de Conhecimento para Concessão de Registro do Título de Especialista Cardiovascular nas Áreas da Fisioterapia e da Terapia Ocupacional 2016 (Síncope Vasovagal – Reabilitação Cardiovascular).

101

Nível:	Fácil

A trombose venosa profunda (TVP) é uma doença bastante frequente, sobretudo como complicações de afecções cirúrgicas e clínicas. Diante disso, a profilaxia da TVP é muito importante e deve ser preconizada na prática clínica. Assinale a alternativa correta:

a) A profilaxia para TVP é feita apenas por meio de medidas não farmacológicas.

b) Apenas pacientes de alto risco para desenvolvimento de TVP devem receber algum tipo de profilaxia.

64 Questões Comentadas em Cardiologia do Exercício

c) O uso precoce de meias elásticas, a deambulação e a movimentação dos membros inferiores são as primeiras medidas profiláticas a serem adotadas nos pacientes hospitalizados.

d) O uso de meias elásticas é contraindicado para pacientes cirúrgicos e sua indicação se restringe a pacientes clínicos.

e) A compressão pneumática intermitente é contraindicada em casos de TVP, pois promove diminuição da atividade fibrinolítica.

Fonte: Autoral (Trombose Venosa Profunda).

102

| Nível: | Fácil |

Em um serviço de reabilitação cardiovascular, é primordial que os profissionais saibam a importância da monitorização eletrocardiográfica (ME). Sobre a ME, julgue as seguintes alternativas:

I.   As cores adotadas convencionalmente para os eletrodos do monitor cardíaco são: vermelha, preta, amarela e verde.

II. A ME durante a reabilitação cardíaca é convencionalmente feita com três eletrodos: um no manúbrio do esterno (eletrodo vermelho), um no quinto espaço intercostal na linha axilar anterior esquerda (eletrodo amarelo ou verde), e outro no rebordo intercostal direito (eletrodo preto).

III. O eletrodo localizado no manúbrio é o eletrodo terra e necessariamente deve estar em uma superfície sólida.

IV. O eletrodo amarelo ou verde é utilizado no quinto espaço intercostal na linha axilar anterior. O que define a utilização de um ou outro é a derivação escolhida (DI ou DII).

a) Apenas as alternativas I e II estão corretas.

b) Apenas as alternativas I e III estão corretas.

c) As alternativas I, II e III estão corretas.

d) As alternativas I, II e IV estão corretas.

e) As alternativas I, II, III e IV estão corretas.

Fonte: Autoral (Reabilitação Cardiovascular e Eletrocardiografia).

Questões Comentadas em Cardiologia do Exercício

103

Nível:	Médio

Todas as afirmações a seguir sobre hibernação miocárdica são verdadeiras, EXCETO:

a) A hibernação é um estado de depressão da função miocárdica devido à hipoperfusão crônica.

b) A hibernação pode ser global ou regional.

c) A hibernação pode ocorrer após uma cirurgia cardíaca sem circulação extra-corpórea.

d) Radicais livres de oxigênio e excesso de cálcio intracelular contribuem para a hibernação.

e) A hibernação afeta a função sistólica e diastólica.

Fonte: Perguntas e Respostas de Braunwald. Tratado de Doenças Cardiovasculares, 9. ed. (Miocárdio Hibernado, Atordoado).

104

Nível:	Difícil

Analise as proposições a seguir sobre os tumores cardíacos e assinale a alternativa correta:

I. Os tumores cardíacos benignos são mais comuns que os malignos, sendo os mixomas os mais frequentes.

II. São sinais e sintomas dos tumores malignos: rápido crescimento do tumor, localização do tumor à direita, presença de derrame pericárdico e precordialgia.

III. Os tumores cardíacos malignos mais comuns são o angiossarcoma e o rabdos-sarcoma.

a) Somente a proposição I está correta.

b) Somente a proposição II está correta.

c) Somente a proposição III está correta.

d) Somente as proposições I e II estão corretas.

e) Todas as proposições estão corretas.

Fonte: Autoral (Tumores Cardíacos).

105

Nível:	Difícil

Os tumores cardíacos primários são uma ocorrência rara, sendo os mixomas os mais comuns dos tumores cardíacos (40%). Sobre os mixomas cardíacos, analise as seguintes proposições e assinale a alternativa correta.

I. Uma das causas de morte mais comuns em pacientes que apresentam mixomas cardíacos são a embolia cerebral e a coronária.

II. Dentre os sinais e sintomas mais comuns ($\geq$ 50%) provocados pelos mixomas cardíacos, estão: dispneia paroxística, embolia pulmonar e síncope.

III. Interleucina-6 sérica normalmente está elevada nos pacientes com mixoma cardíaco, já que ela é uma das principais substâncias produzidas pelo tumor.

a) Somente as proposições I e II estão corretas.

b) Somente as proposições I e III estão corretas.

c) Somente as proposições II e III estão corretas.

d) Existe apenas uma proposição correta.

e) Todas as proposições estão corretas.

Fonte: Autoral (Tumores Cardíacos).

106

Nível:	Médio

Um dos achados clínicos importantes para o diagnóstico da insuficiência cardíaca direita é o sinal Kussmaul. Sobre esse achado, é possível afirmar:

I. É também um sinal evidente no *cor pulmonale* crônico, na embolia pulmonar aguda e no infarto agudo do miocárdio direito.

II. É um sinal altamente preditivo de pericardite constritiva.

III. No exame físico, o paciente deve ser colocado deitado em supino com inclinação menor que 30° para visualização correta do pulso jugular.

a) Somente a proposição I está correta.

b) Somente a proposição II está correta.

c) Somente a proposição III está correta.

Questões Comentadas em Cardiologia do Exercício   **67**

d) Somente as proposições I e II estão corretas.

e) Todas as proposições estão corretas.

Fonte: Autoral (Insuficiência Cardíaca – Sinal de Kussmaul, Pericardite Constritiva, Tamponamento Cardíaco).

107

| **Nível:** | **Difícil** |

A diferenciação entre o tamponamento cardíaco e a pericardite constritiva é tarefa difícil, mas necessária na prática clínica. São diferenças entre essas duas entidades patológicas, EXCETO:

a) Presença do sinal de Kussmaul no tamponamento cardíaco.

b) O *knock* diastólico precoce está frequentemente presente na pericardite constritiva.

c) Calcificação pericárdica frequentemente presente na pericardite constritiva.

d) O pulso paradoxal é a característica mais marcante do tamponamento cardíaco e dificilmente aparece na pericardite constritiva.

e) O atrito pericárdico é mais comum no tamponamento cardíaco (1/3 dos casos), sendo raro na pericardite.

Fonte: Autoral (Tamponamento Cardíaco – Sinal de Kussmaul, Pericardite Constritiva – Pulso Paradoxal).

108

| **Nível:** | **Difícil** |

O tamponamento cardíaco é definido como a modificação nas pressões de enchimento cavitárias em decorrência do aumento da pressão intrapericárdica, causado por aumento do líquido pericárdico. Sobre o tamponamento cardíaco, é correto afirmar:

a) Durante a primeira fase (estágio I), o líquido pericárdico acumulado gera pressões ligeiramente aumentadas de modo proporcional entre átrios e ventrículos.

b) O sinal de Kussmaul é uma característica que surge nas duas últimas fases do tamponamento cardíaco.

c) A diminuição do débito cardíaco ocorre somente a partir da fase mais avançada (fase ou estágio III).

68 Questões Comentadas em Cardiologia do Exercício

d) Durante a inspiração, a pressão arterial sistólica está diminuída mais de 10% em comparação à pressão basal.

e) A presença de pulso paradoxal indica que o estágio ou fase III foi alcançado.

Fonte: Autoral (Tamponamento Cardíaco).

109

| Nível: | Fácil |

O tromboembolismo pulmonar é responsável por cerca de 20.000 óbitos por ano no Brasil (DATASUS), sobretudo na população sob regime de internação hospitalar. A principal causa desse evento é a trombose venosa profunda (TVP). Portanto, analise as seguintes alternativas sobre os fatores de risco da TVP:

I. Traumas, cirurgias, imobilização prolongada (> 3 dias) e trombofilias são alguns dos principais fatores de risco para TVP.

II. Classifica-se como risco baixo pacientes cirúrgicos submetidos a cirurgias de pequeno porte, com menos de 40 anos e sem fatores de risco adicionais.

III. Pacientes cirúrgicos de alto risco são aqueles com mais de 40 anos e com fatores de risco adicionais, artroplastia de quadril ou joelho, fratura do quadril e lesão medular aguda.

IV. Cirurgia geral em pacientes com mais de 40 anos e com duração maior que 30 minutos, mulheres com menos de 40 anos sob uso de estrógenos e presença de fatores de risco adicionais são classificados como risco moderado para TVP.

a) Apenas a alternativa I está correta.

b) Apenas as alternativas II e III estão corretas.

c) Apenas as alternativas I, II e III estão corretas.

d) Apenas as alternativas I e IV estão corretas.

e) Todas as alternativas estão corretas.

Fonte: Autoral (Trombose Venosa Profunda).

110

| Nível: | Médio |

São manifestações comuns na cardiomiopatia chagásica crônica:

I. Insuficiência cardíaca

II. Bradiarritmia sinusal

Questões Comentadas em Cardiologia do Exercício

III. Taquiarritmias ventriculares

IV. Eventos tromboembólicos

a) Somente I, II e III
b) Somente I e II
c) Somente I, II e IV
d) Somente I, III e IV
e) Todos os itens são verdadeiros

Fonte: Autoral (Doença de Chagas).

111

Nível:	Fácil

A doença de Chagas é, no Brasil e em diversos países da América Latina, um problema médico-social grave. Diante da relevância clínica e epidemiológica dessa doença, analise as seguintes afirmações e assinale a INCORRETA:

a) A fase aguda, quando aparente, é caracterizada por febre, mal-estar e edema generalizado. Além disso, o indivíduo pode apresentar uma miocardite e comprometimento do sistema nervoso central.

b) A cardiomiopatia chagásica crônica tem como substrato morfológico fundamental uma inflamação progressiva e fibrosante do miocárdio.

c) A forma indeterminada da doença de Chagas é caracterizada por ser fortemente sintomática e relevante clinicamente, pois é nessa fase que ocorrem manifestações no aparelho digestivo, no coração, ou em ambos.

d) A miocardite aguda é, em geral, acompanhada de pericardite serosa, e muitos desses pacientes apresentam taquicardia espontaneamente reversível.

Fonte: Autoral (Doença de Chagas).

112

Nível:	Fácil

A soma de todas as forças de atrito que se opõem ao fluxo sanguíneo por meio da circulação sistêmica é denominada resistência vascular sistêmica. O que aumenta essa resistência?

a) Diminuição da viscosidade sanguínea.

b) Redução do diâmetro arterial.

Questões Comentadas em Cardiologia do Exercício

c) Redução do tônus da musculatura arterial.

d) Aumento da atividade nervosa simpática vascular sobre receptor beta.

e) Redução da pós-carga.

Fonte: Prova COFITO (Adaptada) (Fisiologia Cardiovascular – Pressão Arterial).

113

Nível:	Médio

Podemos definir choque como um desequilíbrio entre a oferta e a utilização do oxigênio tecidual e celular. Os estados de choque podem ser classificados sob diversos aspectos do ponto de vista fisiopatológico, dentre eles o tipo de hipóxia. Correlacione a definição que melhor se encaixa aos tipos de hipóxia:

I. O baixo fluxo, ou o baixo débito cardíaco, é o principal componente.

II. A hipóxia é determinada pela queda do conteúdo arterial de oxigênio, secundária à queda significativa da saturação arterial de oxigênio (SaO_2).

III. Nesse tipo de hipóxia o fluxo e o conteúdo arterial de oxigênio estão adequados, mas há disfunção mitocondrial, não havendo, portanto, capacidade de utilização tecidual de oxigênio.

IV. A hipóxia é determinada pela queda do conteúdo arterial de oxigênio, secundária à queda importante dos níveis de hemoglobina.

( ) Hipóxia estagnante

( ) Hipóxia citotóxica ou histotóxica

( ) Hipóxia hipóxica

( ) Hipóxia anêmica

a) I, III, II, IV

b) I, II, III, IV

c) III, I, IV, II

d) II, III, IV, I

e) II, III, I, IV

Fonte: Autoral (Choque – Hipóxia).

Questões Comentadas em Cardiologia do Exercício

114

Nível:	Médio

O choque hipovolêmico é o tipo mais frequente em pacientes politraumatizados e pode ser resultado de hemorragia, desidratação profunda ou sequestro de líquido. Especificamente, o choque hipovolêmico pode apresentar dois tipos de hipóxias. Assinale a alternativa correta sobre os dois tipos de hipóxia tecidual que podem acontecer no choque hipovolêmico:

a) Hipóxia estagnante e hipóxia hipóxica

b) Hipóxia hipóxica e hipóxia citotóxica

c) Hipóxia estagnante e hipóxia anêmica

d) Hipóxia hipóxica e hipóxia anêmica

e) Hipóxia anêmica e hipóxia citotóxica

Fonte: Autoral (Choque Hipovolêmico – Hospitalar).

115

Nível:	Difícil

Muitos dos pacientes com doença cardíaca evoluem de modo a necessitar de um implante de marca-passo cardíaco artificial (MCA). Pensando na reabilitação cardiovascular, é importante compreender ao menos os aspectos mais básicos do funcionamento e da programação desses dispositivos cardíacos eletrônicos. Sobre esse assunto, considere as seguintes afirmações e assinale a alternativa correta.

a) A primeira letra da configuração do MCA refere-se à câmara sentida e a segunda, à câmara estimulada.

b) A taquicardia ventricular sustentada é a principal indicação para implante de MCA.

c) O MCA pode ser uni-, bi- ou tetracameral.

d) A letra T da configuração do MCA significa inibição e a letra D, ativação.

e) Na prescrição do exercício para um paciente com MCA, a frequência cardíaca (FC) deve ficar 10 a 20 bpm acima do *upper rate*.

Fonte: Autoral (Reabilitação Cardíaca, Marca-passo).

116

Nível:	Difícil

Um dos exames mais importantes para pacientes com dispositivos eletrônicos cardíacos implantáveis (DECI) é o teste de esforço físico máximo (TEFM). O TEFM tem como objetivo estabelecer o prognóstico e os parâmetros para a prescrição do exercício, bem como verificar o funcionamento dos DECI. Sobre a aplicação e interpretação do TEFM em pacientes que utilizam DECI, é correto afirmar:

a) Protocolos que utilizam bicicleta ergométrica são desaconselhados, já que apresentam maior risco de choques.

b) O traçado eletrocardiográfico de pacientes em uso de marca-passo assume morfologia tipo bloqueio de ramo direito (BRD), quando implantado no ventrículo esquerdo (erro, e de bloqueio de ramo esquerdo (BRE), quando implantado no ventrículo direito (VD).

c) Para esses pacientes, o tempo ideal do TEFM é de 4 a no máximo 7 minutos, diferentemente de indivíduos sadios, para os quais o tempo ideal é de 8 a 12 minutos.

d) Para os pacientes em uso de cardiodesfibrilador implantável, deve ser desligado o modo de primeira zona de diagnóstico da frequência cardíaca (FC), para se evitar choque durante o TEFM.

Fonte: Autoral (Reabilitação Cardíaca, Marca-passo, TEFM).

117

Nível:	Fácil

A realização de exercícios em programas de reabilitação cardíaca de pacientes internados (fase 01) objetiva, de modo geral, preparar o paciente, sob os aspectos fisiológico e funcional, frente aos efeitos deletérios do estar acamado. No entanto, o início e o progresso do exercício físico dependem de uma boa avaliação, uma estratificação de risco correta e de uma boa prescrição. Com base nisso, assinale a alternativa que NÃO faz parte das recomendações do princípio FITT para pacientes internados, segundo as diretrizes do American College of Sports Medicine (ACSM):

a) O princípio FITT inclui recomendações a respeito dos seguintes aspectos: frequência do exercício, intensidade, tempo, tipo de exercício e progressão.

b) O tipo de exercício proposto pelo princípio FITT é a caminhada.

Questões Comentadas em Cardiologia do Exercício

c) As escalas de percepção subjetiva de esforço (PSE) são ferramentas úteis e, de preferência, podem ser utilizadas independentemente na graduação da intensidade do exercício, respeitando-se o limite superior de PSE ≤ 10 em uma escala de 6 a 20, que corresponde a 120 bpm.

d) A mobilização deve acontecer entre 2 e 4 vezes ao dia, durante os primeiros 3 dias de internação.

Fonte: Autoral (Reabilitação Cardíaca, Fase 01, Intra-hospitalar).

118

Nível:	Fácil

São mecanismos do retorno venoso:

I. Inervação simpática dos vasos venosos

II. Bomba respiratória

III. Bomba muscular esquelética

IV. Reabsorção de fluidos linfáticos

a) As alternativas I, II e IV estão corretas.

b) As alternativas I, II e III estão corretas.

c) As alternativas II e III estão corretas.

d) Todas as alternativas estão corretas.

Fonte: Autoral (Fisiologia Cardiovascular – Retorno Venoso).

119

Nível:	Fácil

Os principais fatores de risco do evento trombótico venoso foram descritos por Rudolf Virchow, ficando conhecido como tríade de Virchow. Assinale a alternativa que apresenta os três mecanismos de trombose vascular, de acordo com a tríade de Virchow:

a) Hipertensão arterial, hipercoagulabilidade e estase venosa.

b) Idade > 40 anos, hipocoagulabilidade e lesão endotelial.

c) Estase venosa, hipocoagulabilidade e idade > 40 anos.

74   Questões Comentadas em Cardiologia do Exercício

d) Estase venosa, hipercoagulabilidade e lesão endotelial.

e) Hipercoagulabilidade, idade > 40 anos e hipertensão arterial.

Fonte: Autoral (Trombose Venosa Profunda – Tríade de Virchow).

120

Nível:	Médio

JAS, 65 anos, histórico de doença arterial coronariana de longa data, infarto agudo do miocárdio há 4 anos, hipertensão arterial e insuficiência cardíaca classe funcional II. Explique, sob o aspecto fisiológico, quais são os benefícios da reabilitação cardíaca para esse paciente.

Fonte: Prova COFITO (Adaptada) (Reabilitação Cardiovascular, DAC, HAS, IAM).

121

Nível:	Médio

O ecocardiograma é um exame de imagem, não invasivo, de fácil reprodutibilidade, que avalia principalmente a morfologia do coração, a qual inclui a estrutura miocárdica, as válvulas cardíacas e o pericárdio. Além disso, possibilita o estudo hemodinâmico funcional do coração. Além de ser realizada com o paciente em repouso, o ecocardiograma pode ser realizado em estresse. Sobre a realização do ecocardiograma de estresse, marque V (verdadeiro) ou F (falso) e escolha a alternativa com a sequência correta.

( ) O ecocardiograma de estresse pode ser realizado com o paciente em esforço físico (na esteira rolante ou bicicleta supina) ou com a utilização de fármacos cronotrópicos e inotrópicos positivos.

( ) A resposta hemodinâmica e cronotrópica observada no ecocardiograma de estresse pode diferir de acordo com o ergômetro utilizado, sendo observados valores maiores de frequência cardíaca quando realizado na esteira rolante, e valores maiores de pressão arterial quando realizado na bicicleta supina.

( ) Ambos os ergômetros, a esteira rolante e a bicicleta supina, possibilitam a mesma capacidade de captação de imagem ecocardiográfica durante o esforço.

Questões Comentadas em Cardiologia do Exercício 75

( ) Pacientes portadores de cardiomiopatia hipertrófica, devido ao elevado risco de morte súbita durante o exercício físico, têm contraindicação absoluta para a realização desse tipo de exame.

( ) Apesar de ser uma indicação incomum, o ecocardiograma de esforço pode ser utilizado para a avaliação do "teste de estresse diastólico", com o objetivo de auxiliar no diagnóstico de insuficiência cardíaca com fração de ejeção preservada.

Assinale:

a) V, V, F, F, V
b) F, F, V, V, V
c) V, F, V, V, V
d) V, V, V, V, F

Fonte: Autoral (Ecocardiograma).

122

Nível:	Fácil

De acordo com o livro *Cardiologia do Exercício: do Atleta ao Cardiopata*[1], são possíveis mecanismos responsáveis pela hipotensão pós-exercício, EXCETO:

a) Diminuição da frequência cardíaca.
b) Diminuição do débito cardíaco.
c) Diminuição do volume sistólico.
d) Aumento da endotelina.
e) Redução da resistência vascular periférica.

Fonte: Prova da Residência Multiprofissional em Saúde do Adulto com Ênfase em Doenças Cronicodegenerativas – Educação Física (UFJR – Hospital Universitário) (Cardiologia do Exercício).

123

Nível:	Fácil

Com relação ao teste ergométrico, assinale V (verdadeiro) ou F (falso) para as seguintes sentenças e marque a alternativa correta:

( ) Pacientes hipertensos com alteração eletrocardiográfica de sobrecarga ventricular esquerda ao teste ergométrico apresentam menores valores preditivos para doença arterial coronariana quando comparados aos hipertensos que apresentam traçado eletrocardiográfico de base normal.

( ) Para avaliação pré-participação em programas supervisionados de exercício físico, é importante que o paciente suspenda a medicação em uso e realize o teste ergométrico em um horário próximo ao do programa de exercício.

( ) Quando realizado para fins diagnósticos, como no caso da doença arterial coronariana, é aconselhado a suspensão da medicação em uso. Essa suspensão é gradual, evitando, assim, o efeito rebote.

( ) As respostas pressóricas durante o teste ergométrico, em indivíduos assintomáticos para hipertensão arterial sistêmica, não apresentam valor prognóstico para o desenvolvimento de doenças cardiovasculares.

a) F, V, F, V

b) V, F, V, F

c) V, F, F, V

d) F, V, V, F

Fonte: Autoral (Teste de Esforço Físico Máximo).

124

Nível:	Médio

Apesar de ser um teste seguro, o teste ergométrico (TE) pode ter contraindicações absolutas ou relativas para a sua aplicação. Dentre as seguintes alternativas, assinale aquela que NÃO representa uma contraindicação absoluta para a realização do TE:

a) Cardiomiopatia restritiva ou hipertrófica, com obstrução grave sintomática de via de saída do ventrículo esquerdo e com baixo débito esforço-induzido.

b) Estenose de valva mitral grave sintomática.

c) Angina instável, controlada por fármacos.

d) Miocardite e pericardite.

Fonte: Autoral (Teste de Esforço Físico Máximo).

Questões Comentadas em Cardiologia do Exercício

125

| Nível: | Fácil |

Pacientes após infarto agudo do miocárdio podem ser submetidos a teste ergométrico (TE), seja para estratificação de risco, avaliação diagnóstica e avaliação pré-participação em programas de reabilitação cardiovascular. Sobre o teste ergométrico em pacientes pós-infarto agudo do miocárdio, é correto afirmar:

a) Não pode ser realizado antes da alta hospitalar.

b) Somente pode ser realizado após 14 dias de alta hospitalar.

c) Pode ser realizado antes da alta hospitalar (entre 4 e 6 dias após o infarto agudo do miocárdio), de forma submáxima.

d) Sempre deve ser realizado teste submáximo com intensidade entre 5 e 6 METs.

Fonte: Autoral (Teste de Esforço Físico Máximo; Infarto do Miocárdio).

126

| Nível: | Fácil |

Considere as seguintes afirmações:

( ) A oxigenação do miocárdio depende do fluxo sanguíneo e do conteúdo de oxigênio no sangue.

( ) A sístole restringe o fluxo sanguíneo coronariano.

( ) O metabolismo do miocárdio tem pequena dependência da fosforilação oxidativa.

Tomando V como verdadeira e F para falsa, as afirmativas são, respectivamente:

a) V, V, V

b) V, F, V

c) V, V, F

d) V, F, F

e) F, F, F

Fonte: Fundação Saúde, 2014 (Fisiologia Cardiovascular).

127

Nível: | **Difícil**

Pacientes portadores de câncer comumente são submetidos a várias terapêuticas, que podem incluir cirurgia, quimioterapia, radioterapia, imunoterapia e terapia hormonal. Sabe-se que os quimioterápicos, por sua ação global, podem alcançar diversos órgãos além do tumor, causando efeitos adversos, incluindo o coração. Uma classe bem conhecida de quimioterápicos são as antraciclinas, sendo a mais popular a doxorrubicina, muito utilizada no tratamento de câncer de mama. Um dos efeitos causados por esse fármaco é a cardiotoxicidade, que, cronicamente, pode conduzir à insuficiência cardíaca. Por outro lado, o exercício físico possui um papel muito importante na prevenção da cardiotoxicidade, estimulando o transporte reverso da doxorrubicina para fora do miocárdio. Qual é o transportador que é estimulado com o exercício físico para promover o transporte reverso da doxorrubicina, aumentado, assim, a cardioproteção?

a) Transportadores de monocarboxilatos (MCTs).

b) Transportadores ABC.

c) Transportadores SLGT-2.

d) Transportador de malalo–aspartato.

Fonte: Autoral (Cardio-oncologia; Farmacologia).

128

Nível: | **Fácil**

Considere os itens a seguir:

I. A frequência cardíaca retrata a quantidade de trabalho que o coração deve realizar para satisfazer as demandas aumentadas do corpo.

II. Durante o exercício, o volume de ejeção também se altera para permitir ao coração trabalhar de maneira mais eficiente.

III. Em média, a frequência cardíaca de repouso é de 40 a 60 batimentos por minuto.

Estão corretos os itens:

a) I, II e III.

b) I e II somente.

c) I e III somente.

d) II e III somente.

Fonte: Escola Preparatória de Cadetes do Ar, 2010 (Cardiologia do Exercício).

129

Nível:	Fácil

Sobre a morte súbita relacionada ao exercício em atletas jovens, avalie as afirmativas a seguir e, em seguida, assinale a alternativa correta:

I.   Sua principal causa é a presença de cardiomiopatia hipertrófica.

II. O risco de ocorrência é muito baixo pela baixa prevalência de doenças cardíacas nessa faixa etária.

III. As doenças cardiovasculares estão entre as principais causas não traumáticas de morte em atletas jovens.

a) Apenas a I é verdadeira.

b) Apenas a I e a II são verdadeiras.

c) Apenas a I e a III são verdadeiras.

d) As três são verdadeiras.

e) Nenhuma das três é verdadeira.

Fonte: Fundação Saúde, 2014 (CMH e Morte Súbita).

130

Nível:	Fácil

Sabe-se que o atleta Ivanho, de 30 anos de idade, tem o objetivo de desenvolver a capacidade aeróbia, pois está no início do período de treinamento. Utilizando-se do método da estimativa da frequência cardíaca máxima (FCM) predita pela idade (220 – idade), é correto afirmar que os limites inferior e superior, respectivamente, da zona-alvo para o treinamento de corrida contínua desse atleta está entre:

(Considere: limite superior = 80% da FCM e o limite inferior = 70% da FCM.)

a) 153 e 130 bpm

b) 133 e 152 bpm

c) 112 e 170 bpm

d) 140 e 120 bpm

Fonte: Escola Preparatória de Cadetes do Ar, 2010 (Cardiologia do Exercício).

131

Nível:	Fácil

A capacidade cardiorrespiratória (CCR) é o mais importante componente da aptidão física de uma pessoa e é avaliada pela potência aeróbia. As atividades físicas que envolvem esse componente são aquelas de grande duração e de baixa para média intensidade. Com relação à CCR, marque V para verdadeira ou F para falso.

( ) A CCR pode ser avaliada por testes indiretos de campo, como o da corrida de 12 minutos, que é um teste facilmente executável em uma pista ou área de metragem conhecida.

( ) A CCR pode ser expressa quantitativamente pelo $VO_{2máx.}$ ou potência aeróbia relativa, que reflete a capacidade dos pulmões de captar, do coração de transportar e do sangue de carregar oxigênio para os músculos durante os exercícios.

( ) A CCR pode ser avaliada por meio da frequência cardíaca máxima de uma pessoa (FCmax), obtida mediante a fórmula $FC_{máx.} = 210 - idade$.

( ) Para pessoas que estejam iniciando um programa de atividade física ou que estejam em condição física considerada baixa, recomendam-se atividades físicas aeróbias a 30% da $FC_{máx.}$.

( ) À medida que a condição física melhora, como resultado da prática regular de atividades físicas aeróbias, o praticante pode exercitar-se dentro de uma faixa de frequência cardíaca que varia de 70% a 85% da $FC_{máx.}$.

( ) As alterações induzidas pelo treinamento aeróbio incluem aumento no tamanho e número das mitocôndrias, na atividade das enzimas aeróbias e na capilarização do músculo treinado.

Assinale a alternativa correta:

a) V, V, V, F, V, F

b) V, F, F, V, V, F

c) F, F, V, V, F, F

d) V, V, F, F, V, V

Fonte: Agência Brasileira de Inteligência – ABIN, 2010 (Adaptada) (Cardiologia do Exercício).

Questões Comentadas em Cardiologia do Exercício

132

Nível:	Médio

Segundo Negrão e Barreto[2] o treinamento melhora a perfusão cardíaca. Dentre as seguintes alternativas, a que NÃO representa um componente envolvido nessa melhora é:

a) Aumento do tempo de diástole.

b) Aumento da circulação colateral.

c) Regressão das lesões ateroscleróticas coronarianas.

d) Redução do débito cardíaco.

e) Redução da viscosidade do sangue.

Fonte: Fundação Saúde, 2014 (Reabilitação Cardiovascular – Cardiologia do Exercício).

133

Nível:	Difícil

Pacientes oncológicos, devido ao próprio câncer ou em decorrência do seu tratamento, podem desenvolver doenças cardiovasculares. Uma vez submetido ao tratamento com medicamentos para combater o tumor, o paciente pode desenvolver cardiotoxicidade. Esta pode ser aguda, subaguda ou crônica. As cardiotoxicidades aguda e subaguda são reversíveis e podem ocorrer em poucos minutos ou horas após a quimioterapia, enquanto a cardiotoxicidade crônica é estabelecida em semanas, meses ou mesmo após anos de tratamento. Assinale, dentre as seguintes alternativas, a opção que somente apresenta sintomas de cardiotoxicidade crônica:

a) Hipotensão arterial, disfunção sistólica e miocardite.

b) Disfunção ventricular sistólica e diastólica e insuficiência cardíaca congestiva.

c) Alteração súbita na repolarização ventricular, miocardite e doença arterial coronariana.

d) Diabetes melito, disfunção ventricular sistólica e diastólica e infarto agudo do miocárdio.

Fonte: Autoral (Cardio-Oncologia).

Considere o seguinte enunciado para as Questões 134 e 135

No início de um exercício cíclico incremental, partindo-se do repouso, é observada elevação quase linear da frequência cardíaca (FC) e da diferença arteriovenosa de O_2. Esses dois mecanismos atuam em conjunto no aumento do consumo de O_2, sendo 50% oriundos do débito cardíaco (produto da FC e do volume sistólico de ejeção) e 50%, da diferença arteriovenosa de O_2. Próximo a intensidades máximas do exercício físico, o débito cardíaco, sobretudo devido ao aumento da FC, possui maior contribuição no aumento do consumo de O_2. Com base nesse racional, responda:

134

Nível:	Fácil

Qual a contribuição do débito cardíaco, em comparação à diferença arteriovenosa de O_2 durante o exercício máximo para o consumo de O_2?

a) 65%

b) 75%

c) 55%

d) 85%

Fonte: Questão Autoral (Cardiologia do Exercício).

135

Nível:	Fácil

Em um exercício incremental, em menores intensidades há maior contribuição do débito cardíaco pelo aumento do volume sistólico de ejeção, após um determinado ponto, há um platô no volume sistólico de ejeção e o débito cardíaco aumenta devido à elevação da frequência cardíaca. Em qual intensidade de esforço com base na FC é observado o início do platô do volume sistólico de ejeção?

a) 50%

b) 65%

c) 78%

d) 90%

Fonte: Questão Autoral (Cardiologia do Exercício).

136

Nível:	Fácil

De acordo com o Colégio Americano de Medicina do Esporte, em suas diretrizes para teste e esforço (8ª edição, 2010), o duplo produto é uma indicação da demanda de oxigênio pelo miocárdio e tem associação a eventos de isquemia cardíaca. O duplo produto é o produto da:

a) Frequência cardíaca pelo volume sistólico.

b) Vazão sanguínea das coronárias pela frequência respiratória.

c) Frequência cardíaca pela frequência respiratória.

d) Frequência cardíaca pela frequência respiratória multiplicada por 2.

e) Frequência cardíaca pela pressão arterial sistólica.

Fonte: Fundação Saúde 2014 (Fisiologia Cardiovascular).

137

Nível:	Médio

O consumo máximo de O_2, conhecido como $VO_{máx.}$, reflete a capacidade dos pulmões em captar, extrair e difundir o O_2, do sistema cardiovascular, distribuí-lo pelos tecidos e extraí-lo do sangue e utilizá-lo para a produção de energia aeróbica. Mas, apesar disso, o valor do $VO_{2máx.}$, por si, só não determina o sucesso em provas de resistência, como a maratona. Há outros fatores que influenciam diretamente nesse melhor desempenho em provas de *endurance*. Dentre as alternativas a seguir, assinale aquela que NÃO representa um fator determinante.

a) Biomecânica eficiente e econômica.

b) *Drift* cardiovascular.

c) Limiares ventilatórios elevados.

d) Alta densidade mitocondrial.

Fonte: Autoral (Fisiologia Cardiovascular e Cardiologia do Exercício).

138

Nível: | **Fácil**

O fisioterapeuta e/ou o profissional de educação física que atuam na área cardio-vascular precisam conhecer a escala de Borg para classificar o esforço percebido. A classificação 20 na escala de Borg corresponde a?

a) Muito forte

b) Exaustão

c) Ligeiramente cansativo

d) Cansativo

e) Moderado

Fonte: Prova de Título de Especialista em Fisioterapia Cardiovascular, 2018 (Adaptada) (Cardiologia do Exercício).

139

Nível: | **Fácil**

Qual alternativa completa CORRETAMENTE a seguinte sentença: "Evidências na literatura demonstram que a tensão de cisalhamento arterial _____de maneira significativa durante o exercício dinâmico, em decorrência do aumento _____, o que pode acarretar _____ paralelo da produção de óxido nítrico (ON) e de espécies reativas de oxigênio (EROs)."?

a) Aumenta, do débito cardíaco, aumento

b) Aumenta, da saturação de O_2, desequilíbrio

c) Diminui, da pressão arterial, bloqueio

d) Diminui, da atividade simpática, surgimento

Fonte: Prova de Residência Multidisciplinar do Hospital das Clínicas, Universidade Federal de Juiz de Fora (HC-UFJF) 2020 (Cardiologia do Exercício).

Questões Comentadas em Cardiologia do Exercício

140

| Nível: | Fácil |

De acordo com o livro *Cardiologia do exercício: do atleta ao cardiopata*[1], "os padrões de hipertrofia cardíaca observados em atletas encaixam-se em duas hipóteses". Esses padrões são da hipertrofia cardíaca excêntrica e da hipertrofia cardíaca concêntrica. Assim, qual das seguintes alternativas se relaciona com a hipertrofia excêntrica do coração?

a) Sobrecarga de pressão.

b) Aumento do estresse sistólico.

c) Aumento de novas fibras em paralelo.

d) Aumento do tamanho da câmara.

e) Aumento da espessura parietal.

Fonte: Prova de Residência Multidisciplinar do Hospital das Clínicas, Universidade Federal de Juiz de Fora (HC-UFJF) 2013 (Cardiologia do Exercício).

141

| Nível: | Fácil |

De acordo com a I Diretriz Brasileira de Prevenção Cardiovascular (2013) e utilizando o método de Karvonen, qual é a frequência cardíaca, de intensidade moderada, para uma pessoa com frequência cardíaca de repouso de 80 bpm e frequência cardíaca pico de 180 bpm?

a) Frequência cardíaca de treino entre 120 e 140 bpm.

b) Frequência cardíaca de treino entre 120 e 150 bpm.

c) Frequência cardíaca de treino entre 120 e 160 bpm.

d) Frequência cardíaca de treino entre 130 e 150 bpm.

e) Frequência cardíaca de treino entre 130 e 160 bpm.

Fonte: Prova de Residência Multidisciplinar do Hospital das Clínicas, Universidade Federal de Juiz de Fora (HC-UFJF) 2013 (Cardiologia do Exercício).

142

Nível:	Fácil

De acordo com o livro *Fisiologia do Exercício: nutrição, energia e desempenho humano*[1], quais adaptações fisiológicas decorrentes do treinamento de *endurance* justificam o aumento do volume de ejeção sistólica do coração durante o repouso?

a) Diminuição do volume interno do ventrículo esquerdo, redução da rigidez cardíaca e arterial, aumento do tempo de enchimento diastólico e, possivelmente, aprimoramento da função contrátil intrínseca do miocárdio.

b) Aumento do volume interno do ventrículo esquerdo, aumento da rigidez cardíaca e arterial, aumento do tempo de enchimento diastólico e, possivelmente, aprimoramento da função contrátil intrínseca do miocárdio.

c) Aumento do volume interno do ventrículo esquerdo, redução da rigidez cardíaca e arterial, diminuição do tempo de enchimento diastólico e, possivelmente, aprimoramento da função contrátil intrínseca do miocárdio.

d) Diminuição do volume interno do ventrículo esquerdo, aumento da rigidez cardíaca e arterial, aumento do tempo de enchimento diastólico e, possivelmente, aprimoramento da função contrátil intrínseca do miocárdio.

e) Aumento do volume interno do ventrículo esquerdo, redução da rigidez cardíaca e arterial, aumento do tempo de enchimento diastólico e, possivelmente, aprimoramento da função contrátil intrínseca do miocárdio.

Fonte: Prova de Residência Multidisciplinar em Saúde do Adulto do Hospital das Clínicas, Universidade Federal de Juiz de Fora (HC-UFJF) 2013 (Cardiologia do Exercício).

143

Nível:	Fácil

De acordo com o livro *Fisiologia do Exercício: nutrição, energia e desempenho humano*[1], qual é a função do duplo produto aplicado a indivíduos saudáveis.

a) Exibir íntima relação com o consumo de oxigênio pelo miocárdio e o fluxo coronariano.

b) Acompanhar o comportamento pressórico, em repouso e durante o exercício.

Questões Comentadas em Cardiologia do Exercício

c) Analisar o controle autonômico cardíaco.

d) Estimar a resistência periférica total e a vasodilatação para a musculatura exercitada.

e) Determinar o débito cardíaco e a resistência periférica total.

Fonte: Prova de Residência Multidisciplinar do Hospital das Clínicas, Universidade Federal de Juiz de Fora (HC-UFJF), 2013 (Cardiologia do Exercício).

144

Nível:	Fácil

De acordo com a Atualização da Diretriz em Cardiologia do Esporte e do Exercício da Sociedade Brasileira de Cardiologia e da Sociedade Brasileira de Medicina do Exercício e Esporte (2019), qual é a melhor conduta para uma pessoa diagnosticada com taquicardia catecolaminérgica?

a) Proibição para o esporte competitivo.

b) Proibição para o esporte não competitivo.

c) Proibição para o esporte no lazer.

d) Proibição para as atividades físicas diárias.

e) Liberação para todas as práticas esportivas.

Fonte: Prova de Residência Multidisciplinar em Saúde do Adulto do Hospital das Clínicas, Universidade Federal de Juiz de Fora (HC-UFJF), 2013 (Arritmia).

145

Nível:	Médio

O teste ergométrico foi introduzido no Brasil em 1972. Houve um extraordinário crescimento em sua utilização com o passar dos anos. Atualmente, em diversas circunstâncias clínicas, prefere-se a realização do teste cardiopulmonar, também conhecido como ergoespirometria, uma vez que o mesmo acrescenta ao teste de esforço convencional dados da função pulmonar e variáveis de trocas respiratórias, permitindo uma avaliação mais acurada da capacidade funcional. É importante que o fisioterapeuta ou o profissional de educação física que atue na área cardiovascular conheça as indicações para o uso dessa metodologia. Com base nessa afirmação, considere as indicações para a realização da ergoespirometria apresentadas a seguir:

I. Estimar o prognóstico em pacientes portadores de insuficiência ventricular esquerda sintomática.

II. Identifica mecanismos fisiopatológicos no diagnóstico diferencial da dispneia.

III. É indicador preciso de pacientes para transplante cardíaco.

IV. Avaliar a resposta do treinamento físico.

V. Importante instrumento para a prescrição de exercício para obesos e pneumopatas.

Qual das seguintes alternativas reúne as indicações que estão corretas?

 a) I, III e V.

 b) II, III e IV.

 c) I, II, III e V.

 d) III e IV.

 e) Todas as indicações são corretas.

Fonte: Prova de Título de Especialista em Fisioterapia Cardiovascular, 2018 (Adaptada) (Teste Ergospirométrico).

146

Nível: | **Fácil**

De acordo com o livro *Cardiologia do Exercício: do atleta ao cardiopata*[1], são recomendações para a prescrição de treinamento resistido dinâmico para portadores de doenças cardiovasculares, EXCETO:

 a) Total de 8 a 10 exercícios resistidos dinâmicos para os grandes grupos musculares.

 b) Total de 1 a 3 séries para cada exercício.

 c) Frequência de 1 vez por semana.

 d) Total de 10 a 15 repetições, por série, até a fadiga moderada (diminuição da velocidade de movimento).

 e) Pausas passivas longas entre as séries e os exercícios (90 a 120 segundos).

Fonte: Prova de Residência Multiprofissional em Saúde do Adulto – HC-UFJF, 2020 (Treinamento Neuromuscular, Cardiologia do Exercício e Reabilitação Cardiovascular).

Questões Comentadas em Cardiologia do Exercício

147

Nível:	Fácil

Respectivamente, qual é a interpretação fisiológica da onda P, do complexo QRS e da onda T, registrados pelo eletrocardiograma?

a) Repolarização de ambos os átrios, despolarização ventricular e repolarização de ambos os ventrículos.

b) Despolarização de ambos os átrios, repolarização ventricular e despolarização de ambos os ventrículos.

c) Despolarização de ambos os átrios, despolarização ventricular e repolarização de ambos os átrios.

d) Despolarização de ambos os átrios, despolarização ventricular e repolarização de ambos os ventrículos.

Fonte: Prova de Residência Multidisciplinar do Hospital das Clínicas, Universidade Federal de Juiz de Fora (HC-UFJF), 2013 (Eletrocardiograma).

148

Nível:	Médio

De acordo com a Atualização da Diretriz em Cardiologia do Esporte e do Exercício da Sociedade Brasileira de Cardiologia e da Sociedade Brasileira de Medicina do Exercício e Esporte (2019), quais são os fatores que podem justificar a incompetência cronotrópica no teste ergométrico?

a) Desativação barorreflexa, aumento no volume diastólico final, aumento da fração de ejeção do ventrículo esquerdo e vasodilatação.

b) Taquicardia ventricular, frequência cardíaca de repouso, redução das propriedades inflamatórias e melhora do tônus simpático cardíaco.

c) Maior consumo de oxigênio máximo, carga de treinamento físico, fração de ejeção ventricular esquerda de 70% e pressão arterial.

d) Disfunção endotelial, piora na modulação autonômica, valores elevados nos marcadores de inflamação e doença arterial coronariana.

e) Pressão arterial, aumento na produção de óxido nítrico, ritmo sinusal e tônus vagal diminuído.

Fonte: Autoral (Teste Ergométrico – TEFM).

149

Nível:	Médio

Sobre o controle da pressão arterial a curto e longo prazos, marque a alternativa CORRETA:

a) Os barorreceptores aumentam a taxa de disparo quando há redução da pressão arterial, aumentando a atividade simpática.

b) Os barorreceptores estão localizados no arco da aorta e no seio carotídeo e sua via aferente é através do nervo vago e glossofaríngeo.

c) A hipotensão sustentada deve promover a redução da produção de renina pelos rins.

d) Um indivíduo, ao apresentar hipotensão arterial súbita, terá como resposta eferente redução da atividade simpática.

e) A queda da pressão arterial reduz a produção do hormônio antidiurético.

Fonte: Prova de Título de Especialista em Fisioterapia Cardiovascular, 2018 (Cardiologia do Exercício).

150

Nível:	Fácil

Das seguintes situações, identifique a que constitui uma contraindicação clínica para a realização de programas de reabilitação cardíaca, de acordo com as diretrizes do Colégio Americano de Medicina do Esporte.

a) Cardiomiopatia.

b) Doença arterial periférica de membros inferiores.

c) Doença renal em estágio terminal.

d) Revascularização do miocárdio.

e) Angina instável.

Fonte: Fundação Saúde, 2014 (Reabilitação Cardiovascular).

151

Nível: Fácil

Indivíduos que apresentam síncopes vasovagais/neuromediadas sofrem perda da consciência e do tônus postural, de caráter súbito e de recuperação espontânea. Pode-se atribuir a ocorrência desse tipo de síncope à insuficiência nos mecanismos reflexos compensatórios, responsáveis por manterem os níveis da pressão arterial. A resposta vasovagal/neuromediada está associada à:

a) Bradicardia e vasodilatação arterial em face de uma pressão arterial descendente.

b) Taquicardia e vasodilatação arterial em face de uma pressão arterial descendente.

c) Bradicardia e vasoconstrição arterial em face de uma pressão arterial ascendente.

d) Taquicardia e vasoconstrição arterial em face de uma pressão arterial descendente.

e) Disfunção dos barorreceptores arteriais e não dos receptores cardiopulmonares.

Fonte: Prova de Título de Especialista em Fisioterapia Cardiovascular, 2018 (Síncope).

152

Nível: Fácil

Assinale V (verdadeiro) ou F (falso) nas seguintes sentenças, considerando conceitos referentes ao complexo de produção e condução do estímulo elétrico cardíaco.

( ) Os feixes internodais conduzem o impulso elétrico produzido no nodo sinusal para os dois átrios e, posteriormente, direcionam o impulso ao nodo atrioventricular.

( ) Juntamente com os ramos direito e esquerdo, o nodo atrioventricular completa a condução do estímulo aos músculos papilares.

( ) O nodo sinusal produz o estímulo elétrico inicial e funciona como o marca-passo cardíaco mais rápido.

( ) O ramo direito do feixe atrioventricular realiza a primeira fase da condução elétrica nos ventrículos, transferindo o impulso para os ramos direito e esquerdo.

Assinale a alternativa que apresenta a sequência CORRETA.

a) V, V, F, V.

b) F, V, F, V.

c) V, V, F, F.
d) V, F, V, F.
e) F, V, F, F.

Fonte: Prova de Título de Especialista em Fisioterapia Cardiovascular, 2018 (Fisiologia Cardiovascular).

153

Nível:	Médio

O sistema cardiovascular é dotado de um mecanismo local e neural para o controle da circulação, promovendo vasoconstrição e vasodilatação. Marque a alternativa que contém um fator que promove VASOCONSTRIÇÃO local:

a) Inibição da atividade simpática.
b) Aumento da concentração de ácido lático.
c) Redução da concentração de oxigênio.
d) Aumento da concentração de potássio.
e) Nenhuma das alternativas anteriores.

Fonte: Prova de Título de Especialista em Fisioterapia Cardiovascular, 2018 (Fisiologia Cardiovascular).

154

Nível:	Fácil

O índice tornozelo-braquial (ITB) é um teste que possibilita o diagnóstico clínico da doença arterial obstrutiva periférica (DAOP) de membros inferiores e ainda é indício de doença arterial coronariana. Sobre o ITB, é possível afirmar que:

I. O ITB é realizado pela mensuração da pressão arterial diastólica.
II. ITB abaixo de 0,9 representa DAOP de membros inferiores.
III. Indivíduos com ITB abaixo do valor de normalidade têm mais chances de apresentar doença arterial coronariana (DAC).
IV. O ITB é calculado pela divisão da pressão arterial sistólica (PAS) de membro inferior sobre a PAS de membro superior.

a) Somente as afirmações I e II são verdadeiras.
b) Somente as afirmações III e IV são verdadeiras.

Questões Comentadas em Cardiologia do Exercício

93

c) Somente as afirmações II, III e IV são verdadeiras.

d) Só há uma afirmação verdadeira.

e) Todas as proposições são verdadeiras.

Fonte: Prova de Título de Especialista em Fisioterapia Cardiovascular, 2017 (Doença Arterial Obstrutiva Periférica).

155

Nível:	Difícil

A adequada contração dos cardiomiócitos é vital para a manutenção do débito cardíaco. No entanto, há marcadas diferenças na geometria e na contratilidade cardíacas interventriculares. Sobre esse aspecto da fisiologia cardíaca, assinale a alternativa FALSA:

a) Durante a contração dos ventrículos, o encurtamento longitudinal do septo interventricular é diretamente proporcional a sua contribuição na ejeção de sangue.

b) Durante a sístole ventricular, a contração das fibras circunferenciais do ventrículo esquerdo contribui para a ejeção do sangue do ventrículo direito

c) Caso o ventrículo direito cessasse a sua contração, apenas ocorreria aumentos na pressão venosa, sendo o ventrículo esquerdo capaz de manter sozinho a circulação.

d) O ventrículo esquerdo possui um padrão morfofuncional totalmente oposto ao do ventrículo direito.

Fonte: Autoral (Anatomia Cardíaca).

156

Nível:	Médio

Indivíduos que estão em tratamento para síncope neurocardiogênica devem ser incentivados a praticar exercícios aeróbios, pois sabe-se que quatro meses de treinamento moderado são capazes de modificar positivamente o sistema de controle da pressão arterial e diminuir a recorrência de episódios de perda de consciência. A menor frequência de síncopes em quem pratica exercício se deve, em parte, a qual dos seguintes fatores?

a) Hiperventilação durante o exercício.

b) Diminuição da reserva vasoconstritora.

94   Questões Comentadas em Cardiologia do Exercício

c) Maior sensibilidade barorreflexa arterial.

d) Maior liberação de acetilcolina em receptores colinérgicos durante o exercício regular.

e) Adaptação à desidratação induzida pelo exercício, com menor liberação de renina.

Fonte: Prova de Título de Especialista em Fisioterapia Cardiovascular, 2018 (Síncope).

157

Nível:	Fácil

A prescrição de exercícios cíclicos (exemplos: treino em esteira e bicicleta ergométrica) é umas das ferramentas mais utilizadas na reabilitação cardiovascular para aumento da capacidade funcional e controle dos fatores de risco cardiovascular.

Considere as seguintes proposições sobre esse tipo de exercício:

I. Acima do ponto de compensação respiratória não há estado estável da FC e do lactato sanguíneo.

II. Exercícios cíclicos de alta intensidade são contraindicados na reabilitação cardiovascular.

III. Exercícios abaixo do primeiro limiar ventilatório são seguros e muito eficazes para aumento do VO_{2pico} e frequência cardíaca máxima.

IV. Na fase 3 da reabilitação cardiovascular, a prescrição de exercícios cíclicos entre 60% e 80% da frequência cardíaca de reserva normalmente promove melhora da capacidade funcional.

Considerando essas proposições, qual das seguintes alternativas é CORRETA?

a) Somente as proposições II e IV estão corretas.

b) Somente as proposições I e IV estão corretas.

c) Somente as proposições II e III estão corretas.

d) Todas as proposições estão incorretas.

e) Há apenas uma proposição correta.

Fonte: Prova de Título de Especialista em Fisioterapia Cardiovascular, 2018 (Reabilitação Cardiovascular).

Questões Comentadas em Cardiologia do Exercício **95**

158

| Nível: | Fácil |

O exercício resistido (ER) é parte integrante de programas de reabilitação cardiovascular. Considerando as repercussões do exercício resistido (ER) sobre a pressão arterial e a frequência cardíaca, analise as seguintes sentenças:

I. Após uma única sessão de ER tem-se verificado aumento, manutenção ou mesmo diminuição da pressão arterial sistólica.

II. Ocorre manutenção ou queda da pressão arterial diastólica após uma sessão de ER.

III. A frequência cardíaca permanece elevada por 90 minutos após uma sessão de ER, por aumento da atividade nervosa simpática cardíaca.

IV. Na monitorização ambulatorial da pressão arterial (MAPA) em 24 horas em normotensos, observam-se alterações nos valores de pressão arterial após uma sessão de ER.

Qual das seguintes alternativas reúne todas as sentenças corretas?

a) Apenas a sentença IV está correta.

b) I e II.

c) III e IV.

d) II e IV.

e) Todas as sentenças estão corretas.

Fonte: Prova de Título de Especialista em Fisioterapia Cardiovascular, 2018 (Adaptada) (Treinamento Neuromuscular).

159

| Nível: | Fácil |

Sobre o treinamento dos músculos inspiratórios (TMI) e metaborreflexo em pacientes portadores de insuficiência cardíaca (IC), marque V para afirmações verdadeiras e F para as falsas, e assinale a alternativa que apresenta a sequência CORRETA.

( ) O TMI prescrito com carga de 30% da pressão inspiratória máxima ($PI_{máx.}$) terá como benefício apenas aumento da resistência dos músculos inspiratórios, sem efeito na $PI_{máx.}$ e capacidade funcional.

( ) O metaborreflexo é um dos mecanismos de intolerância ao esforço na IC. Esse reflexo, mediado pelo aumento da atividade simpática, promove desvio de sangue da musculatura periférica para os músculos inspiratórios durante a atividade física.

96 Questões Comentadas em Cardiologia do Exercício

( ) Entre os protocolos que foram testados nessa população, destaca-se o que utilizou carga de 30% da $PI_{máx}$, 30 minutos por dia, 7 vezes por semana.

( ) Os benefícios do TMI em pacientes com IC têm o seu efeito explicado pela melhora expressiva da função pulmonar após um período de treinamento.

a) F, V, V, F
b) V, V, V, F
c) F, F, V, V
d) V, V, V, V
e) F, F, V, V

Fonte: Prova de Título de Especialista em Fisioterapia Cardiovascular, 2017 (Treinamento Muscular Inspiratório).

160

Nível:	Fácil

Os dispositivos cardíacos eletrônicos implantáveis (DCEI) são utilizados para o tratamento das doenças relacionadas ao sistema de produção e condução elétrico cardíaco e prevenção de morte súbita cardíaca. Com base nas características de cada DCEI, marque V para afirmações verdadeiras e F para as falsas e assinale a alternativa que apresenta a sequência CORRETA.

( ) O marca-passo é utilizado para o tratamento dos bloqueios atrioventriculares, disfunção do nodo sinusal e outras bradiarritmias.

( ) O ressincronizador cardíaco é um tipo de DCEI que tem a função de ressincronizar a sístole ventricular. Espera-se que haja aumento do volume sistólico após a instalação dessa terapia.

( ) O cardiodesfibrilador implantável (CDI) é indicado para a prevenção de morte súbita em pacientes que possuem arritmias complexas, como taquicardia ventricular sustentada.

( ) Diz-se "choque apropriado" quando o ressincronizador administra um choque com o objetivo de cardioversão elétrica causada por uma arritmia complexa.

a) V, V, F, V
b) V, F, V, V
c) F, V, F, F
d) V, V, V, F
e) F, V, F, F

Fonte: Prova de Título de Especialista em Fisioterapia Cardiovascular, 2017 (Dispositivos Cardíacos Eletrônicos Implantáveis).

Questões Comentadas em Cardiologia do Exercício

161

Nível:	Fácil

Sobre o comportamento da pressão arterial durante o exercício neuromuscular, marque a alternativa CORRETA:

a) Considerando um exercício neuromuscular realizado com a mesma carga porcentual, observa-se uma resposta pressórica mais significativa quando realizado com os membros superiores do que ao ser realizado com os membros inferiores.

b) Uma estratégia utilizada para a prescrição de exercícios neuromusculares em pacientes portadores de hipertensão arterial é utilizar séries mais longas até a falha concêntrica. Assim, é possível atenuar o aumento da pressão e promover ganhos de força e hipertrofia.

c) Os intervalos entre as séries não interferem na resposta pressórica durante o exercício neuromuscular.

d) Entre os benefícios do exercício neuromuscular em pacientes portadores de hipertensão arterial, destaca-se o efeito hipotensor após o exercício.

e) A prescrição de exercícios neuromusculares deve ser evitada em pacientes portadores de hipertensão arterial.

Fonte: Prova de Título de Especialista em Fisioterapia Cardiovascular, 2017 (Exercício Neuromuscular – Somatório da Pressão Arterial).

162

Nível:	Fácil

Grupos de atenção básica ocorrem em uma frequência semanal ou quinzenal, conforme a organização de cada Unidade Básica de Saúde (UBS). De acordo com a periodicidade, nesses encontros podem ser distribuídos medicamentos, aferidos a pressão arterial e o nível de glicemia, e desenvolvidas ações de educação em saúde para a mudança do estilo de vida. Considerando a atuação do fisioterapeuta e do profissional de educação física nesse cenário de atenção básica à saúde, avalie as afirmações a seguir.

I. As atividades de educação em saúde podem envolver o aprendizado do usuário na utilização da escala de Borg para monitoramento da intensidade dos exercícios aeróbios, com zona-alvo estabelecida entre 11 e 13.

98 Questões Comentadas em Cardiologia do Exercício

II. As atividades de educação em saúde cardiovascular ocorrem normalmente por meio de atendimentos individuais, nos quais a escolha dos temas a serem abordados e as ações realizadas devem ser definidas pela equipe de saúde.

III. Desenvolver ações de acordo com o planejamento, que foi projetado com base no diagnóstico situacional da comunidade.

É CORRETO o que se afirma em:

a) I, apenas.

b) II, apenas.

c) I e III, apenas.

d) II e III, apenas.

e) I, II e III.

Fonte: Prova de Título de Especialista em Fisioterapia Cardiovascular, 2017 (Adaptada) (Atenção Primária à Saúde).

163

Nível:	Fácil

A doença arterial coronariana (DAC) reduz a perfusão sanguínea para o miocárdio. Dentre os benefícios da reabilitação cardiovascular para o aumento da perfusão sanguínea do miocárdio, destaca-se:

a) Proliferação de glóbulos vermelhos.

b) Aumento da angiogênese.

c) Redução da função endotelial.

d) Proliferação de células de crescimento molecular.

e) Aumento do plasma sanguíneo.

Fonte: Prova de Título de Especialista em Fisioterapia Cardiovascular, 2017 (Doença Arterial Coronariana e Reabilitação Cardiovascular).

164

Nível:	Fácil

As contramanobras podem ser utilizadas como uma maneira de se abortar um episódio de síncope neuromediada, devendo ser iniciadas na presença de pródromos

Questões Comentadas em Cardiologia do Exercício

relacionados aos eventos de síncope. Considere as seguintes afirmações e assinale qual define corretamente a maneira de se realizar essa intervenção.

a) Ao primeiro sintoma de perda de consciência, o paciente deve unir as mãos pelos dedos em frente ao osso esterno, mantendo os cotovelos elevados na altura dos ombros, e imediatamente iniciar a contração muscular isométrica com o intuito de afastar as mãos uma da outra (de medial para lateral). Deve-se manter a contração até que os sintomas de perda de consciência cessem.

b) Ao primeiro sintoma de perda de consciência, o paciente deve elevar os seus membros superiores, na altura dos ombros, e imediatamente iniciar a contração muscular isotônica do bíceps, com o intuito de flexionar o cotovelo aproximando as mãos dos ombros. Deve-se manter o exercício por 2 minutos.

c) Após 1 minuto com sintomas de perda de consciência, o paciente deve elevar os seus membros superiores, na altura do osso esterno, e imediatamente iniciar a contração muscular isotônica das mãos, abrindo e fechando as mesmas de maneira ininterrupta. Deve-se manter o exercício por 2 minutos.

d) Ao primeiro sintoma de perda de consciência, o paciente deve unir as mãos, em frente ao osso esterno, mantendo os membros superiores discretamente elevados (na altura do quadril) e imediatamente iniciar a contração muscular isotônica, afastando as mãos uma da outra e reaproximando-as em seguida. Devem-se manter as repetições por 2 minutos.

e) Após 1 minuto com sintomas de perda de consciência, o paciente deve unir as mãos pelos dedos, em frente ao osso esterno, e imediatamente iniciar a contração muscular isométrica com o intuito de afastar as mãos uma da outra. Fundamenta-se que essa manobra seja realizada com os joelhos em semiflexão, com o dorso encostado na parede, para garantir estabilidade postural. Deve-se manter a contração até que os sintomas de perda de consciência cessem.

Fonte: Prova de Título de Especialista em Fisioterapia Cardiovascular, 2017 (Síncope).

165

| Nível: | Difícil |

São diversos os mecanismos envolvidos na perda de capacidade funcional em pacientes com doenças cardiovasculares. Os dados sugerem que as citocinas e, particularmente, o fator de necrose tumoral alfa (TNF-α), podem ser agentes responsáveis ou coadjuvantes no desenvolvimento da caquexia na insuficiência cardíaca. Qual das seguintes afirmações NÃO é relacionada às alterações orgânicas atribuídas à maior concentração de citocinas no organismo?

a) Disfunção endotelial.

b) Estímulo à eritropoiese.

100 Questões Comentadas em Cardiologia do Exercício

c) Redução da atividade de enzimas removedoras de radicais livres.

d) Diminuição do fluxo sanguíneo para a musculatura esquelética.

e) Alteração funcional de proteínas contráteis.

Fonte: Prova de Título de Especialista em Fisioterapia Cardiovascular, 2017 (Reabilitação Cardiovascular).

Leia com atenção o seguinte texto e responda às Questões 166 e 167.

Na CMH é observada uma alteração na expressão de proteínas sarcoméricas, causando alteração estrutural do coração, com desarranjo miofibrilar e fibrose cardíaca. A CMH também se apresenta como uma das principais causas de morte súbita em atletas jovens. Com base nos seus conhecimentos sobre CMH, responda às Questões 166 e 167.

166

Nível:	Médio

Sobre a cardiomiopatia hipertrófica, é correto afirmar:

I. A CMH hipertrófica é uma doença autossômica recessiva.

II. O diagnóstico de CMH pode ser feito quando é observada no ecocardiograma uma espessura de 15 mm de qualquer parede do ventrículo esquerdo, independentemente do histórico familiar de CMH.

III. Dentre os fatores de risco para morte súbita durante a realização de exercício físico em pacientes com CMH, incluem-se: histórico de síncope não explicada, espessura de parede ventricular acima de 30 mm, elevação de pressão arterial sistólica (medida no teste ergométrico) menor que 20 mmHg entre os valores de repouso e o pico do exercício e o histórico familiar de morte súbita.

IV. O tratamento farmacológico para CMH pode incluir betabloqueadores e inibidores dos canais de Ca^{++}. Para os pacientes refratários ao tratamento farmacológico e com obstrução de saída de ventrículo esquerdo, outras opções terapêuticas podem incluir ablação alcoólica de septo interventricular e miectomia septal.

Assinale a alternativa correta:

a) Há apenas uma alternativa correta.

b) As alternativas II e III são falsas.

c) Apenas as alternativas III e IV estão corretas.

d) Apenas as alternativas I e III estão corretas.

Fonte: Autoral (Cardiomiopatia Hipertrófica).

Questões Comentadas em Cardiologia do Exercício

167

Nível:	Médio

Além de auxiliar na avaliação dos fatores de morte súbita no paciente com CMH, o teste ergométrico é uma ferramenta útil para avaliar o condicionamento físico e auxiliar na identificação de fatores limitantes da aptidão aeróbia. Sobre os achados no teste de esforço físico máximo em pacientes com CMH, podemos incluir:

a) Pacientes com CMH possuem VO_{2pico} similar aos congêneres saudáveis.

b) Não é observado em pacientes com CMH déficit cronotrópico.

c) Pacientes com CMH, devido à disfunção diastólica inerente a essa enfermidade, não conseguem aumentar de modo significativo os seus valores de $VO_{2máx.}$

d) Pacientes com CMH podem apresentar alteração do gene da BETAMIOSINA de cadeia pesada (β-MHC) na musculatura estriada esquelética, com consequente aumento da densidade mitocondrial, elevando a resistência à fadiga.

e) Um programa de exercício físico não é capaz de aumentar o VO_{2pico} de pacientes com CMH.

Fonte: Autoral (Cardiomiopatia Hipertrófica).

168

Nível:	Fácil

Os efeitos do exercício físico na saúde cardiovascular são amplamente conhecidos, mas, apesar de o exercício ser benéfico ao coração, o seu excesso pode comprometer os corações previamente saudáveis. Dentre as alterações cardiovasculares observadas em atletas, a fibrilação atrial (FA) e a doença no nodo sinusal são as mais comuns. Sobre FA e disfunção no nodo sinusal, considere as seguintes afirmações e anote a opção correta.

I. Atletas de meia-idade, que realizaram treinamento de *endurance* por um longo período da vida, possuem 5 vezes mais chances de desenvolver fibrilação atrial (FA) que sedentários.

II. Atletas com mais de 1.500 horas de prática esportiva e que se exercitam mais de 5 horas por semana em alta intensidade, têm mais chances de desenvolvimento de FA.

III. Os atletas têm a mesma prevalência de disfunção do nodo sinusal comparado a não atletas.

102   Questões Comentadas em Cardiologia do Exercício

Assinale a alternativa correta:

a) Apenas a alternativa III é verdadeira.

b) Apenas as alternativas I e II são verdadeiras.

c) Todas as alternativas são verdadeiras.

d) Todas as alternativas são falsas.

Fonte: Autoral (Coração de Atleta).

169

Nível:	Difícil

O coração e os rins são órgãos essenciais à vida e possuem uma estreita relação um com o outro. De maneira recíproca, alterações em um órgão podem causar mau funcionamento do outro e a isso é denominado síndrome cardiorrenal. Sobre a síndrome cardiorrenal, é INCORRETO afirmar:

a) Na insuficiência cardíaca, a filtração glomerular é mantida à custa de vaso-constrição predominante eferente renal.

b) A doença renal crônica pode alterar os valores pressóricos, podendo induzir hipertrofia cardíaca e causar disfunção ventricular.

c) Apesar de causar diversos benefícios para o paciente durante a hemodiálise, o exercício físico realizado durante as sessões de hemodiálise não é capaz de melhorar a sensibilidade barorreflexa nos pacientes com doença renal crônica.

d) É observada relação entre taxa de filtração glomerular e maiores níveis de mortalidade por doenças cardiovasculares em pacientes com doença renal crônica.

Fonte: Autoral (Síndrome Cardiorrenal).

170

Nível:	Médio

O bom funcionamento do coração é importante para um bom funcionamento de diversos órgãos, como músculo esquelético, rins e pulmão, bem como o bom funcionamento desses órgãos são importantes para uma boa saúde cardíaca. De modo similar, o coração e o fígado sofrem influência mútua, e quando um destes órgãos

Questões Comentadas em Cardiologia do Exercício

103

está disfuncional o outro pode apresentar respostas anormais. Sobre respostas cardiovasculares em pacientes com cirrose hepática, considere as seguintes afirmações:

I. Pacientes com cirrose hepática possuem resposta metaborreflexa alterada frente ao exercício físico.

II. Apesar do débito cardíaco estar normal em repouso, pacientes com cirrose hepática não conseguem elevar de forma normal o débito cardíaco durante o exercício.

III. O déficit cronotrópico não é um limitador central para o exercício físico no paciente portador insuficiência hepática.

Assinale a alternativa correta:

a) Apenas as afirmações I e III estão corretas.

b) Apenas a afirmação I e II estão corretas.

c) Apenas as afirmações II e III estão corretas.

d) Todas as afirmações estão corretas.

Fonte: Autoral (Cardiopatia Hepática).

171

Nível:	Fácil

O teste de caminhada de 6 minutos (TC6M) é um dos testes funcionais mais utilizados para a avaliação da capacidade funcional em pacientes com doenças crônicas. É um teste simples, seguro e facilmente reprodutível. Sobre o TC6M é CORRETO afirmar:

a) O TC6M é indicado não apenas para portadores de doenças crônicas, pois também é validado para a população jovem e saudável.

b) Pelo fato de caminhar ser uma atividade inerente ao ser humano, o TC6M é um teste de fácil aplicação e entendimento; portanto, o paciente não precisa de um segundo teste para a avaliação correta da sua capacidade funcional.

c) É permitido ao paciente, durante a execução do teste, que altere a intensidade da caminhada, bem como se sentar caso seja necessário. Apesar de ser permitido, o cronômetro não pausa.

d) Por não haver mensuração de troca gasosa e ventilação durante o TC6M, esse teste não possui correlação com o VO_{2pico}.

Fonte: Autoral (TC6M, Testes Funcionais).

172

Nível:	Fácil

A insuficiência cardíaca (IC) é uma síndrome multifatorial que culmina em efeitos deletérios sistêmicos. Alguns desses pacientes evoluem com redução da massa muscular cardíaca, denominada caquexia cardíaca. Esta, por sua vez, promove redução da massa muscular esquelética, impactando consideravelmente a capacidade funcional e a realização de atividades de vida diária desses pacientes. Sobre a caquexia cardíaca, é INCORRETO afirmar:

a) A sarcopenia observada na caquexia cardíaca pode ser resultado da hiperativação da atividade nervosa simpática, que uma vez aumentada pode induzir proteólise no músculo esquelético.

b) Em pacientes com caquexia cardíaca, a terapia de reposição hormonal com testosterona associada à prática de exercício físico não é capaz de minimizar a redução da massa muscular esquelética.

c) Na caquexia cardíaca é observada uma mudança fenotípica de fibras de contração lenta (tipo I) para fibras de contração rápida (tipo II) nos músculos esqueléticos.

d) Dos fatores que apresentam correlação com a caquexia cardíaca podemos destacar: inatividade física, aumento na produção de espécies reativas de oxigênio e hiperativação do sistema ubiquitina-proteassoma.

Fonte: Autoral (Caquexia e IC).

173

Nível:	Difícil

Semelhante aos do músculo esquelético, os sarcômeros dos miócitos cardíacos possuem diversas proteínas contráteis e reguladoras, como a miosina (compostas por cadeias pesadas e leves [MCP e MCL]), o complexo de troponinas (TnT, TnC e TnI) e tropomiosina. Sabendo que existem três isoformas de miosina (V1, V2 e V3), que são constituídas por apenas dois tipos de MCP, alfa e beta, e que possuem características distintas, julgue as seguintes afirmativas.

I. As isoformas V1 e V3 são homodímeros alfa/alfa e beta/beta, respectivamente, ao passo que que a isoforma V2 é um heterodímero beta/alfa.

II. A alfa-MCP possui menor atividade ATPásica e menor capacidade de encurtamento em comparação com a beta-MCP.

Questões Comentadas em Cardiologia do Exercício **105**

III. Nos ventrículos dos corações de seres humanos e de outros mamíferos maiores (p. ex., cães e porcos), a expressão da isoforma alfa-MCP ocorre apenas transitoriamente após o nascimento, sendo expressa após esse período apenas a beta-MCP em todo o decorrer da vida.

IV. Nos átrios, a isoforma da alfa-MCP é expressa de forma dominante durante toda a vida, tanto em seres humanos quanto em outros mamíferos.

Assinale a alternativa correta:

a) Apenas as afirmações I e II estão corretas.

b) Todas as afirmações estão corretas.

c) Apenas a afirmação II é falsa.

d) Apenas as afirmações III e IV estão corretas.

e) Todas as afirmações são falsas.

_____

Fonte: Autoral (Cardiologia Molecular).

174

Nível:	Fácil

As doenças isquêmicas cardíacas figuram como a principal causa de morte por doenças cardiovasculares no Brasil. Sabe-se que pacientes com doença arterial coronariana (DAC) apresentam alterações metabólicas, autonômicas e estruturais. Sobre a fisiopatologia da DAC é correto afirmar:

a) Apesar de os pacientes possuírem lesão arteriosclerótica nas artérias coronárias, quando em exercício físico, é observada vasodilatação desses vasos de modo semelhante aos indivíduos saudáveis.

b) Indivíduos com DAC possuem menor reserva de fluxo coronariano, porém, o fluxo sanguíneo é preservado intacto para a musculatura periférica.

c) Em pacientes com DAC, quando recebem infusão de acetilcolina, não é observada vasodilatação endotélio-dependente das artérias coronarianas.

d) Por possuírem menor capacidade de vasodilatação nas artérias coronarianas, pacientes com DAC não conseguem aumentar o MVO_2.

_____

Fonte: Autoral (Doença Arterial Coronariana).

175

Nível:	Difícil

A 5-fluorouracil (5-FU) é um medicamento muito utilizado para o tratamento quimioterápico, incluindo tumores sólidos de cabeça e pescoço e tumores gastrointestinais, sendo o medicamento de primeira escolha para o tratamento do câncer de cólon. No entanto, como em outras estratégias quimioterápicas, a utilização da 5-FU pode apresentar efeitos adversos a outros órgãos, como cérebro e coração. Sobre a cardiotoxicidade induzida pela 5-FU, é correto afirmar:

a) A 5-FU é o principal quimioterápico associado à cardiotoxicidade.

b) As manifestações mais comuns da cardiotoxicidade associada à 5-FU são insuficiência cardíaca, pericardite e fibrilação atrial.

c) A cardiotoxicidade induzida pela 5-FU ocorre mais comumente durante o primeiro ciclo de administração.

d) Por se tratar de um medicamento com amplo potencial cardiotóxico, pacientes com câncer de cólon que não fazem tratamento quimioterápico com 5-FU não apresentam alterações cardiovasculares quando comparados aos que fazem o regime de tratamento com 5-FU.

Fonte: Autoral (Cardio-oncologia; Farmacologia).

176

Nível:	Médio

Devido ao fato de o fígado realizar diversas funções vitais, pacientes com hepatopatias, como cirrose, podem apresentar comprometimentos em diversos outros órgãos como cérebro, rins e pulmão. Além disso, é observado que há uma íntima relação entre as doenças hepáticas e as cardiovasculares. Sobre a doença cardíaca secundária a hepatopatias, considere as seguintes afirmações e assinale a alternativa correta.

a) Pacientes com cardiomiopatia hepática apresentam diminuição da resposta cronotrópica e essa alteração decorre de uma redução acentuada da atividade nervosa simpática.

b) É observado que nessa população há tanto disfunção sistólica quanto diastólica de ventrículo esquerdo; além disso, esses pacientes, quando submetidos a exercício físico, apresentam incapacidade cronotrópica.

c) Devido ao aumento da atividade nervosa parassimpática, é observado que pacientes com cardiomiopatia hepática possuem menores valores de pres-

Questões Comentadas em Cardiologia do Exercício

107

são arterial sistêmica, fato que se confirma pela não produção hepática de angiotensinogênio.

d) Dentre as principais alterações eletrocardiográficas, esses pacientes comumente possuem síndrome do QT curto.

Fonte: Autoral (Cardiomiopatia Hepática).

177

Nível:	Fácil

Assinale a alternativa que descreve, corretamente, os efeitos diretos da estimulação do coração pelo nervo vago.

a) Cronotropismo (+), inotropismo (–), dromotropismo (+), e aumento do débito cardíaco e da pressão arterial.

b) Cronotropismo (–), inotropismo (sem ação), dromotropismo (–) e redução do débito cardíaco e da pressão arterial.

c) Cronotropismo (–), inotropismo (+), dromotropismo (+), e aumento do débito cardíaco e da pressão arterial.

d) Cronotropismo (+), inotropismo (+), dromotropismo (–), e redução do débito cardíaco e da pressão arterial.

e) Cronotropismo (+), inotropismo (+), dromotropismo (+), e aumento do débito cardíaco e da pressão arterial.

Fonte: Programa de Aprimoramento Profissional na Área de Saúde (Fisioterapia Cardiorrespiratória), Faculdade de Medicina da Universidade de São Paulo (FMUSP), 2016 (Fisiologia Cardiovascular).

178

Nível:	Médio

Assinale a alternativa que corresponda ao efeito durante o exercício físico resistido, realizado a 70% de uma repetição máxima, na frequência cardíaca (FC), volume sistólico (VS) e resistência vascular periférica (RVP) de um indivíduo saudável.

As setas significam: ↑ (aumenta); → (mantém); ↓ (diminui).

a) FC ↓, VS↑, RVP↑

b) FC ↓, VS↑, RVP→

c) FC ↑,VS→↑, RVP↑

d) FC ↑,VS↑, RVP↓

e) FC →,VS↓, RVP→

Fonte: Programa de Aprimoramento Profissional na Área de Saúde (Educação Física), Faculdade de Medicina da Universidade de São Paulo (FMUSP), 2016 (Adaptada) (Treinamento Neuromuscular).

Considere o seguinte enunciado para as Questões 179 e 180

179

Nível:	Fácil

Entender a arquitetura e os mecanismos contráteis do músculo cardíaco é fundamental para profissionais que trabalham com pacientes cardiopatas. Esse conhecimento se torna importante, pois disfunções contráteis podem resultar em diversos problemas clínicos, podendo levar, inclusive, ao quadro de insuficiência cardíaca. Nesse sentido, com base em seus conhecimentos sobre a estrutura e os mecanismos contráteis do cardiomiócito, responda às Questões 179 e 180.

Sobre o mecanismo de contração e relaxamento cardíaco, podemos afirmar que a reabsorção do cálcio para o retículo sarcoplasmático, após ter ocorrido a sua liberação em grande quantidade para a iniciação do processo de contrátil, é mediada por:

a) Túbulos T.

b) Canais rianodínicos.

c) Calmodulina.

d) Magnésio.

e) SERCA 2.

Fonte: Cargo de Médico Cardiologista FUNATEC, 2019 (Fisiologia Cardíaca).

180

Nível:	Fácil

Com relação ao processo contrátil do miocárdio e de seu relaxamento, qual é o nome da molécula que suporta a miosina, permitindo a elasticidade máxima desse filamento?

a) Tropomiosina.

b) Titina.

Questões Comentadas em Cardiologia do Exercício **109**

c) Linhas Z.

d) Linhas A.

e) Troponina I.

Fonte: Cargo de Médico Cardiologista FUNATEC, 2019 (Fisiologia Cardíaca).

181

Nível:	Fácil

A reabilitação cardíaca ambulatorial pode ser dividida em três fases. Os pacientes encaminhados para esse tipo de tratamento são estratificados por risco. Além da estratificação de risco, existem algumas contraindicações consideradas absolutas ao tratamento de pacientes em um programa de reabilitação cardíaca ambulatorial. Selecione a contraindicação absoluta para a reabilitação cardíaca fase II.

a) Extrassístole ventricular isolada.

b) Insuficiência cardíaca.

c) Pericardite.

d) Pressão arterial sistólica maior que 160 mmHg.

Fonte: Prova de Residência Multiprofissional HTMJ, 2017 (Reabilitação Cardiovascular).

182

Nível:	Fácil

O treinamento muscular inspiratório (TMI) é uma modalidade de treinamento amplamente utilizada em pacientes pneumopatas e, mais recentemente, em pacientes cardiopatas. Frente a essas informações, assinale a afirmativa correta.

a) Para a prescrição do TMI, utilizamos um porcentual do valor máximo obtido na avaliação da pressão expiratória máxima ($PE_{máx.}$).

b) Os protocolos de treinamento possuem carga variando entre 30% e 70% da $PE_{máx.}$

c) Para avaliar as pressões inspiratórias, os pacientes devem estar em decúbito dorsal.

d) A carga de treinamento deve ser ajustada periodicamente, de acordo com os valores obtidos na avaliação da pressão inspiratória máxima ($PI_{máx.}$).

Fonte: Prova de Residência Multiprofissional HTMJ, 2017 (TMI).

183

Nível: Fácil

O sistema nervoso autônomo é capaz de regular parte da atividade cardiovascular, seja pelo controle da frequência cardíaca e da resistência vascular periférica ou pela força de contração do músculo cardíaco. A atividade do sistema nervoso autônomo sobre o coração pode ser mensurada por meio da variabilidade da frequência cardíaca (VFC). Sobre a VFC, assinale a alternativa INCORRETA.

a) Pacientes cardiopatas apresentam maior razão LF/HF, demonstrando maior predomínio parassimpático.

b) Quanto menor a diferença entre os intervalos R-R no eletrocardiograma, maior a VFC.

c) A variável LF representa a atividade simpática sobre o miocárdio.

d) O aumento da atividade parassimpática reduz a força de contração cardíaca.

Fonte: Autoral (Modulação Autonômica).

184

Nível: Médio

Com relação ao papel do remodelamento do ventrículo esquerdo na progressão da insuficiência cardíaca, assinale a alternativa correta.

a) O remodelamento contribui com os mecanismos neuro-hormonais, levando ao retardo na progressão da insuficiência cardíaca.

b) O remodelamento afeta a estrutura e o volume do miócito e a geometria do ventrículo esquerdo.

c) Na hipertrofia concêntrica ocorre aumento dos sarcômeros em série.

d) A hipertrofia excêntrica é a resposta fisiológica às sobrecargas de pressão.

e) No início da hipertrofia ocorre aumento dos miócitos por aumento do número de mitocôndrias, com redução do número de miofibrilas.

Fonte: Prova de Residência Médica Hospital das Clínicas UFPR, 2017 (Remodelamento Miocárdico; IC).

Questões Comentadas em Cardiologia do Exercício

185

Nível:	Fácil

Na clínica escola do HMTJ você recebe um paciente com histórico de infarto agudo do miocárdio (IAM) há quatro anos e sem complicações. Ao realizar a anamnese e observar os exames complementares do paciente, mais especificamente o teste cardiopulmonar de exercício, realizado dois meses antes de seu paciente o procurar, você vê os seguintes resultados: "ECG sem alterações clínicas significativas"; "Comportamento da pressão arterial e da frequência cardíaca durante o exercício normais" e "VO_2 máximo relativo medido de 17 mL.kg.min^{-1}. No ecocardiograma não foi identificada nenhuma alteração no ventrículo esquerdo e a fração de ejeção foi de 60%. Diante dessas informações e de acordo com as Diretrizes Sul-Americanas de Prevenção e Reabilitação Cardiovascular e a AACVPR, estratifique o risco de seu paciente em participar de um programa de reabilitação cardiovascular.

a) Risco ausente

b) Baixo risco

c) Risco moderado

d) Alto risco

Fonte: Prova de Residência Multiprofissional HTMJ, 2017 (Infarto do Miocárdio; Reabilitação Cardiovascular).

186

Nível:	Fácil

A perda de massa muscular esquelética é comum no paciente cardiopata, sendo um dos objetivos da atenção do profissional do movimento. Esse processo ocorre de gradual e progressivamente e, em condições como na insuficiência cardíaca, pode estar associado a diversos fatores. Qual das seguintes opções NÃO corresponde a um mecanismo de indução da perda de massa muscular?

a) Hiperativação imunológica.

b) Hipermetabolismo basal decorrente da maior atividade simpática.

c) Via sistema ubiquitina-proteassoma ativada pela IGF-1.

d) Má absorção de nutrientes.

Fonte: Autoral (Insuficiência Cardíaca).

187

Nível: Médio

Homem, 60 anos, sedentário, já submetido à revascularização do miocárdio há 6 anos, obeso, foi encaminhado por seu cardiologista à Clínica-Escola do HMTJ para realizar reabilitação cardiovascular. Na avaliação em repouso o paciente apresentou FC de 93 bpm e PA de 130/90 mmHg. O paciente trouxe também um teste ergométrico realizado utilizando um protocolo de rampa com os seguintes resultados: FC máxima 150 bpm; $VO_{2máx.}$ estimado 37 mL.(kg.min)$^{-1}$; PAS máxima 200 mmHg. Em qual a fase da reabilitação cardíaca esse paciente deve ser incluído? Qual é a zona-alvo de treinamento desse paciente de acordo com a equação de Karvonen?

Equação de Karvonen: FC treino = FC repouso + (0,6 a 0,8) × (FC máxima − FC repouso)

A alternativa que melhor responde aos questionamentos anteriores é:

a) Fase 3; zona-alvo limite inferior = 127 bpm e limite superior = 139 bpm.
b) Fase 2; zona-alvo limite inferior = 127 bpm e limite superior = 139 bpm.
c) Fase 3; zona-alvo limite inferior = 139 bpm e limite superior = 154 bpm.
d) Fase 2; zona-alvo limite inferior = 139 bpm e limite superior = 154 bpm.

Fonte: Prova de Residência Multiprofissional HTMJ, 2017 (Teste de Esforço Físico Máximo; Reabilitação Cardiovascular).

188

Nível: Fácil

Considera-se que, se os pacientes atendidos em programas de reabilitação cardiovascular interromperem a prática dos exercícios físicos, os benefícios alcançados serão perdidos. Assinale a alternativa CORRETA com respeito à fase não supervisionada da reabilitação cardiovascular.

a) Deve-se conscientizar o paciente de que a atividade física faz parte do tratamento e que, se for realizada com desrespeito aos limites individuais e com frequência esporádica, poderá ser prejudicial, colocando sua vida em risco.

b) Só são encaminhados para essa fase pacientes que não necessitam de monitorização da frequência cardíaca durante o exercício.

Questões Comentadas em Cardiologia do Exercício

c) A utilização da escala de Borg, para verificação da percepção subjetiva do esforço, não é indicada, pois pode dificultar a adesão de pacientes ao programa.

d) Os exercícios devem ser realizados, preferencialmente, em horários distintos, para que não se tornem monótonos.

Fonte: Prova de Residência Multiprofissional em Saúde do Adulto – UFJF, 2013 (Reabilitação Cardiovascular).

189

Nível:	Fácil

A insuficiência cardíaca (IC) é uma síndrome clínica caracterizada por fadiga, dispneia e grande limitação dos esforços físicos. Esses sintomas são decorrentes da perfusão tecidual inapropriada, gerada por alterações centrais (disfunção cardíaca), periféricas (atrofia muscular, anormalidades metabólicas e histológicas, e redução do fluxo sanguíneo) e respiratórias (ajustes respiratórios alterados durante o exercício). Por outro lado, o exercício regular provoca melhora significativa na capacidade funcional de pacientes com IC. Sobre os efeitos do treinamento físico para esses pacientes, é INCORRETO afirmar que:

a) Leva ao aumento do consumo de oxigênio pico.

b) Provoca melhora na sensibilidade barorreflexa arterial.

c) Promove diminuição da variabilidade da frequência cardíaca.

d) Incrementa a diferença arteriovenosa de oxigênio.

Fonte: Prova de Residência Multiprofissional em Saúde do Adulto – UFJF, 2013 (Insuficiência Cardíaca).

190

Nível:	Fácil

O transplante cardíaco é a última opção para os pacientes que apresentam insuficiência cardíaca refratária e já não respondem à terapia farmacológica. Nesse caso, a funcionalidade e a capacidade de participação já estão prejudicadas, com consequente redução da qualidade de vida. O profissional do movimento,

Questões Comentadas em Cardiologia do Exercício

pensando no processo de reabilitação, deve estar atento às seguintes condições, com EXCEÇÃO de:

a) Osteopenia.

b) Aumento da sensibilidade dos barorreceptores.

c) Frequência cardíaca de repouso aumentada.

d) Debilidade pré-transplante.

Fonte: Autoral (Transplante Cardíaco).

191

Nível:	Médio

A atividade cardiovascular está intimamente relacionada com o controle do sistema nervoso autonômico e o exercício físico regular é capaz de modificar esse controle gerando um predomínio da função vagal. Sobre esse tópico, assinale a alternativa que descreve, corretamente, os efeitos da estimulação do sistema cardiovascular pelo nervo vago.

a) Cronotropismo (+), inotropismo (−), dromotropismo (+), débito cardíaco (+) e pressão arterial sistêmica (−).

b) Cronotropismo (−), inotropismo (sem ação), dromotropismo (−), débito cardíaco (mantido) e pressão arterial sistêmica (−).

c) Cronotropismo (−), inotropismo (+), dromotropismo (+), débito cardíaco (−) e da pressão arterial sistêmica (−).

d) Cronotropismo (−), inotropismo (+), dromotropismo (−), débito cardíaco (+) e da pressão arterial sistêmica (−).

e) Cronotropismo (−), inotropismo (+), dromotropismo (+), débito cardíaco (+) e pressão arterial sistêmica (−).

Fonte: Prova de Residência Cardiorrespiratória 2015 − HCFMUSP (Adaptada) (Fisiologia Cardíaca; Modulação Autonômica).

Questões Comentadas em Cardiologia do Exercício

192

Nível: | **Médio**

É correto afirmar que pacientes recém-transplantados do coração, ao serem submetidos a exercícios físicos dinâmicos com carga constante, apresentem:

a) Elevações mais rápidas da frequência cardíaca (FC) do que as encontradas em pessoas não transplantadas, pelo fato de o coração transplantado ainda não estar adaptado ao índice de massa corpórea do receptor.

b) Elevações mais lentas da FC do que as encontradas em pessoas não transplantadas, porque o estímulo para o coração aumentar o número de batimentos durante o esforço, não é nervoso, advindo, por exemplo, das catecolaminas circulantes.

c) Elevações mais rápidas da FC do que as encontradas em pessoas não transplantadas, pelo fato de o coração transplantado ainda estar se adaptando às condições metabólicas de um novo corpo.

d) Elevações mais lentas da FC do que as encontradas em pessoas não transplantadas, pois a FC de repouso de um paciente transplantado já é mais elevada, não necessitando se elevar muito rápido para se adequar ao esforço.

e) Elevações mais lentas da FC em decorrência da interferência de medicamentos, como a ciclosporina A, que o paciente necessita usar para evitar a rejeição do novo órgão.

Fonte: Prova de Título de Especialista em Fisioterapia Cardiovascular, 2016 (Adaptada) (Transplante Cardíaco).

193

Nível: | **Médio**

As principais recomendações não medicamentosas para a prevenção primária da hipertensão arterial sistêmica são: alimentação saudável, cessação ao tabagismo, consumo controlado de sódio e álcool, ingestão de potássio e combate ao sedentarismo pela prática regular de atividade física. Sobre a prática de atividade física supervisionada, é CORRETO afirmar que:

I. A frequência cardíaca (FC) de pico deve ser avaliada por teste ergométrico, sempre que possível, e com suspensão da medicação cardiovascular de uso constante. Na falta do referido teste, a intensidade do exercício físico pode ser controlada objetivamente pela ventilação, sendo a atividade considerada predominantemente aeróbia quando o indivíduo permanecer discretamente ofegante.

II. Os exercícios cíclicos devem ser complementados pelos resistidos, pois promovem reduções de pressão arterial, estando indicados para a prevenção e o tratamento da HAS.

III. Em pacientes hipertensos, a sessão de treinamento não deve ser iniciada se as pressões arteriais sistólica e diastólica estiverem superiores a 160 e/ou 105 mmHg, respectivamente.

IV. Embora haja a possibilidade de erros com a utilização de fórmulas que consideram a idade, na impossibilidade de utilização da ergometria, pode-se usar a fórmula FC máxima = 220 − idade, exceto em indivíduos em uso de betabloqueadores e/ou inibidores de canais de cálcio não di-hidropiridínicos.

Assinale a alternativa correspondente:

a) I e III
b) II e III
c) II e IV
d) I, II, IV

Fonte: Prova de Residência Multiprofissional em Saúde do Adulto, 2013 − UFJF (Adaptada) (Hipertensão Arterial; Reabilitação Cardiovascular).

Nível:	Médio

Sobre os determinantes da função cardíaca durante o exercício, avalie os itens a seguir:

I. Durante o exercício isométrico de preensão palmar (*hand grip*) o volume sistólico de ejeção não aumenta e a fração de ejeção do ventrículo esquerdo pode reduzir.

II. Ao acompanhar a evolução de um paciente com insuficiência cardíaca após trabalho de reabilitação cardiovascular e perceber que a frequência cardíaca aumentou para a mesma carga de trabalho no segundo teste de esforço, conclui-se que houve melhora da capacidade funcional.

III. A fração de ejeção do ventrículo esquerdo não é influenciada pelo treinamento físico em indivíduos saudáveis destreinados.

Assinale a alternativa que compreende todas as afirmações corretas:

a) Apenas I
b) II e III
c) I e III
d) Apenas III

Fonte: Autoral (Fisiologia Cardíaca).

Questões Comentadas em Cardiologia do Exercício

195

Nível:	Fácil

O exercício físico regular determina adaptações marcantes do sistema cardiovascular. Todas as alternativas se referem a esses processos adaptativos, EXCETO:

a) Bradicardia de repouso.
b) Aumento da frequência cardíaca máxima.
c) Aumento do volume diastólico final.
d) Diminuição da atividade simpática.

Fonte: Prova de Residência Multiprofissional 2015 – Fisioterapia (Cardiologia do Exercício).

196

Nível:	Fácil

A ausculta cardíaca é uma ferramenta primordial utilizada na avaliação cardiovascular, na qual é possível identificar sons originados do coração e interpretá-los. Assim, o profissional deve saber realizar corretamente a ausculta. O evento associado à segunda bulha cardíaca é:

a) O início da contração ventricular esquerda.
b) O fechamento das valvas semilunares.
c) O fechamento das valvas atrioventriculares.
d) O aumento de fluxo através das valvas atrioventriculares.
e) Um estalido que ocorre no final da diástole ventricular.

Fonte: Prefeitura de Maricá-RJ, 2018 (Adaptada) (Semiologia).

197

Nível:	Médio

Sobre o processo de envelhecimento, o exercício físico e o sistema cardiovascular, analise os itens a seguir:

I. O envelhecimento pode favorecer a troca de tecido muscular cardíaco por tecido fibroso, mas não afeta as células responsáveis pela geração e condução do impulso elétrico.

118 Questões Comentadas em Cardiologia do Exercício

Por isso,

II. O exercício físico pode prevenir o aumento da rigidez das câmaras cardíacas, fruto da substituição do tecido muscular cardíaco por tecido fibroso, responsável pela insuficiência cardíaca com fração de ejeção preservada nesta fase.

Assinale a opção correta:

a) Apenas a alternativa I é verdadeira.

b) Apenas a alternativa II é verdadeira.

c) Ambas estão corretas e a alternativa I justifica a II.

d) Ambas estão corretas e a alternativa I não justifica a II.

e) Ambas são falsas.

Fonte: Autoral (Cardiogeriatria).

198

Nível:	Médio

Das seguintes alternativas, qual NÃO representa uma alteração cardíaca hemodinâmica comum nos idosos:

a) Aumento da pressão arterial sistólica.

b) Aumento da pressão arterial diastólica.

c) Diminuição da variabilidade da frequência cardíaca.

d) Diminuição da sensibilidade barorreflexa.

Fonte: Autoral (Cardiogeriatria).

199

Nível:	Médio

Idosos são um grupo de alto risco para doenças cardiovasculares e o exercício físico é um instrumento de prevenção e reabilitação. Sobre os efeitos do exercício físico nesse grupo, analise as seguintes assertivas:

I. Idosos treinados podem desenvolver bradicardia de repouso.

II. O exercício físico atenua a perda de fibras musculares tipo I, a mais acometida no envelhecimento.

Questões Comentadas em Cardiologia do Exercício

III. A diminuição do VO_{2pico} está relacionada a múltiplos fatores e pode ser atenuada pelo exercício físico regular.

IV. O exercício neuromuscular pode aumentar a massa muscular, assim como a variabilidade da frequência cardíaca.

Assinale a alternativa correta:

a) Somente I e II estão corretas.

b) Somente I, III e IV estão corretas.

c) Somente I, II e III estão corretas.

d) Somente I e III estão corretas.

e) Todas as alternativas estão corretas.

Fonte: Autoral (Cardiogeriatria).

200

Nível: | **Médio**

Sobre a anemia falciforme e o sistema cardiovascular, analise os itens a seguir:

I. A falcimerização das hemácias é um aspecto limitante, mas não é a principal causa de redução do desempenho físico.

II. A anemia falciforme é uma doença tipicamente inflamatória, capaz de promover disfunção às paredes do endotélio.

III. O processo de falcimerização ocorre principalmente após a reoxigenação da hemoglobina.

Assinale a alternativa correta:

a) Somente I e II estão corretas.

b) Somente I e III estão corretas.

c) Somente a II está correta.

d) Somente II e III estão corretas.

e) Nenhuma das alternativas está correta.

Fonte: Autoral (Anemia Falciforme).

201

Nível: | **Difícil**

Em pessoas com anemia falciforme, a capacidade para a realização do exercício físico está limitada pelos aspectos fisiopatológicos da doença. Nesse sentido, DE ACORDO COM O QUE A LITERATURA CIENTÍFICA RELATA, qual é a melhor estratégia para a realização do exercício físico?

a) Pela característica predominantemente inflamatória, é recomendável baixo volume de treinamento; portanto, o exercício intervalado de alta intensidade representa uma boa opção, com curto período de exposição.

b) Por se tratar de uma condição debilitante, mesmo o exercício realizado abaixo do primeiro limiar de anaerobiose é capaz de proporcionar melhora da capacidade funcional.

c) Ensaios clínicos reportam que o treinamento muscular inspiratório (TMI) é capaz de aumentar a capacidade funcional em pacientes com anemia falciforme, pela diminuição do metaborreflexo.

d) O exercício neuromuscular com carga bilateral, a 80% da carga máxima, favorece o ganho de massa muscular livre de crises vaso-oclusivas.

Fonte: Autoral (Anemia Falciforme).

202

Nível: | **Difícil**

O controle barorreflexo demonstra uma complexa ligação entre o sistema nervoso e o cardiovascular, a fim de regular os níveis pressóricos. Sobre essa relação, analise os itens a seguir:

I. O controle de receptores no arco aórtico e nas carótidas e a comunicação destes com o giro pré-central, no lobo frontal, asseguram o controle barorreflexo.

II. O estímulo químico da via aferente envolvido na sinalização barorreflexa é transformado em sinal elétrico e mediado pelos canais DEG/ENaC.

III. As sinalizações ocorrem principalmente durante a diástole ventricular, quando o fluxo sanguíneo é menor.

Assinale a alternativa correta:

a) I está correta.

b) I e III estão corretas.

Questões Comentadas em Cardiologia do Exercício

c) II e III estão corretas.

d) Apenas a II está correta.

e) Todas as proposições estão incorretas.

Fonte: Autoral (Barorreflexo).

203

Nível:	Médio

Com relação aos mecanismos reguladores da pressão arterial, assinale a alternativa correta.

a) Os barorreceptores aórticos e carotídeos detectam alterações imediatas na pressão arterial. Entretanto, a sua resposta não é imediata, já que dependem de mecanismos de compensação renal para promoverem mudanças na pressão arterial.

b) O sistema renina-angiotensina-aldosterona é um mecanismo de compensação renal ativado no momento de redução da pressão de perfusão renal. A sua ativação resulta no aumento da excreção renal de sódio e água, com consequente redução na pressão arterial e menor sobrecarga cardíaca.

c) A ativação do sistema arginina-vasopressina resulta na liberação do hormônio antidiurético (ADH) pela neuro-hipófise, motivando consequente vasoconstrição e maior reabsorção renal de água, e promovendo aumento da pressão arterial.

d) A liberação do peptídeo natriurético atrial (PNA) acontece na vigência de distensão da parede atrial, promovendo a inibição da secreção de renina pelas glândulas suprarrenais e a redução da excreção de sódio e água no nível renal, com consequente aumento da pressão arterial.

e) A norepinefrina atua em conjunto com os receptores alfa e beta, promovendo redução progressiva da pressão arterial, normalização da frequência cardíaca e aumento da força de contratilidade do ventrículo direito.

Fonte: Cardiorrespiratória – HCFMUSP, 2015 (Fisiologia Cardiovascular).

204

Nível:	Médio

Além das funções contráteis e elétricas o coração também desempenha função endócrina com liberação do peptídeo natriurético atrial. Sobre este aspecto julgue os itens a seguir:

Questões Comentadas em Cardiologia do Exercício

I. O peptídeo natriurético atrial é secretado após a distensão do átrio direito em resposta ao volume sanguíneo e a sua ação final é a redução da pressão arterial.

Portanto,

II. O mecanismo regulador da pressão arterial sistêmica pelo peptídeo natriurético atrial (PNA) ocorre exclusivamente pelo aumento da taxa de filtração glomerular e excreção de sódio e água nos rins.

Assinale a alternativa correta:

a) Somente a I é verdadeira.

b) Somente a II é verdadeira.

c) I e II são verdadeiras e a II justifica a I.

d) I e II são verdadeiras, mas a II não justifica a I.

e) I e II são falsas.

Fonte: Autoral (Fisiologia Cardíaca).

205

| Nível: | Difícil |

A insuficiência cardíaca (IC) está ligada à redução da função ventilatória. Sobre a relação entre IC e o treinamento muscular inspiratório (TMI), analise os itens a seguir:

I. Há evidências científicas contundentes de que o TMI aumenta a capacidade funcional em pacientes com IC, porém, sua aplicação e efetividade são comprovadas apenas em pacientes com alteração pulmonar prévia.

Portanto,

II. O TMI promove aumento da capacidade funcional por atuar diretamente sobre o metaborreflexo, um evento ativado pelo acúmulo de metabólitos no diafragma, resultando em uma resposta simpática sobre os vasos periféricos mediada pelo nervo vago.

Assinale a alternativa correta:

a) I é verdadeira.

b) II é verdadeira.

c) I e II são verdadeiras e a II justifica a I.

d) I e II são verdadeiras, mas a II não justifica a I.

e) I e II são falsas.

Fonte: Autoral (Insuficiência Cardíaca; TMI).

206

Nível: **Difícil**

Atletas podem normalmente desenvolver alterações ditas fisiológicas, do funcionamento cardíaco, tanto nas propriedades elétricas como nas mecânicas. Essas adaptações fisiológicas são importantes para o desempenho nos esportes. No entanto, o exercício também pode induzir nesse grupo alterações "patológicas". Qual das seguintes alterações eletrocardiográficas sugere uma alteração patológica no atleta?

a) Repolarização precoce.

b) Bradicardia (> 30 bpm).

c) Bloqueio atrioventricular de 1º grau.

d) Ritmo atrial ectópico.

e) Pré-excitação ventricular.

Fonte: Autoral (Eletrocardiograma; Atleta).

207

Nível: **Médio**

Apesar de não ser uma condição de origem cardíaca, a síndrome de apneia obstrutiva do sono (SAOS) pode provocar enfermidades cardiovasculares importantes. Quais das seguintes condições são desencadeadas pela SAOS?

I. Hipertensão arterial sistêmica.

II. Doença arterial coronariana.

III. Redução da variabilidade da frequência cardíaca.

IV. Hipertrofia ventricular esquerda.

V. Aumento da resistência insulínica.

Assinale a alternativa correta:

a) Somente I e V.

b) Somente II e III.

c) Somente I, III e V.

d) Somente II e IV.

e) Todas as condições.

Fonte: Autoral (Síndrome de Apneia Obstrutiva do Sono).

208

Nível: Médio

Na clínica de reabilitação cardiovascular você recebe um paciente do sexo masculino, 65 anos, com diagnóstico clínico de doença arterial coronariana (DAC) com obstrução de 85% em artéria descendente anterior. Durante a anamnese, a esposa relatou que o marido ronca a ponto de interromper a respiração, informação compatível com o diagnóstico de síndrome de apneia obstrutiva do sono (SAOS). Quais são os aspectos adicionais que devem ser observados durante a execução do programa de treinamento cardiovascular desse paciente?

I. Fadiga

II. Sonolência diurna

III. Náusea

IV. Depressão

Assinale a alternativa correspondente:

a) I e II estão corretas.

b) I, III e IV estão corretas.

c) I, II e IV estão corretas.

d) II, III e IV estão corretas.

e) I, II, III e IV estão corretas.

Fonte: Autoral (Reabilitação Cardiovascular; Doença Arterial Coronariana; Síndrome de Apneia Obstrutiva do Sono).

209

Nível: Fácil

Quanto ao ciclo cardíaco, analise as afirmações a seguir:

I. A sístole ventricular inicia-se com o fechamento das valvas atrioventriculares e é marcada pela presença da primeira bulha cardíaca (B1).

II. A primeira fase da sístole ventricular é conhecida como "fase de ejeção rápida", momento no qual acontece a saída rápida e volumosa de sangue em direção às valvas aórtica e pulmonar.

III. O fechamento das valvas semilunares (aórtica e pulmonar) marca o início da diástole ventricular, que está relacionada com a segunda bulha cardíaca (B2).

Questões Comentadas em Cardiologia do Exercício

IV. A diástole ventricular se divide em quatro fases de acordo com o pós-fechamento das valvas semilunares, sendo estas, respectivamente: relaxamento isovolumétrico, enchimento rápido, enchimento lento e contração atrial.

Estão corretas as afirmativas:

a) I, II, III e IV.

b) I, II e III, apenas.

c) I, III e IV, apenas.

d) I e III, apenas.

e) I e IV, apenas.

Fonte: Prova de Fisioterapia Cardiorrespiratória do Hospital das Clínicas da Faculdade de Medicina da Universidade de São Paulo. Cardiorrespiratória, 2015 (Fisiologia Cardíaca).

210

| Nível: | Difícil |

Durante o atendimento no serviço de reabilitação cardiovascular de uma clínica, uma paciente cursa com parada cardiorrespiratória. Considerando as diretrizes do American Heart Association sobre o suporte básico de vida, analise os seguintes itens:

I. Ao constatar ausência de pulso radial, deve-se iniciar a massagem cardíaca sobre a região esternal com frequência de 120 a 140 compressões por minuto.

II. Durante a realização da reanimação cardiopulmonar, na ausência de uma interface respiratória, o profissional é obrigado a realizar a respiração boca a boca.

III. As compressões devem ser realizadas sobre a região esternal com depressão de 2/3 da caixa torácica.

Assinale a alternativa correta:

a) I e II são verdadeiras.

b) Apenas a I é verdadeira.

c) Apenas a II é verdadeira.

d) Apenas a III é verdadeira.

e) Todas são falsas.

Fonte: Autoral (Suporte Básico de vida).

126

Questões Comentadas em Cardiologia do Exercício

211

Nível:	Fácil

Sobre a prescrição de exercícios em um programa de reabilitação cardiovascular fase II, analise as afirmativas a seguir:

I. Em um indivíduo com frequência cardíaca (FC) máxima igual a 168 bpm e FC de repouso igual a 78 bpm, a FC de treinamento será em torno de 130 bpm se forem utilizados para treinamento 60% da FC de reserva e se o cálculo for feito utilizando-se a fórmula de Karvonen.

II. A intensidade do exercício aeróbico deve ser ajustada de acordo com o quadro clínico, a estratificação de risco e os objetivos do paciente. Se o teste cardiopulmonar estiver disponível, a frequência cardíaca (FC) de treinamento pode ser a FC do limiar anaeróbico.

III. Se for realizado teste ergométrico sem análise dos gases expirados, pode-se utilizar para treinamento entre 60% e 80% da frequência cardíaca (FC) máxima alcançada ou entre 50% e 70% da FC de reserva.

IV. Além dos exercícios aeróbicos, também devem ser realizados exercícios de fortalecimento muscular e exercícios de flexibilidade. Os exercícios de fortalecimento muscular devem ser iniciados com cargas leves, com progressão gradativa e frequência de 3 a 5 dias por semana.

É CORRETO o que se afirma em:

a) I e II, apenas.

b) I e III, apenas.

c) I, II e III, apenas.

d) II e IV, apenas.

e) Todas as proposições estão corretas.

Fonte: Universidade Federal do Espírito Santo – UFES, 2018 (Adaptada) (Cardiologia do Exercício).

212

Nível:	Médio

Sobre os efeitos fisiológicos do pré-condicionamento isquêmico remoto para o paciente com doença arterial coronariana, podemos destacar:

I. Melhora o desempenho no exercício neuromuscular.

II. Maior tolerância a eventos isquêmicos prolongados.

III. Vasodilatação e melhora da função endotelial.

Questões Comentadas em Cardiologia do Exercício

Assinale a alternativa correta:

a) Apenas a I é verdadeira.

b) Apenas a II é verdadeira.

c) Apenas a III é verdadeira.

d) I e III são verdadeiras.

e) II e III são verdadeiras.

Fonte: Autoral (Pré-Condicionamento Isquêmico; Doença Arterial Coronariana).

213

Nível:	Médio

No programa de reabilitação cardiovascular, nem todas as intervenções envolvem o exercício físico, como é o caso do pré-condicionamento isquêmico remoto (PCIR). Sobre a execução dessa técnica, é correto afirmar:

a) Deve ser realizada com um manguito inflado até o nível da pressão arterial sistólica e mantido por 20 minutos.

b) O PCIR só deve ser aplicado sobre a artéria braquial.

c) O momento mais indicado para a realização da técnica é o final do atendimento, para assegurar os benefícios ao longo do dia.

d) Deve ser realizada com interrupções, com fases de oclusão e reperfusão.

Fonte: Autoral (Pré-Condicionamento Isquêmico Remoto; Reabilitação Cardiovascular).

214

Nível:	Fácil

A tetralogia de Fallot (TOF), ou cardiopatia do bebê azul, é o tipo mais comum de cardiopatia congênita cianótica. Qual das seguintes alternativas não faz parte das quatro alterações clássicas da morfologia cardíaca na TOF:

a) Dextroposição aórtica.

b) Comunicação interatrial.

c) Comunicação interventricular.

d) Estenose de valva pulmonar.

e) Hipertrofia ventricular direita.

Fonte: Autoral (Cardiopatia Congênita).

215

Nível:	Difícil

As cardiopatias congênitas se apresentam de diferentes formas e podem ser categorizadas didaticamente como cianóticas e acianóticas. Sobre as cardiopatias congênitas listadas a seguir, assinale a alternativa que apresenta cardiopatias congênitas apenas com repercussões cianóticas:

a) Atresia de valva tricúspide; anomalia de Ebstein; comunicação interatrial.

b) Comunicação interventricular; janela aortopulmonar; persistência do canal arterial.

c) Dupla via de saída do ventrículo direito; estenose pulmonar; drenagem anômala total das veias pulmonares.

d) Atresia de valva tricúspide; janela aortopulmonar; tronco arterioso comum.

Fonte: Autoral (Cardiopatia Congênita).

216

Nível:	Fácil

A reabilitação é o somatório das atividades para garantir as melhores condições físicas, mentais e sociais possíveis, de modo que os pacientes possam, com seus próprios esforços, recuperar uma vida ativa e produtiva. Assinale a alternativa COR-RETA em relação às condutas adotadas para se alcançar a reabilitação de pacientes que sofreram um infarto agudo do miocárdio e encontram-se sob tratamento clínico após angioplastia transluminal coronária.

a) No treinamento aeróbico, é necessário que haja sobrecarga cardiovascular suficiente para promover uma diminuição do débito cardíaco, a fim de se alcançar resultados satisfatórios tanto a médio quanto a longo prazo.

b) Algum tipo de monitorização eletrocardiográfica pode ser necessário para pacientes que apresentem arritmias suprimidas ou amenizadas pelo esforço e limiar alto de isquemia silenciosa.

c) A reprogramação da intensidade dos exercícios é, geralmente, feita pelo duplo produto (DP) e pela evolução clínica diária: se o paciente apresentar aumento do DP em relação ao início do programa, significa que houve evolução no seu desempenho, pois ele consegue realizar uma determinada carga de trabalho com menor esforço/trabalho cardíaco.

Questões Comentadas em Cardiologia do Exercício **129**

d) Para a prescrição de exercícios na fase ambulatorial da reabilitação, recomenda-se que os pacientes sejam classificados, segundo o risco, em três classes: baixo, moderado e alto risco, pois essa conduta permite que os profissionais envolvidos deem especial atenção (monitorização mais atenta de sinais e sintomas e controle de sinais vitais) àqueles de maior risco.

Fonte: Prova de Residência Multiprofissional em Saúde do Adulto 2013 – UFJF (Adaptada) (Reabilitação Cardiovascular).

217

Nível:	Médio

O exercício físico é essencial no manejo da doença arterial coronariana (DAC), incluindo os momentos pré- e pós-operatório. Sobre os potenciais benefícios do exercício físico no paciente com DAC, podemos afirmar COM CERTEZA:

I. Contribuição na redução do tamanho da placa de ateroma.

II. Realizar angiogênese.

III. Aumentar a circulação colateral cardíaca.

Estão corretas:

a) Apenas I.

b) I e II.

c) II e III.

d) I e III.

e) I, II e III.

Fonte: Autoral (Doença Arterial Coronariana; Reabilitação Cardiovascular).

218

Nível:	Fácil

O choque circulatório é definido como:

a) Situação de oferta de sangue inadequada para o suprimento das necessidades de repouso do músculo cardíaco.

b) Situação de diminuição abrupta do fluxo de sangue para todo o corpo, sem prejuízo imediato da função circulatória, mas a longo prazo.

130   Questões Comentadas em Cardiologia do Exercício

c) Inadequação do fluxo sanguíneo para os órgãos e sistemas, provocando lesões nos tecidos devido à diminuição da oferta de oxigênio.

d) Diminuição do fluxo de sangue para o coração com congestão pulmonar e renal.

e) Inadequação do fluxo sanguíneo no músculo cardíaco que pode culminar com lesões no cérebro.

Fonte: Prova de Fisioterapia Cardiorrespiratória do Hospital das Clínicas da Faculdade de Medicina da Universidade de São Paulo. Cardiorrespiratória, 2015 (Choque Circulatório).

219

Nível:	Fácil

Assinale a alternativa que descreve as alterações fisiopatológicas correspondentes à estenose mitral.

a) Aumento da pressão sistólica no ventrículo esquerdo e diminuição da pressão capilar pulmonar.

b) Diminuição da pressão diastólica do ventrículo direito e aumento da pressão capilar pulmonar.

c) Aumento da pressão sistólica no átrio esquerdo e aumento da pressão capilar pulmonar.

d) Diminuição da pressão sistólica no átrio direito e aumento da pressão capilar pulmonar.

e) Aumento da pressão diastólica do ventrículo direito e aumento da pressão capilar pulmonar.

Fonte: Prova de Fisioterapia Cardiorrespiratória do Hospital das Clínicas da Faculdade de Medicina da Universidade de São Paulo. Cardiorrespiratória, 2015 (Valvopatia).

220

Nível:	Médio

São características da insuficiência cardíaca congestiva (ICC):

a) Cardiomegalia e derrame pleural visualizados na radiografia de tórax, pressão capilar pulmonar > 18 mmHg e complacência pulmonar diminuída.

b) Infiltrados periféricos visualizados na radiografia de tórax, pressão capilar pulmonar > 18 mmHg e complacência pulmonar aumentada.

Questões Comentadas em Cardiologia do Exercício

c) Aumento do hilo pulmonar visualizado na radiografia de tórax, pressão capilar pulmonar < 18 mmHg e resistência aumentada das vias aéreas.

d) Derrame pleural visualizado na radiografia de tórax, pressão capilar pulmonar < 18 mmHg e complacência pulmonar diminuída.

e) Opacidade heterogênea visualizada na radiografia de tórax, pressão de capilar pulmonar > 18 mmHg e resistência diminuída das vias aéreas.

Fonte: Prova de Fisioterapia Cardiorrespiratória do Hospital das Clínicas da Faculdade de Medicina da Universidade de São Paulo. Cardiorrespiratória, 2015 (Insuficiência Cardíaca).

221

Nível:	Difícil

Qual das seguintes alterações não é indicativa para a colocação do marca-passo definitivo?

a) Síndrome do seio carotídeo.

b) Bloqueio intraventricular.

c) Síndrome neuromediada.

d) Disfunção do nodo sinusal.

e) Síndrome de Brugada.

Fonte: Autoral (Marca-passo).

222

Nível:	Médio

Para facilitar a tomada de decisões, o paciente com insuficiência cardíaca pode ser classificado com base nos sinais de temperatura e umidade da pele. Ao avaliar o seu paciente em um leito hospitalar, você verifica que o mesmo apresenta pele quente e úmida. Esses sinais correspondem a:

a) Boa perfusão com congestão de repouso.

b) Boa perfusão sem congestão de repouso.

c) Baixa perfusão com congestão de repouso.

d) Baixa perfusão sem congestão de repouso.

Fonte: Autoral (Insuficiência Cardíaca; Cardiologia Intra-Hospitalar).

132 Questões Comentadas em Cardiologia do Exercício

223

Nível:	Difícil

São características dos dispositivos cardíacos implantáveis:

I. O ressincronizador cardíaco possui a função de controlar o tempo de contração entre átrios e ventrículos, para garantir melhor aproveitamento mecânico durante as contrações.

II. O cardioversor-desfibrilador implantável tem a função de devolver o ritmo sinusal durante uma taquicardia, tanto por interrupção do estímulo elétrico através de choque, que gera um período refratário absoluto enquanto as células sinusais retomam o controle da frequência cardíaca normal.

III. Marca-passo cardíaco age como substituto do nodo sinusal, definindo a frequência cardíaca; no entanto, nenhum tipo de marca-passo pode assegurar que o estímulo gerado no átrio direito chegará aos ventrículos de maneira eficiente.

Escolha a alternativa correta:

a) Apenas a I está correta.

b) I e II estão corretas.

c) Apenas a II está correta.

d) II e III estão corretas.

e) Todas estão corretas.

Fonte: Autoral (Dispositivos Cardíacos Implantáveis).

224

Nível:	Fácil

A monitoração hemodinâmica (pressão arterial) é fundamental na atenção ao paciente cardiopata, principalmente no cenário hospitalar. Sobre esse aspecto, analise as seguintes assertivas:

I. Dos recursos disponíveis para a monitoração da pressão arterial em ambiente hospitalar, podemos destacar: medida auscultatória, monitoração invasiva e não invasiva.

No entanto,

II. A monitoração invasiva pode ser feita com recursos, como o método oscilométrico da pressão arterial.

Questões Comentadas em Cardiologia do Exercício

133

Alternativas:

a) Apenas a I está correta.

b) Apenas a II está correta.

c) I e II estão corretas e a II justifica a I.

d) I e II estão corretas, mas a II não justifica a I.

e) Todas estão incorretas.

Fonte: Autoral (Cardiologia Intra-Hospitalar).

225

Nível:	Fácil

A mobilização precoce é uma recomendação mundial para evitar comprometimentos cardiovasculares e musculoesqueléticos em pacientes internados em unidades hospitalares. Os itens a seguir podem estar relacionados com a hospitalização, com exceção da:

a) Hipotensão ortostática.

b) Redução da força e massa muscular.

c) Aumento da variabilidade da frequência cardíaca.

d) Redução da capacidade funcional.

Fonte: Autoral (Cardiologia Intra-Hospitalar).

226

Nível:	Fácil

Durante o exercício há redistribuição do sangue entre diferentes órgãos. Sobre o porcentual de sangue direcionado ao miocárdio durante o esforço, podemos afirmar que:

a) Reduz 30% comparado ao repouso.

b) Reduz 10% comparado ao repouso.

c) Não se altera comparado ao repouso.

d) Aumenta 50% comparado ao repouso.

e) Aumenta 100% comparado ao repouso.

Fonte: Autoral (Cardiologia do Exercício).

227

Nível: Fácil

O índice tornozelo-braquial (ITB) é a avaliação física aplicada para identificar uma possível doença arterial obstrutiva periférica (DAOP). Pode-se sugerir a presença de (DAOP) em membros inferiores quando o valor do ITB for:

a) ≤ 0,8
b) < 0,9
c) ≥ 1
d) > 1
e) >1,3

Fonte: Autoral (Doença Arterial Obstrutiva Periférica; Semiologia).

228

Nível: Médio

A doença arterial obstrutiva periférica (DAOP) é marcada pela claudicação intermitente, uma interrupção da marcha resultante da baixa oxigenação da musculatura de membros inferiores e acúmulo de metabólitos por uma obstrução do fluxo sanguíneo causada por uma placa de ateroma. Sobre os benefícios do exercício físico na DAOP, analise os seguintes itens:

I. O exercício físico aumenta o tempo de marcha livre de dor e a distância percorrida no teste de caminhada de 6 minutos.

Portanto,

II. Para alcançar esses objetivos, é necessário acompanhamento em clínica de reabilitação, não sendo encontrados benefícios nas estratégias de atendimento remoto ou treinamento feito em casa.

Alternativas:

a) Apenas a I é verdadeira.
b) Apenas a II é verdadeira.
c) I e II são verdadeiras, mas a II não justifica a I.
d) I e II são verdadeiras e a II justifica a I.
e) I e II são falsas.

Fonte: Autoral (Doença Arterial Obstrutiva Periférica; Reabilitação Cardiovascular).

Questões Comentadas em Cardiologia do Exercício

229

Nível: | **Fácil**

Sobre a prescrição do exercício para o paciente com doença arterial obstrutiva periférica (DAOP), analise os seguintes itens:

I. No cenário clínico, há um vasto número de intervenções possíveis, mas, para o paciente com DAOP em membros inferiores, a atividade em bicicleta ergométrica é a mais indicada.

Porque:

II. O acompanhamento com uso do exercício cíclico em bicicleta ergométrica promove maior tolerância ao esforço com menor sobrecarga musculoesquelética.

Alternativas:

a) Apenas a I é verdadeira.

b) Apenas a II é verdadeira.

c) I e II são verdadeiras, mas a II não justifica a I.

d) I e II são verdadeiras e a II justifica a I.

e) I e II são falsas.

Fonte: Autoral (Doença Arterial Obstrutiva Periférica; Reabilitação Cardiovascular).

230

Nível: | **Fácil**

A ausculta cardíaca faz parte da rotina de avaliação em clínica de reabilitação ou na fase hospitalar. Para avaliar, respectivamente, o funcionamento das valvas tricúspide e aórtica, o diafragma do estetoscópio deve estar posicionado sobre os seguintes pontos:

a) 6º espaço intercostal à esquerda da borda esternal e 3º espaço intercostal à esquerda da borda esternal.

b) 6º espaço intercostal à esquerda da borda esternal e 4º espaço intercostal à esquerda da borda esternal.

c) 5º espaço intercostal à esquerda da borda esternal e 2º espaço intercostal à direita da borda esternal.

d) 4º espaço intercostal à esquerda da borda esternal e 3º espaço intercostal à esquerda da borda esternal.

e) 5º espaço intercostal à esquerda da borda esternal e 4º espaço intercostal à esquerda da borda esternal.

Fonte: Autoral (Semiologia).

231

Nível:	Médio

Com relação à vascularização sistêmica, é correto afirmar:

a) O sistema arterial é composto por artérias grandes e pouco elásticas, de alta resistência, e pequenas arteríolas musculares de resistência variável.

b) As grandes artérias são chamadas de vasos de condutância e ajudam a transmitir e manter o pico de pressão gerada pelo coração.

c) O sistema capilar, denominado vaso de resistência, mantém um ambiente constante para as células corporais e tecidos pelo transporte e troca de nutrientes.

d) O sistema venoso é composto de pequenas vênulas e expansíveis veias, bem como de grandes e mais resistentes veias, que agem como reservatório para o sistema circulatório.

e) O volume de sangue mantido no reservatório do sistema venoso altera-se lentamente quando ocorre alteração de tônus desses vasos.

Fonte: Prefeitura Municipal de Macapá, 2018 (Angiologia).

232

Nível:	Médio

A pontuação de Framingham para o cálculo do risco de doenças cardiovasculares é um norteador fundamental para a estratificação de risco e cuidado em saúde. Sobre a pontuação de Framingham, podemos afirmar:

I. Os critérios de avaliação envolvem medidas antropométricas, como índice de massa magra e circunferência de cintura, idade, histórico familiar, e avaliação física, como mensuração da pressão arterial sistêmica e distância no teste de caminhada de 6 minutos.

II. Trata-se de uma avaliação de baixo custo; no entanto, a aplicação do questionário exige um tempo de coleta longo, que pode ocupar o tempo de 1 sessão de tratamento.

III. A avaliação de Framingham traça uma predição de eventos cardiovasculares em 10 anos; no entanto, a segurança dos dados pode estar prejudicada em adultos com idade inferior a 30 anos.

Questões Comentadas em Cardiologia do Exercício

Assinale a alternativa correta:

a) I e II são verdadeiras.

b) Apenas II é verdadeira.

c) II e III são verdadeiras.

d) Apenas a III é verdadeira.

e) Todas são verdadeiras.

Fonte: Autoral (Escore de Framingham; Avaliação).

233

Nível:	Fácil

A aplicação do questionário Minnesota para pacientes com insuficiência cardíaca crônica é uma maneira de avaliar a qualidade de vida desses indivíduos. Quais dos seguintes itens são pontos avaliados nesse questionário:

I. Atividade doméstica

II. Custo com hospitalizações

III. Participação social

IV. Qualidade de sono

Assinale a alternativa correta:

a) I e II estão corretas.

b) I, II e III estão corretas.

c) I, III e IV estão corretas.

d) I e III estão corretas.

e) I, II, III e IV estão corretas.

Fonte: Autoral (Avaliação).

234

Nível:	Médio

Sobre a vascularização do nodo sinusal, podemos afirmar:

I. A má perfusão pode estar relacionada com a disfunção do nodo sinusal e pode ser causa de fibrilação atrial.

II. Por ser uma estrutura importante, frequentemente duas artérias fazem a irrigação do nodo sinusal.

III. Em 80% das vezes o seguimento de origem das artérias que irrigam o nodo sinusal é a artéria aorta.

Assinale a alternativa correta:

a) Apenas I está correta.

b) I e II estão corretas.

c) I e III estão corretas.

d) II e III estão corretas.

e) Todas estão corretas.

Fonte: Autoral (Anatomia; Angiologia).

235

Nível:	Difícil

Sobre a artéria do nodo sinusal, podemos afirmar:

I. Devido à necessidade de suprimento sanguíneo, o nodo sinusal pode apresentar mais de um ramo arterial de irrigação e o ramo do nodo sinusal proveniente da artéria coronária direita é exclusivo para a sua irrigação.

II. Em condições patológicas, a artéria do nodo sinusal pode nutrir outras regiões, como o feixe de Bachmann.

III. O seu trajeto utiliza a veia cava superior como referência, podendo ser: retrocaval, pericaval ou pré-cavado.

Assinale a alternativa correspondente:

a) Apenas a I está correta.

b) I e II estão corretas.

c) II e III estão corretas.

d) Apenas a III está correta.

e) Todas estão corretas.

Fonte: Autoral (Anatomia; Angiologia).

Questões Comentadas em Cardiologia do Exercício

236

Nível:	Fácil

Paciente comparece a um serviço de reabilitação cardiovascular com diagnóstico de doença arterial coronariana com obstrução de 80% da artéria descendente posterior. Nesse cenário, considerando o local de irrigação dessa artéria, podemos afirmar que a progressão da doença pode resultar em uma isquemia da _____ do coração, que provavelmente resultará em uma _____ de função sistólica do ventrículo esquerdo.

a) Face anterior – perda moderada a grave.

b) Face lateral – perda leve ou ausente.

c) Face diafragmática – perda leve ou ausente.

d) Face pulmonar – perda moderada a grave.

Fonte: Autoral (Doença Arterial Coronariana; Anatomia; Angiologia).

237

Nível:	Médio

Paciente comparece ao serviço de reabilitação cardiovascular portando alguns exames complementares, dentre eles uma radiografia de tórax. Descreva como deve ser feita a avaliação da qualidade de imagem radiográfica para considerá-la elegível para interpretação:

_____
_____
_____
_____

Fonte: Autoral (Exames Complementares).

238

Nível:	Difícil

Como critério(s) diagnóstico(s) de cardiomegalia pela radiografia de tórax, podemos utilizar:

a) O índice cardiotorácico, que relaciona o tamanho do coração com a caixa torácica.

b) O índice cardiopulmonar, que relaciona a largura dos pulmões com o coração.

c) A ausência do seio costofrênico, que evidencia o aumento da dimensão cardíaca, tomando da área de parênquima pulmonar.

d) A presença de elevação em hemicúpula diafragmática direita, com rebaixamento à esquerda, pelo tamanho e peso do coração.

e) Todas as alternativas são critérios diagnósticos de cardiomegalia.

____

Fonte: Autoral (Exames Complementares).

239

Nível:	Difícil

Durante a ausculta cardíaca, alguns sons patológicos podem ser identificados. Dentre eles, o som que acompanha a abertura de valva aórtica com estenose é:

a) Sopro.

b) Clique.

c) Estalido.

d) Murmúrio.

____

Fonte: Autoral (Semiologia).

240

Nível:	Difícil

Ao avaliar uma pessoa com sopro de valva mitral, que ocorre imediatamente no início da sístole ventricular e perdura por toda a contração e com ausculta possível mediante o toque suave do estetoscópio sobre a pele, podemos classificá-lo como:

a) Sopro protossistólico de grau 4.

b) Sopro mesossistólico de grau 3.

c) Sopro telessistólico de grau 7.

d) Sopro protossistólico de grau 5.

e) Sopro holossistólico de grau 5.

____

Fonte: Autoral (Semiologia).

PARTE 2

GABARITO COMENTADO RESPALDADO POR REFERÊNCIAS

PARTE 2

GABARITO COMENTADO
RESPALDADO POR REFERÊNCIAS

Questões Comentadas em Cardiologia do Exercício

143

1

Resposta D

Comentário: Os critérios para diminuição da intensidade e interrupção do exercício são: queda da pressão sistólica acima de 10 mmHg apesar do aumento da intensidade do esforço, o que reflete resposta inotrópica inapropriada (negativa); aparecimento de angina típica que se associa ao incremento da carga e a sinais eletrocardiográficos de isquemia; ataxia; tontura ou pré-sincope; cianose ou palidez facial ou de extremidades; desejo do paciente interromper o exercício; surgimento de arritmias complexas (taquicardia ventricular ou supraventricular sustentada, taquicardia ou fibrilação atrial, bloqueio atrioventricular de grau II ou III); supra-desnível do segmento ST maior que 1 mm em derivações sem onda Q e maior que 2 mm em qualquer derivação; infradesnivelamento maior que 3 mm ou dispneia desproporcional ao incremento da carga[1]. Na angina típica sem sinais eletrocardiográficos de isquemia e em valores de pressão sistólica superior a 200 mmHg é necessário atenção aos demais sinais e sintomas, exigindo cuidado por parte do profissional. Embora a I Diretriz Sul-Americana de Prevenção e Reabilitação Cardiovascular[2] de 2014 recomende que os pacientes realizem o exercício abaixo do limiar isquêmico, alguns trabalhos têm mostrado que, além de seguro, o exercício acima do limiar isquêmico traz resultados positivos, desde que as características clínicas sejam favoráveis a isso[3,4]. O precondicionamento isquêmico pode ser induzido no exercício ou pela obstrução arterial coronariana. É caracterizado por isquemias rápidas e intermitentes, o que, segundo alguns pesquisadores, diminui a área de necrose na vigência de um infarto[5], diminui a incidência de arritmias graves, ajuda a preservar a função ventricular e aumenta a sobrevida dos pacientes quando estes são comparados a pacientes que não apresentaram angina típica prévia ao infarto[6]. Nesses períodos de isquemia, induzido pelo exercício, aceita-se infradesnivelamento do segmento ST de até 3 mm. Além disso, o precondicionamento isquêmico induz a angina do primeiro esforço ou *warm up* angina. Relatado espontaneamente por 20% dos indivíduos com DAC, eles informam que realizam determinado esforço, interrompem-no por precordialgia e, após um período de repouso no qual apresentam alívio da dor, conseguem retomar o exercício em uma intensidade igual ou superior à do primeiro momento sem manifestar angina no esforço subsequente[7,8]. A extrassístole ventricular pareada somente é critério de interrupção quando for acompanhada de arritmias complexas[1]. A orientação para interrupção do exercício com base na pressão arterial sistólica é quando esta alcança valores acima de 260 mmHg ou quando, em exercícios de baixa ou moderada intensidade, ela elevar de modo exponencial[1].

Questões relacionadas: 8, 11, 12, 14, 15, 18, 19, 23, 24, 36, 39, 42, 43, 46, 47, 48, 55, 58, 59, 61, 62, 63, 64, 71, 76, 89, 94, 95, 99, 100, 102, 115, 116, 117, 120, 132, 146, 150, 157, 163, 165, 174,181, 185, 187, 188, 193, 213, 215, 216, 217 e 228.

Referências

1. Meneghelo RS, Araújo CGS, Stein R, Mastrocolla LE, Albuquerque PF, Serra SM et al. Sociedade Brasileira de Cardiologia. III Diretrizes da Sociedade Brasileira de Cardiologia sobre Teste Ergométrico. Arq Bras Cardiol. 2010:95; (5 Supl 1):1-26. https://doi.org/10.1590/S0066-782X2010000800001

2. Herdy AH, López-Jiménez F, Terzic CP, Milani M, Stein R, Carvalho T et al. I Diretriz Sul-Americana de Prevenção e Reabilitação Cardiovascular. Arq Bras Cardiol. 2014; 103(2Supl.1):1-31. http://dx.doi.org/10.5935/abc.2014S003
3. Juneau M, Roy N, Nigam A, Tardif J, Larivée L. Exercise above the ischemic threshold and serum markers of myocardial injury. Can J Cardiol 2009;25(10):e338-e341.3. https://doi.org/10.1016/s0828-282x(09)70718-4
4. Noël M, Jobin J, Marcoux A, Poirier P, Dagenais GR, Bogaty P. Can prolonged exercise-induced myocardial ischaemia be innocuous? Eur Heart J 2007; 28:1559-65. https://doi.org/10.1093/eurheartj/ehm152
5. Murry CE, Jennings RB, Reimer KA. Preconditioning with ischemia: a delay of lethal cell injury in ischemic myocardium. Circulation 1986; 14:1124-36. https://doi.org/10.1161/01.CIR.74.5.1124
6. Kloner RA, Jennings RB. Consequences of brief ischemia: stunning, preconditioning, and their clinical implications part 2. Circulation 2001; 104:3158-67. https://doi.org/10.1161/hc5001.100039
7. Marber MS, Joy MD, Yellon DM. Is warm up in angina ischemic preconditioning? Br Heart J. 1994; 72:213-5. https://doi.org/10.1136/hrt.72.3.213
8. Williams RP, Manou-Stathopoulou V, Redwood SR, Marber MS. 'Warm up angina': harnessing the benefits of exercise and myocardial ischaemia. Heart 2014;100:106-114. https://doi.org/10.1136/heartjnl-2013-304187

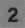

Resposta D

Comentário: A contração muscular estriada esquelética se inicia com o impulso nervoso do neurônio eferente que libera acetilcolina na fenda sináptica, desencadeando a despolarização da fibra muscular. Essa despolarização da membrana estimula a liberação de cálcio do retículo sarcoplasmático para o meio interno e externo pelos canais de cálcio (respectivamente, rianodina e di-hidropiridina). Já na fibra muscular cardíaca, esse estímulo induz a entrada de cálcio do meio extra- para o intracelular, estimulando a liberação de cálcio do retículo. De modo diferente da musculatura esquelética, na cardíaca, o cálcio liberado do retículo não vai para o meio extracelular. Esse cálcio interage com a troponina C e promove o deslocamento da tropomiosina, expondo o sítio de ligação entre a actina e a miosina. Então, a função do cálcio extracelular é induzir a liberação do cálcio do retículo sarcoplasmático. No entanto, a quantidade de cálcio que entra na célula é pequena, sendo essa indução muito mais influenciada pela quantidade de cálcio dispersa no citosol. Além disso, como postulado na lei de Frank-Starling, quanto maior o estiramento de uma fibra muscular cardíaca até um ponto ótimo, maior será a sua força de contração. Isso decorre do melhor arranjo entre os filamentos de actina e miosina. Acima de um estiramento ótimo a geração de força da fibra cardíaca diminui, como nos casos das cardiopatias dilatadas[1].

Questões relacionadas: 9, 10, 16, 17, 25, 26, 27, 49, 66, 67, 75, 84, 112, 118, 126, 136, 152, 153, 177, 179, 180, 203 e 204.

Referência
1. Braunwald E, Zipes DP, Libby P. Tratado de Medicina Cardiovascular. 6. ed., Vol. 1, p. 445-72. São Paulo: Roca; 2003.

3

Resposta D

Comentários: As curvas pressóricas do átrio direito (AD) são definidas por três deflexões (ondas) positivas (A, C e V) e duas negativas (X e Y), essas duas últimas denominadas descensos. A onda "A" é resultante da sístole do AD, que ocorre aproximadamente 80 ms após a ativação elétrica do nodo sinusal (onda P do eletrocardiograma). A onda "C" é reflexo da pressão intra-atrial logo após o fechamento da valva tricúspide. Após ela, ocorre o descenso "X", resultante do relaxamento atrial pós-sístole e do fechamento da valva tricúspide no início da contração ventricular. Já a onda "V" é resultado da chegada do volume de sangue sistêmico ao AD. O descenso "Y" relaciona-se a abertura da valva atrioventricular e à saída de sangue do AD para o ventrículo direito. A onda "A" é particularmente proeminente em condições nas quais existe resistência ao esvaziamento do AD como na hipertrofia ventricular direita, na hipertensão pulmonar e na estenose tricúspide (onda pontilhada preta na figura). A fibrilação atrial é uma situação na qual não existe contração efetiva e, portanto, caracteriza-se pela ausência da onda "A" (onda pontilhada magenta da figura). Situações em que o descenso "Y" está proeminente incluem insuficiência mitral acompanhada de congestão pulmonar, insuficiência cardíaca esquerda congestiva e defeito do septo ventricular, isso porque, nessas situações, a pressão ventricular direita de relaxamento está aumentada em decorrência da congestão pulmonar[1]. A Figura 1 apresenta as curvas de pressão em átrio direito.

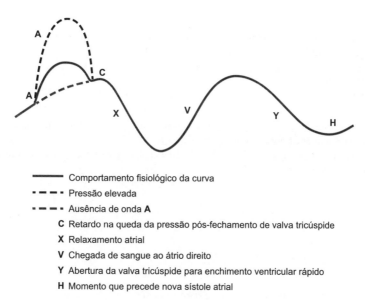

Figura 1. Análise do comportamento das curvas de pressão em átrio direito.

Questões relacionadas: 5, 7 e 219.

Referência
1. Braunwald E, Douglas P. Zipes, Peter Libby. Tratado de Medicina Cardiovascular. 6ª Edição, Vol. 1, p. 372-4. São Paulo: Roca; 2003.

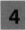

Resposta A

Comentário: As variáveis mais importantes quando se avalia o risco de eventos cardiovasculares durante o exercício são: idade, sexo e condições clínicas e cardiovasculares prévias. Especificamente quando se referem à idade, as estatísticas mostram que a morte súbita em indivíduos com mais de 35 anos é mais frequente por Doença Arterial Coronariana (DAC). Já, entre os mais jovens, predominam as alterações congênitas: cardiomiopatia hipertrófica (26%), anomalia das artérias coronárias (14%), hipertrofia concêntrica ventricular esquerda idiopática (8%) e miocardite (5%)[1,2]. A DAC, nessa faixa etária, corresponde a cerca de 3% dos casos de morte súbita. Ademais, síndrome do QT longo[3], displasia arritmogênica do ventrículo direito[4] e síndrome de Brugada[5] são também causas menos frequentes de morte súbita nessa população.

Questões relacionadas: 33, 41, 52, 54, 56, 57, 58, 59, 65, 68, 72, 73, 90, 122, 128, 129, 130, 131, 132, 134, 135, 137, 138, 139, 140, 141, 142, 143, 146, 149, 195, 211 e 226.

Referências
1. Araújo OAST, Tenório MCC. Sudden death and cardiac arrest in marathon runners: incidence rates and causes. Rev Bras Fisiol Exerc. 2020; [online].ahead print:PP.0-0
2. Braunwald E, Zipes DP, Libby P. Tratado de Medicina Cardiovascular. 3ª Edição. Vol. 1, p. 908-18, 2003. São Paulo: Roca; 2003.
3. Wei J, Fish FA, Myerburg RJ et al. Novel KCNEI mutations in the mink gene cause long-QT syndromes: Evidence for variable hearing phenotype associated with R518X. Hum Mutat. 2000; 15:387.
4. Ahmad F, Li D, Karibe A et al. Localization of gene responsible for arrhythmogenic right ventricular dysplasia to chromosome 3p23. Circulation. 1998; 98:2791.
5. Brugada J, Brugada R, Brugada P. Right bundle-branch block and ST segment elevation in leads VI through V3. Circulation. 1998; 97:457.

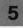

Resposta E

Comentário: O gráfico volume-pressão expressa o ciclo cardíaco pelas variações de pressão e volume da câmara ventricular esquerda. O ciclo cardíaco pode ser dividido em quatro fases: fase de enchimento ventricular, fase de contração ventricular isovolumétrica, fase de ejeção ventricular e fase de relaxamento ventricular isovolumétrico. Observe que todas as fases se referem aos ventrículos, isso porque são considerados as câmaras cardíacas mais funcionais. Como o funcionamento ventricular é sincrônico, podemos considerar que o que acontece na câmara ventricular direita ocorre ao mesmo tempo na ventricular esquerda. A diferença em um coração íntegro reside principalmente nas diferenças de pressão originadas por cada câmara. Por exemplo, enquanto o ventrículo esquerdo gera pressões de sístole em torno de 120 a 130 mmHg, o ventrículo direito gera pressões em torno de 20 a 30 mmHg. Não obstante, o sincronismo atrioventricular é tão importante quanto o interventricular e o interatrial. Ao mesmo tempo em que ocorre a sístole atrial, ocorre a diástole ventricular e vice-versa. Esses sincronismos (interatrial, interventricular e atrioventricular) são essenciais à hemodinâmica cardiovascular. Nesta questão, é proposta sob a condição clínica de estenose aórtica decorrente da febre reumática. A estenose valvar é caracterizada por incompetência de abertura, o que promove aumento da pós-carga. No caso, como ela ocorre na valva aórtica, a pós-carga está aumentada no ventrículo esquerdo. A pós-carga aumentada poderá acarretar a incapacidade do ventrículo esquerdo ejetar a quantidade de sangue adequada para a manutenção do débito cardíaco. Isso pode gerar acúmulo de sangue na cavidade ventricular esquerda, aumentando tanto o volume diastólico final (ponto B) como também o volume sistólico final (ponto A). Portanto, o gráfico seria deslocado à direita. O aumento da pós-carga gera aumento das pressões sistólica e diastólica, o que desloca o gráfico para cima e não para baixo[1].

Questões relacionadas: 3, 7 e 219.

Referência
1. Braunwald E et al. Tratado de Doenças Cardiovasculares. 10ª Edição. São Paulo: Elsevier, 2017. Capítulo sobre febre reumática e capítulo sobre fisiologia cardiovascular.

Resposta C

Comentário: O entendimento de como os fármacos interferem diretamente nos resultados de um programa de exercício físico é essencial para elaborar objetivos e prognóstico justos. Nesta questão são apontados alguns fármacos que modificam o perfil lipídico. Os contraceptivos orais podem elevar em até 100% os triglicerídeos e em até 40% a LDL. Os diuréticos tiazídicos elevam de 5% a 10% e de 5% a 15%, respectivamente, a LDL e os triglicerídeos. Betabloqueadores, como o atenolol e o propanolol, elevam em até 7% a LDL e até 15% os triglicerídeos. Já o carvedilol, ao contrário dos demais fármacos, promove queda de até 20% dos triglicerídeos e não modifica os valores da LDL.

Questões relacionadas: 127 e 175.

Referência
1. Petto J. Dislipidemias e exercício físico. Programa de Atualização em Fisioterapia Cardiovascular e Respiratória: Ciclo 4. Porto Alegre: Artmed; 2018. Vol. 3, p. 18.

7

Resposta C

Comentário: Quatro são as valvas cardíacas: duas atrioventriculares (tricúspide e bicúspide) e duas semilunares (pulmonar e aórtica)[1]. As valvas cardíacas têm a função de manter o fluxo unidirecional durante a passagem de sangue pelo coração. Portanto, o seu bom funcionamento evita a sobrecarga de volume[1]. Estenose ou insuficiência valvar pode promover acúmulo de sangue intracavitário[1]. A estase sanguínea decorrente desse acúmulo favorece a formação de trombos. Isso é muito mais comum no AE, principalmente por causa da sua dimensão e da presença do apêndice atrial esquerdo[2]. A estenose ou a insuficiência mitral são as principais causas de aumento do átrio esquerdo e, quando associadas à fibrilação atrial, forma um quadro favorável à estase sanguínea e à formação de trombos. De modo oposto, a anatomia e a função do VE não favorecem a formação de trombos, mesmo em vigência de valvopatias que provoquem sobrecarga de volume. A Figura 1 apresenta as dimensões das câmaras cardíacas e a localização das valvas. A Figura 2 mostra uma visão superior das valvas cardíacas em um corte transversal na região atrioventricular.

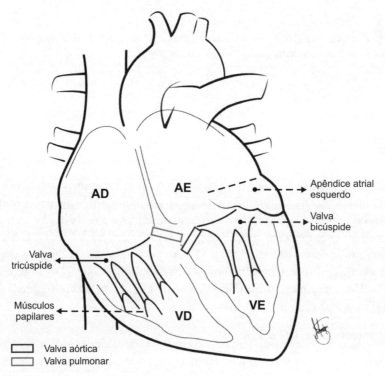

Figura 1. Câmaras cardíacas e suas respectivas valvas. AD, átrio direito; AE, átrio esquerdo; VD, ventrículo direito; VE, ventrículo esquerdo.

Volumes das câmaras cardíacas[2]:

AE – 16 a 34 mL/m^2 (média 25 tanto H e M)

AD – Homens (H) 11 a 39 mL/m^2, mulheres (M) 9 a 33 mL/m^2 (média, 25 H e 21 M)

VD – Homens 10 a 44 mL/m^2, mulheres 8 a 36 mL/m^2 (média, 27 H e 22 M)

VE – Homens 11 a 31 mL/m^2, mulheres 8 a 24 mL/m^2 (média, 21 H e 16 M)

Portanto, a menor câmara cardíaca em mulheres e homens é o VE. Nos homens, a maior câmara cardíaca é o VD e nas mulheres é o AE.

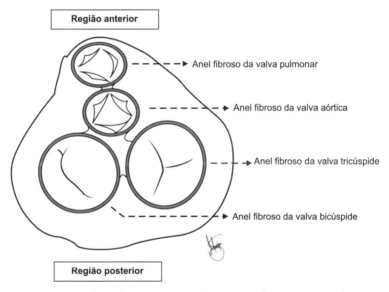

Figura 2. Visão superior das valvas atrioventriculares e semilunares com os átrios retirados.

Questões relacionadas: 3, 5, 18, 70, 75, 155, 219, 234, 235 e 236.

Referências

1. Arthur C, Guyton MD. Fisiologia humana. 6. ed. Rio de Janeiro: Guanabara Koogan, 1988. p. 216-17.
2. Lang RM, Badano LP, Mor-Avi V, Afilalo J, Armstrong A, Ernande L et al. Recomendações para Quantificação das Câmaras Cardíacas pelo Ecocardiografia em Adultos: Uma Atualização da Sociedade Americana de Ecocardiografia e da Associação Europeia de Imagem Cardiovascular. Citation for original document: Recommendations for Cardiac. J Am Soc Echocardiogr. 2015; 28:1-39.

8

Resposta   A

Comentário: As ações excêntricas geram menor gasto energético e menor percepção subjetiva de esforço que as concêntricas para mesma carga imposta. Isso suscita menor demanda cardiovascular (duplo produto). Esses atributos (menor gasto energético e percepção de esforço) fazem com que as ações excêntricas sejam muito bem toleradas por pacientes com insuficiência cardíaca[1]. As contrações dinâmicas somente com ações excêntricas possibilitam, inclusive, que esses pacientes utilizem maior carga para a realização dos exercícios neuromusculares. Isso induz maior hipertrofia muscular, o que é importante para qualidade de vida e sobrevida desses pacientes. No entanto, quando consideramos a mesma carga, não encontramos base científica robusta para afirmar que as ações excêntricas promovam maior hipertrofia muscular que as concêntricas[2].

Questões relacionadas: 1, 11, 12, 14, 19, 23, 24, 36, 39, 42, 43, 46, 47, 48, 58, 59, 61, 62, 63, 76, 89, 94, 95, 99, 100, 102, 115, 116, 117, 120, 132, 146, 150, 157, 158, 161, 163, 165, 178, 181, 185, 187, 188, 193, 213, 215, 216, 217, 228.

Referências
1. Hessel AL, Lindstedt SL, Nishikawa KC. Physiological mechanisms of eccentric contraction and its applications: a role for the giant titin protein. Front. Physiol. 2017; 8(70):1-14. DOI: 10.3389/fphys.2017.00070.
2. Franchi MV, Reeves ND, Narici MV. Skeletal muscle remodeling in response to eccentric vs. concentric loading: morphological, molecular, and metabolic adaptations. Front. Physiol. 2017; 8:447. DOI: 10.3389/fphys.2017.00447.

9

Resposta E

Comentário: A titina é uma das mais importantes proteínas dos cardiomiócitos. No coração existem duas isoformas: a N2B, mais rígida, e a N2BA, mais flexível. Em corações sadios, a proporção entre essas isoformas é de 70/30, respectivamente. Sua resistência ao estiramento da célula cardíaca é a principal responsável pela geração da tensão passiva (90%) e ativa durante a diástole ventricular, sendo os 10% restantes de responsabilidade dos microtúbulos e das demais proteínas contráteis e estruturais. Diferentemente de um coração íntegro, em um coração dilatado a resistência ao estiramento da célula cardíaca é exercida sobretudo pelo tecido colágeno e matriz extracelular. Essa alteração promove maior tensão passiva, porém, menor tensão ativa nas células cardíacas ventriculares, o que diminui a contratilidade miocárdica. Estudos apontam que em corações dilatados ocorre mudança da proporção entre as isoformas da titina, apresentando relação favorável à isoforma mais flexível (N2BA) sobre a isoforma mais rígida (N2B) 35/65, respectivamente. Essa alteração, associada à maior atividade do tecido colágeno e da matriz extracelular na magnitude da tensão passiva, origina menor contratilidade miocárdica. Ao contrário, em um coração com hipertrofia concêntrica, a proporção entre essas isoformas gira em torno de 17/83 (N2BA/N2B), o que explica, em parte, a maior dificuldade de enchimento nesses corações. Além disso, já foi demonstrado que a resistência ao estiramento promovido pela titina, em condições de proporção ótima entre as suas isoformas cardíacas, gera uma "força de restauração" capaz de aumentar a velocidade de relaxamento ventricular e, consequentemente, a força de sucção, na fase rápida do enchimento ventricular. Esse mecanismo é fundamental durante situações de taquicardia ventricular, como durante o exercício físico, no qual o tempo de diástole torna-se igual ou até menor que o tempo de sístole.[1]

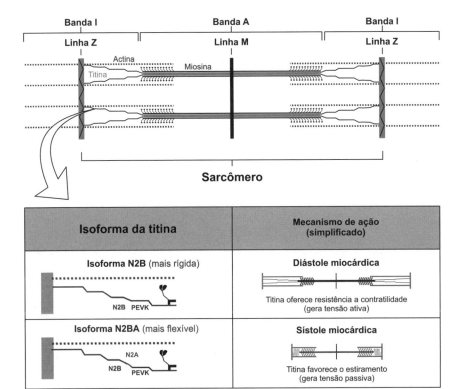

Figura 1. Representação e características da titina na fibra muscular.

Questões relacionadas: 2, 10, 16, 17, 25, 26, 27, 49, 66, 67, 75, 84, 112, 118, 126, 136, 152, 153, 177, 179, 180, 203 e 204.

Referência
1. Ferreira RC, Carvalho RF, Pires IF, Moreira AFL. Papel da titina na modulação da função cardíaca e suas implicações fisiopatológicas. Arq Bras Cardiol. 2011; 96(4):332-9.

Resposta B

Comentário: O coração apresenta seis propriedades cardíacas: três elétricas (automatismo, dromotropismo e batmotropismo); duas mecânicas (contratilidade e distensibilidade) e uma hormonal (produção de substâncias liberadas na corrente sanguínea que exercem funções em outros órgãos). Durante o exercício físico, a contratilidade (inotropismo) aumenta devido ao maior influxo de cálcio e à distensibilidade (lusitropismo) da célula cardíaca. De acordo com a lei de Frank-Starling, descrita em 1918 por Otto Frank e Ernest Starling, quanto maior a distensibilidade da célula cardíaca até um ponto ótimo, maior será sua contratilidade.

Embora essa não seja uma relação linear, ela explica como o aumento do retorno venoso ao coração, durante o exercício não resistido cíclico, promove aumento da contratilidade cardíaca por aumento da pré-carga (tensão na parede da cavidade cardíaca durante a diástole). Essa relação não é linear, pois, ao observarmos a Figura 1, podemos ver que a 80% do comprimento total do sarcômero, a fibra cardíaca desenvolve em torno de 20% a 25% da sua força total[1]. Portanto, somente entre 80% e 100% do seu comprimento total é que a fibra cardíaca produz 75% a 80% da força possível (Figura 1). Acima do comprimento máximo fisiológico a magnitude de força começa a diminuir, o que acontece, por exemplo, em um coração dilatado. Essa é uma excepcional adaptação do coração, que promove economia de energia durante atividades menos intensas. A condutibilidade (dromotropismo) desempenhada pelas células elétricas do coração é maior nas fibras subendocárdicas, conhecidas como fibras de Purkinje, do que nos feixes internodais e nodos sinusal e atrioventricular. A velocidade de condução dos feixes internodais gira em torno de 0,8 a 1,0 m/s, enquanto nas fibras subendocárdicas essa velocidade está entre 3,0 e 4,0 m/s. No feixe atrioventricular e ramos direito e esquerdo, a velocidade de condução é de 1,5 a 4,0 m/s, enquanto os nodos sinusal e atrioventricular exibem as menores velocidades de condução – 0,05 m/s e 0,02 a 0,05 m/s, respectivamente[2]. As células elétricas subendocárdicas exibem poucas miofibrilas, o que lhes confere alta capacidade de condução do impulso elétrico e praticamente nenhuma contratilidade. O nodo sinusal exerce a sua função de marca-passo cardíaco (determina a frequência de batimentos) devido a dois fatores. O primeiro é que o seu período refratário absoluto é menor que as demais células cardíacas, ou seja, a célula passa menos tempo sem responder a um novo estímulo[1]. O segundo aspecto é que o seu limiar de ativação de membrana é menor, ou seja, enquanto uma célula muscular atrial, ventricular e as do feixe atrioventricular, ramos direito e esquerdo, e fibras subendocárdicas deflagram um novo potencial de ação a -90 mv (atingem +20 mv), as do nodo sinusal são deflagradas a -60 mv (atingem +10 mv). As células do nodo atrioventricular apresentam limiar de excitação próximo a -70 mv e, por isso, são as primeiras células a assumirem o comando de marca-passo cardíaco, caso as células do nodo sinusal deixem de emitir o seu estímulo de modo adequado, como ocorre na doença do nodo sinusal[1,2].

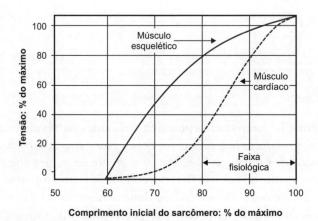

Figura 1. Relação comprimento/tensão do músculo cardíaco[1].

Questões relacionadas: 2, 9, 16, 17, 25, 26, 27, 49, 66, 67, 75, 84, 112, 118, 126, 136, 152, 153, 177, 179, 180, 203 e 204.

Referências

1. Silverthorn DU. Fisiologia Humana: uma abordagem integrada. 5ª Edição. Porto Alegre: Artmed; 2010. p. 481-90.
2. Guyton AC, MD. Tratado de Fisiologia Médica. 12ª Edição. São Paulo: Elsevier. 2011. p. 121-7.

Resposta D

Comentário: O caso descrito é um quadro clássico de síndrome metabólica associada à DAC. Os pacientes com DAC representam cerca de 40% a 60% da população que frequenta clínicas de reabilitação cardiovascular[1]. Pacientes com mais de dois enxertos têm pior prognóstico de melhora e de vida livre de novos eventos. Esses pacientes também apresentam maior risco de eventos isquêmicos durante o exercício físico e, portanto, a determinação dos parâmetros do exercício físico (volume e intensidade) deve ser elaborada tendo em vista o balanço: benefício cardiovascular/segurança[2]. Nesse caso, a FC é a melhor variável de escolha para acompanhamento da intensidade do esforço. Para determinar a intensidade do esforço pela FC, podemos utilizar[2]:

1. Equação da FC de reserva: FC de treino = [FC repouso + % de esforço requerida × (FC máxima − FC repouso)],
2. A FC direta: FC de treino = (FC máxima × % de esforço requerida),
3. A FC de 10 bpm abaixo da FC do limiar isquêmico.

Nas duas primeiras equações, a FC máxima para este caso clínico deve ser substituída pela FC do limiar isquêmico. Todas, se bem utilizadas, são seguras e podem gerar condicionamento cardiovascular[2]. No entanto, a questão não fornece a porcentagem de esforço requerida para cálculo da FC de treino, necessária para executarmos a primeira ou a segunda equação. Portanto, a única alternativa que se enquadra como resposta à questão é a FC de 10 bpm abaixo da FC do limiar isquêmico, ou seja, 109 bpm.

Questões relacionadas: 1, 8, 12, 14, 15, 18, 19, 23, 24, 36, 39, 42, 43, 46, 47, 48, 55, 58, 59, 61, 62, 63, 64, 71, 76, 89, 94, 95, 99, 100, 102, 115, 116, 117, 120, 132, 146, 150, 157, 163, 165, 174, 181, 185, 187, 188, 193, 213, 215, 216, 217, 228.

Referências

1. Dados não publicados da Clínica Actus Cordios de Reabilitação Cardiovascular, Respiratória e Metabólica, Salvador, BA – Brasil.
2. American College of Sports Medicine. Diretrizes do ACSM para os Testes de Esforço e sua Prescrição. 9. ed. Rio de Janeiro: Guanabara Koogan, 2014. Capítulo sobre Tratamento das Doenças Cardiovasculares.

12

Resposta   C

Comentário: Em nossa experiência, pelo menos 40% dos pacientes com DAC apresentam pré-diabetes ou DM[1]. Um dos riscos à prática do exercício físico (EF) para indivíduos com DM tipo II é o de ocorrer hipoglicemia durante o treinamento. Esse risco é potencializado pelo uso de fármacos orais para controle da glicemia e, principalmente, pelo uso da insulina subcutânea[2]. Os profissionais que militam no campo da RC devem estar cientes disso e proceder de modo a minimizar esse risco. A contração muscular executada durante o EF induz a translocação do GLUT 4 armazenado em vesículas presentes no citoplasma da célula muscular esquelética para o sarcolema, por mecanismos independentes da insulina[3]. Uma vez no sarcolema, o GLUT 4 serve como canal de entrada da glicose plasmática para o interior da célula muscular. A diferença de concentração da glicose entre o sangue e o interior da célula muscular favorece essa passagem (difusão facilitada). No entanto, ao se somar o efeito do EF com o do fármaco, sobretudo no momento de sua concentração ótima (pico da biodisponibilidade e, consequentemente, de ação), o risco de hipoglicemia aumenta consideravelmente[2]. No intuito de evitar isso, o EF é realizado até uma hora antes ou somente uma hora após o pico de ação do fármaco[4]. No caso clínico da questão, a gliclazida (sulfonilureia) é um dos medicamentos que mais apresentam risco de hipoglicemia[5]. Ela é ingerida pelo paciente às 6 horas e o seu pico de concentração é alcançado 8 horas após a sua ingestão, ou seja, por volta das 14 horas. Para evitar somar o efeito do EF com o da gliclazida, a sessão de exercício deve ser realizada de modo que termine antes das 13 horas ou comece após as 15 horas. Há outros cuidados que devem ser observados quando se deseja submeter indivíduos com DM ao exercício físico. As Diretrizes da Sociedade Brasileira de Diabetes listam esses cuidados[2]. Esse exemplo denota a importância de os profissionais responsáveis pela prescrição do EF estudarem os fármacos utilizados pelos seus pacientes antes de atendê-los em um programa de RC.

Questões relacionadas: 1, 8, 11, 14, 19, 23, 24, 36, 39, 42, 43, 46, 47, 48, 58, 59, 61, 62, 63, 76, 89, 94, 95, 99, 100, 102, 115, 116, 117, 120, 132, 146, 150, 157, 163, 165, 181, 185, 187, 188, 193, 213, 215, 216, 217, 228.

Referências

1. Dados não publicados da Clínica Actus Cordios de Reabilitação Cardiovascular, Respiratória e Metabólica. Salvador, BA – Brasil.
2. Diretrizes da Sociedade Brasileira de Diabetes. 2019-2020. p. 146-52.
3. Cerqueira DGLES, Sacramento MS, Santos VR, Jesus TC, Oliveira IM, Petto J. Um relato de caso sobre exercício físico e Diabetes Mellitus Tipo II: ainda podemos nos surpreender? Rev Pesqui Fisioter. 2020;10(2):282-7. doi:10.17267/2238-704rpf.v10i2.2795.
4. American College of Sports Medicine. Diretrizes do ACSM para os Testes de Esforço e sua Prescrição. 9. ed. Rio de Janeiro: Guanabara Koogan, 2014. Capítulo sobre o Tratamento dos Distúrbios Metabólicos.
5. American Diabetes Association. Pharmacologic Approaches to Glycemic Treatment: Standards of Medical Care in Diabetes – 2019. Diabetes Care. 2019; 42(Suppl 1):S90-S102.

Questões Comentadas em Cardiologia do Exercício

13

Resposta   D

Comentário: A distinção entre cardiomiopatia hipertrófica e coração de atleta é uma questão recorrente na prática clínica. Saber distinguir essas condições é essencial para seguir uma direção adequada de condutas terapêuticas. De modo geral, dois caminhos nos ajudam a elaborar um diagnóstico correto: o histórico do paciente e o resultado dos exames complementares. O coração de atleta se apresenta normalmente com alterações estruturais e eletrofisiológicas cardíacas que não geram sintomas[1]. No entanto, essa questão não aborda o histórico do paciente, se reportando somente a resultados de exames clínicos e complementares. Portanto, para responder a essa questão vamos nos ater a eles. Para mais conteúdo sobre como se valer do histórico clínico, leia as Questões 58 e 59. Arritmias ventriculares frequentes e principalmente sustentadas, como a taquicardia ventricular, são comuns em pacientes com CMH e não em indivíduos com coração de atleta[2]. Essas arritmias, com mais frequência, são identificadas no Holter eletrocardiográfico de 24 horas. No ecocardiograma, o espessamento da parede posterior de VE maior que 17 mm também é característica de CMH, sobretudo se for assimétrico[2], como proposto na alternativa E. Em atletas ou praticantes de esportes cíclicos de *endurance,* como maratonas, o $VO_{2máx.}$ obtido no teste de esforço físico máximo é normalmente superior a 45 mL/kg/min[2]. A única dessas opções que se compatibiliza com coração de atleta é o aumento do diâmetro da cavidade ventricular (ecocardiograma), decorrente da sobrecarga de volume imposta por provas e treinamentos de esportes cíclicos de longa duração[2].

Questões relacionadas: 35, 51, 52, 58, 59, 93, 94, 129, 166, 167 e 168.

Referências

1. Pluim BM, Zwindermann AH, Van Der Laarse A, Van Der Wall EE. The athlete's heart: a meta-analysis of cardiac structure and function. Circulation, 2020; 336.
2. Ghorayeb N, Stein R, Daher DJ, Silveira AD, Ritt LEF, Santos DFP et al. Atualização da Diretriz em Cardiologia do Esporte e do Exercício da Sociedade Brasileira de Cardiologia e da Sociedade Brasileira de Medicina do Esporte – 2019. Arq Bras Cardiol. 2019; 112(3):326-68.

14

Resposta   C

Comentário: Tanto a isquemia miocárdica como o infarto agudo do miocárdio (IAM) podem ser provocados por três situações: DAC crônica, DAC vulnerável, que é a principal causa das síndromes coronarianas agudas (IAM com e sem supradesnivelamento de ST e angina instável) e espasmos coronarianos que desencadeiam a angina variante[1,2]. Entendemos a isquemia como um desbalanço entre a oferta e a demanda de fluxo sanguíneo ao tecido.

156 Questões Comentadas em Cardiologia do Exercício

Em alguns casos, essa isquemia pode desencadear a necrose do tecido, o que denominamos infarto (morte tecidual decorrente de isquemia)[3]. A isquemia miocárdica originada por DAC crônica estabilizada provoca limiar anginoso constante, ou seja, os sintomas de angina surgem em situações com a mesma carga de esforço e cessam com a diminuição da intensidade da atividade[1,2]. Nesses casos é viável utilizar a FC respectiva a esse esforço para determinar a intensidade de trabalho durante o programa de exercício físico em modalidades, como esteira e bicicleta ergométricas[4]. Em pacientes com marca-passo artificial com FC fixa, não é indicada a utilização da FC para determinar a intensidade, já que a FC não varia durante o esforço. Nesses casos, o indicado é utilizar a PAS para determinar a intensidade de esforço de treinamento[5]. Já na angina variante, na qual a isquemia surge em esforços distintos decorrentes de espasmos coronarianos (secundários ou não à DAC), o mais indicado é utilizar como parâmetro o DP do momento do limiar anginoso obtido no TEFM[4,6]. Isso porque os dois parâmetros de trabalho cardíaco associados, para a determinação do DP (DP = FC × PAS), são mais confiáveis para estabelecer os parâmetros de intensidade do exercício durante as sessões de treinamento cardiovascular.

Questões relacionadas: 1, 8, 11, 12, 15, 18, 19, 22, 23, 24, 36, 39, 42, 43, 46, 47, 48, 55, 58, 59, 61, 62, 63, 64, 71, 76, 89, 115, 116, 146, 150, 157, 160, 163, 165, 174, 181, 185, 187, 188, 193, 213, 215, 216, 217, 221, 223 e 228.

Referências

1. Porto CC. Doenças do Coração: Prevenção e Tratamento. 2ª ed. 2005. Rio de Janeiro: Guanabara Koogan. pp. 602-629.
2. Braunwald E, Zipes DP, Libby P. Tratado de Medicina Cardiovascular. 6ª Edição. Vol. 2. São Paulo: Roca. Capítulo de Doença Arterial Crônica. pp. 1371-1373.
3. Serrano Jr CV, Timerman A, Stefanini. Tratado de Cardiologia SOCESP. 2ª ed. Barueri: Manole; 2009. Volume 1. Capítulo de Regulação do Fluxo Coronário, Isquemia e Reperfusão Miocárdica. pp. 160-70.
4. American College of Sports Medicine. Diretrizes do ACSM para os Testes de Esforço e sua Prescrição. 9. ed. Rio de Janeiro: Guanabara Koogan, 2014. Capítulo sobre Tratamento das Doenças Cardiovasculares.
5. Oliveira FTO, Petto J, Gardenghi G. Exercício Físico em Pacientes com Dispositivos Cardíacos Eletrônicos Implantáveis. In: Martins JA, Karsten M, dal Corso S (Org.). PROFISIO Programa de Atualização em Fisioterapia Cardiovascular e Respiratória. 2 ed. Porto Alegre: Artmed; 2015, v. 1, p. 3378.
6. Farsky OS, Martins WA. Provas de Obtenção do Título de Especialista em Cardiologia 2012 a 2014. 2016. Volume 2. Barueri: Manole. p. 246-7.

15

Resposta   D

Comentário: Tanto a insulina, a acetilcolina como também a bradicinina são vasodilatadores arteriais dependentes do óxido nítrico. Todas essas substâncias, ao se ligarem a receptores específicos localizados nas cavéolas endoteliais, em um endotélio íntegro, induzem a produção de óxido nítrico. No entanto, a insulina e a acetilcolina, ao interagirem diretamente com a musculatura vascular lisa, em um endotélio lesionado, promovem vasoconstrição. Portanto, situações que promovam lesão endotelial, como a diabetes melito, a dislipidemia e o próprio processo aterosclerótico, favorecem o aumento da resistência

Questões Comentadas em Cardiologia do Exercício

157

arterial. A insulina, por exemplo, ao ligar diretamente a musculatura lisa, estimula a geração de espécies reativas de oxigênio, o que provoca a vasoconstrição. Portanto, na DAC, a lesão e a disfunção endotelial coronariana podem gerar episódios de vasospasmo induzido paradoxalmente por substâncias que em condições normais promoveriam a vasodilatação (insulina e acetilcolina)[1].

Questões relacionadas: 1, 11, 14, 18, 23, 55, 62, 64, 68, 71, 74, 95, 120, 163, 174 e 217.

Referência

1. Luz PL, Laurindo FRM, Chagas ACP. Endotélio e Doenças Cardiovasculares. São Paulo: Atheneu; 2005. Capítulo 1: Estrutura Orgânica do Endotélio Vascular. p. 10-3.

16

Resposta   C

Comentário: O ciclo cardíaco pode ser dividido em quatro fases: fase de enchimento ventricular (do ponto A ao ponto B), fase de contração ventricular isovolumétrica (do ponto B ao ponto C), fase de ejeção ventricular (do ponto C ao ponto D) e fase de relaxamento ventricular isovolumétrico (do ponto D ao ponto A). Podemos considerar que existe uma fase que ocorreu somente uma vez ao longo de nossa existência, que é denominada fase intrauterina. Essa fase ocorre em torno da 4ª a 6ª semana de vida intrauterina (daí a sua designação). Nela, o coração todo vazio com todas as valvas abertas recebe sangue pela primeira vez. Desse momento em diante, o ciclo cardíaco passa a esboçar, até o final da vida, apenas as quatro fases aqui descritas e que podem ser observadas no gráfico. Observe que todas as fases se referem aos ventrículos por serem estas as câmaras mais funcionais. Como o funcionamento ventricular é sincrônico, o que ocorre no ventrículo esquerdo (representado no gráfico por fazer parte da circulação sistêmica) também ocorre no ventrículo direito. O ponto A representa no gráfico o volume sistólico final, ou seja, o quanto de sangue resta dentro do ventrículo no final da sístole. No ponto A, as valvas atrioventriculares (tricúspide e bicúspide) estão abertas, enquanto as valvas semilunares (pulmonar e aórtica) estão fechadas. Entre os pontos A e B ocorre o enchimento dos ventrículos, por isso, essa fase é denominada enchimento ventricular. O ponto B representa o volume diastólico final, ou seja, quanto de sangue está no ventrículo no final da diástole. Nesse ponto, as valvas atrioventriculares se fecham e os ventrículos começam a se contrair (fase de sístole); no entanto, não há ejeção de sangue, pois todas as valvas estão fechadas. Como a pressão se eleva decorrente da contração miocárdica ventricular e o volume não se altera, essa fase foi chamada de contração ventricular isovolumétrica. O fechamento das valvas atrioventriculares que ocorre no ponto B gera o estalido da primeira bulha cardíaca. No ponto C, as valvas semilunares se abrem, isso porque a pressão ventricular se iguala à pressão arterial, obedecendo à Lei de Bernoulli. Nesse ponto, a pressão arterial alcança o seu menor valor (referindo-se à questão em análise – é o ponto em que a pressão aórtica chega ao seu valor mais baixo). Durante essa fase, a pressão ventricular suplanta a pressão arterial e alcança o seu maior valor, e o sangue é expelido dos ventrículos (daí o nome de fase de ejeção ventricular). Portanto, entre os pontos C e D as valvas atrioventriculares estão fechadas (evitando o refluxo sanguíneo para os átrios) e as semilunares, abertas. No ponto D, as valvas semilunares se fecham, porque novamente as pressões arterial e ventricular se igualam (Lei de Bernoulli). O fechamento das valvas semilunares gera o estalido, que pode ser detectado na ausculta cardíaca e representa a segunda bulha. Por fim, a última fase do ciclo cardíaco ocorre entre os pontos D e A, onde novamente todas as valvas estão fechadas, só que a pressão intracavitária ventricular decresce, pois o músculo cardíaco entra em diástole. A pressão arterial nessa fase é maior que a ventricular, mantendo o fechamento das valvas semilunares. Essa fase é denominada relaxamento isovolumétrico, justamente porque ocorre queda da pressão ventricular sem variação de volume. Portanto, entre os pontos D e B observamos a diástole ventricular e entre os pontos B e D, a sístole ventricular[1].

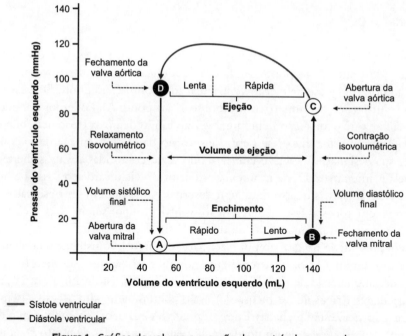

Figura 1. Gráfico de volume e pressão do ventrículo esquerdo.

Questões relacionadas: 2, 9, 10, 17, 25, 26, 27, 49, 66, 67, 75, 84, 112, 118, 126. 136, 152, 153, 177, 179, 180, 203 e 204.

Referência
1. Silverthon DU. Fisiologia Humana: Uma abordagem integrada. 2010. 5ª Edição. Porto Alegre: Artmed. Capítulo 14: Fisiologia Cardiovascular. pp. 491-8.

Questões Comentadas em Cardiologia do Exercício   **159**

17

Resposta   B

Comentário: O DC é definido como a quantidade de sangue ejetado pelo coração para o sistema por minuto. Normalmente, o volume ejetado é expresso em litros. Ele pode ser calculado pela equação: DC = volume sistólico de ejeção (VSE) × frequência cardíaca (FC). O VSE é calculado pela seguinte equação: VSE = volume diastólico final (ponto B do gráfico) − volume sistólico final (ponto A do gráfico). Neste caso, VSE = 150 − 50 = 100 mL. Como a FC é igual a 56 bpm, o DC será 5,6 litros por minuto (56 × 100 = 5.600 mililitros minuto, que dividido por 1.000, resulta em 5,6 litros por minuto). Já a FE representa a porção (fração) de sangue que foi ejetada para o sistema, do volume diastólico final, por batimento cardíaco. Ela é obtida pela equação: FE = [(volume diastólico final − volume sistólico final) ÷ volume diastólico final × 100]. Seu valor é expresso em porcentagem. Portanto, para a questão em análise, a FE é de aproximadamente 66% [(150 − 50) ÷ 150 × 100 = 66%][1].

Questões relacionadas: 2, 9, 10, 16, 25, 26, 27, 49, 66, 67, 75, 84, 112, 118, 126, 136, 152, 153, 177, 179, 180, 203 e 204.

Referência

1. Silverthorn DU. Fisiologia Humana: Uma abordagem integrada. 2010. 5ª Edição. Porto Alegre: Artmed. Capítulo 14: Fisiologia Cardiovascular. p. 475-8.

18

Resposta   C

Comentário: Seja em repouso ou exercício, apenas 5% da quantidade total de sangue na corrente arterial é destinada ao coração. De acordo com o escore de Leaman, 84% do fluxo sanguíneo que irriga os ventrículos chega pela artéria coronária esquerda. Desse sangue que chega pela coronária esquerda, 66% são direcionados para artéria descendente anterior e 33% para a circunflexa[1] (Figura 1). Portanto, a artéria coronária direita recebe apenas 16% do sangue destinado ao coração. Devido à importância funcional do tronco de coronária esquerda, obstruções iguais ou maiores que 50%, nessa artéria, já são significativas, ou seja, já geram sintomas limitantes e pode ser considerada a hipótese de revascularização miocárdica ou angioplastia. Nas demais artérias, obstruções são consideradas significativas a partir de 80%[2]. No coração, podemos observar três circulações distintas: a epicárdica, localizada logo abaixo da lâmina serosa do pericárdio (epicárdio); a intramiocárdica, oriunda da circulação epicárdica que penetra o miocárdio; e a microcirculação, proveniente da circulação intramiocárdica que é formada por arteríolas, meta-arteríolas e capilares[3]. É na microcirculação (capilares) que ocorrem as trocas gasosas e de nutrientes entre o sangue e o tecido cardíaco. Em repouso, uma artéria epicárdica com obstrução significativa estimula vasodilatação das arteríolas e a abertura dos esfíncteres pré-capilarianos (vasodilatação compensatória). Essa vasodilatação compensatória aumenta a secção transversa da microcirculação na tentativa de manter o fluxo miocárdico normal para suprir as necessidades de oxigênio e nutrientes. No entanto, essa vasodilatação compensatória, que ocorre em repouso, diminui a reserva de fluxo durante o exercício, provocando redução da capacidade funcional em pacientes com DAC[3].

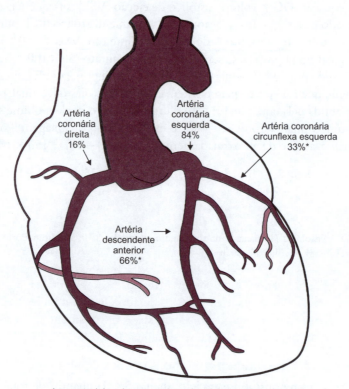

*porcentual do volume que chega à artéria coronária esquerda

Figura 1. Distribuição sanguínea coronariana.

Questões relacionadas: 1, 7, 11, 14, 15, 23, 55, 62, 64, 70, 71, 75, 95, 120, 155, 163, 174, 217, 234, 235 e 236.

Referências

1. Sianos G, Morel MA, Kappetein AP, Morice MC, Colombo A, Dawkins K et al. The SYNTAX Score: an angiographic tool grading the complexity of coronary artery disease. EuroInterv 2005; 1:219-27.
2. Hillis D, Smith PK, Anderson JL, Bittl JA, Bridges CR, Byrne JG et al. 2011 ACCF/AHA guideline for coronary artery by-pass graft surgery. J Am Coll Cardiol 2011;58:e123. https://doi.org/10.1016/j.jacc.2011.08.009.
3. Serrano Jr CV, Timerman A, Stefanini. Tratado de Cardiologia SOCESP. 2ª Edição. Barueri: Manole; 2009. Volume 1. Capítulo de Regulação do Fluxo Coronário, Isquemia e Reperfusão Miocárdica. p. 160-70.

Questões Comentadas em Cardiologia do Exercício

19

Resposta C

Comentário: Muitas são as taquiarritmias observadas durante as sessões de RC. As mais comuns são as taquiarritmias com complexo QRS largo ou estreito. Normalmente, as de complexo largo com ritmo regular são de origem ventricular (região compreendida entre o final do feixe atrioventricular até o ápice do coração). As de QRS estreito com ritmo regular são de origem supraventricular (região compreendida entre o nodo atrioventricular e o final do feixe atrioventricular). Empregamos o termo "normalmente", pois há taquiarritmias de complexo QRS largo que são de origem supraventricular. Oitenta por cento das taquiarritmias com complexo QRS largo são de origem ventricular, 15% a 20% são taquiarritmias supraventriculares e 1% a 6% são taquiarritmias supraventriculares por pré-excitação ventricular ou por reentrada atrioventricular antidrômica. A presença de taquiarritmias com ritmo irregular normalmente é oriunda das câmaras atriais (arritmias atriais ocorrem na região compreendida entre o nodo sinusal e o nodo atrioventricular), geralmente esquerda. A arritmia atrial mais comum é a fibrilação atrial, representando 20% das arritmias que acometem a população. Diante dessa diversidade de alterações elétricas cardíacas, é difícil a identificação exata da arritmia. No entanto, o diagnóstico correto é imprescindível para a tomada de decisão. No caso em questão observamos uma taquicardia com ritmo regular, QRS estreito e ausência de ondas P. Essas alterações eletrocardiográficas são compatíveis com taquicardia supraventricular sustentada, já que as taquiarritmias que duram mais de 30 segundos são ditas sustentadas (no caso em questão, com duração de pelo menos 7 minutos). Outro ponto a ser considerado é o fato de o paciente não referir sintomas além dos habituais. Taquicardias ventriculares normalmente vêm acompanhadas de sintomas como dispneia, aperto no peito e palpitação[1].

Questões relacionadas: 1, 8, 11, 12, 14, 20, 23, 24, 35, 36, 39, 42, 43, 46, 47, 48, 56, 57, 58, 59, 60, 61, 62, 63, 67, 76, 80, 87, 89, 94, 95, 99, 100, 102, 115, 116, 117, 120, 132, 144, 146, 147, 150, 157, 163, 165, 181, 185, 187, 188, 193, 206, 213, 215, 216, 217 e 228.

Referência

1. Lorga A, Lorga Filho A, D'Ávila A, Rassi Jr A, de Paola AAV, Pedrosa A et al. Sociedade Brasileira de Cardiologia. Departamento de Arritmias e Eletrofisiologia Clínica. Diretrizes para a avaliação e tratamento de pacientes com arritmias cardíacas. Arq Bras Cardiol 2002; 79(supl 5).

20

Resposta A

Comentário: Por se tratar de uma taquicardia supraventricular sustentada, a primeira indicação interventiva é a massagem do seio carotídeo. O estímulo do seio carotídeo, onde se localizam muitos receptores de pressão arterial (barorreceptores), apresenta uma relação direta com o centro cardiorrespiratório localizado no tronco encefálico, especificamente no bulbo. As informações aferentes de variação de pressão provenientes do seio carotídeo ascendem via nervo glossofaríngeo até o centro cardiorrespiratório. A compressão desse seio envia informação de elevação da pressão arterial, que vem com uma resposta reflexa de diminuição da frequência cardíaca por descarga vagal (o neurotransmissor liberado é a acetilcolina a receptores muscarínicos) e vasodilatação mediada por receptores beta 2, que promovem redução da pressão arterial. Por isso, a massagem deve ser feita com o paciente em decúbito dorsal, pois ele pode apresentar síncope. A massagem é feita com o pescoço do paciente estendido e com a cabeça em rotação oposta à posição do profissional. Palpa-se a artéria carotídea (lateralmente ao ângulo da mandíbula), com pressão suave e duração de 10 a 15 segundos. Não se deve comprimir as duas artérias ao mesmo tempo, com risco de causar parada sinusal ou bloqueio atrioventricular. Primeiro deve-se tentar na artéria carotídea direita, pois a chance de sucesso é maior. Se falhar, tente o lado oposto. Pode-se tentar até duas vezes, com intervalo de 1 minuto entre cada tentativa, em cada lado. Em torno de 10 segundos a FC reduz por interrupção do circuito reentrante no nodo atrioventricular. Tenha a certeza de que o paciente não apresenta aterosclerose significativa (acima de 50% de obstrução) na artéria carotídea em que você realizará a massagem. Caso a massagem seja feita em uma artéria parcialmente obstruída, pode-se causar cessação do fluxo cerebral, que já está diminuído nesses casos. Massagem do seio carotídeo não é eficiente para taquiarritmias ventriculares. Manobra de Valsalva ou posição de cócoras podem causar o mesmo efeito de descarga vagal; no entanto, não são práticas em situações como a descrita na questão.

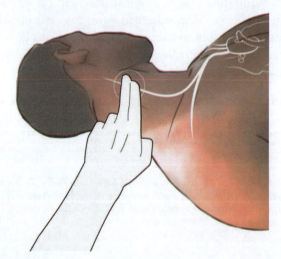

Figura 1. Demonstração da palpação sobre a artéria carótida direita.

Questões relacionadas: 19, 21, 36, 47, 48, 56, 57, 58, 59, 80, 87 e 144.

Referência
1. Thaler MS. ECG essencial: eletrocardiograma na prática diária. Tradução e Revisão Técnica: de Jussara NTB. 7ª edição. Porto Alegre: Artmed; 2013. Capítulo 8.

Questões Comentadas em Cardiologia do Exercício

21

Resposta   C

Comentário: Este traçado eletrocardiográfico é caracterizado por uma taquicardia irregular, diferentes morfologias do QRS, com frequência cardíaca em torno de 250 bpm, com formato aberrante e largo (acima de 0,12 segundo) do complexo QRS e de baixa voltagem (QRS abaixo de 5 mm). Essas caraterísticas são compatíveis com a fibrilação ventricular (FV)[1]. Uma dica importante é observar que quando a alteração é no QRS, a origem da arritmia é ventricular. Talvez a maior dificuldade nesse caso seja distinguir a FV do *flutter* ventricular por serem arritmias com características bem parecidas. Duas diferenças que podem ser notadas e destacadas entre as situações é que no *flutter* a taquicardia é regular e os complexos QRS são monomórficos como em uma taquicardia ventricular[1]. Dois outros dados nos levam a pensar na possibilidade de FV, histórico de infarto agudo do miocárdio e doença arterial coronariana vigente, que são as duas principais causas desencadeantes da FV[2]. Além disso, no caso em questão o paciente evoluiu com ausência de pulso radial e carotídeo, sendo esse quadro caracterizado como parada cardíaca[1]. Portanto, a reanimação cardiopulmonar deve ser iniciada imediatamente e a desfibrilação elétrica realizada assim que possível. Caso o paciente apresentasse pulso (radial ou carotídeo), deveria ter início a reanimação até a possibilidade da cardioversão elétrica. Portanto, desfibrilação elétrica e cardioversão elétrica são procedimentos diferentes e devem ser utilizados em situações distintas. A desfibrilação elétrica é indicada apenas nas situações de FV e taquiarritmia ventricular sem pulso ou assistolia ventricular e a cardioversão elétrica é indicada nas situações de taquiarritmias, como fibrilação atrial (FA), *flutter* atrial, taquicardia paroxística supraventricular e taquicardias ventriculares com complexo largo e presença de pulso. Diante da explicação, vemos que não existe alternativa correta à questão. Possivelmente, o criador da questão não considerou a ausência de pulso como uma indicação à desfibrilação elétrica e, portanto, incluiu como opção a cardioversão elétrica.

Questões relacionadas: 19, 20, 36, 47, 48, 56, 57, 80, 87 e 144.

Referências

1. Lorga A, Lorga Filho A, D'Ávila A, Rassi Jr A, de Paola AAV, Pedrosa A et al. Sociedade Brasileira de Cardiologia. Departamento de Arritmias e Eletrofisiologia Clínica. Diretrizes para a avaliação e tratamento de pacientes com arritmias cardíacas. Arq Bras Cardiol. 2002;79(supl 5).
2. Thaler, MS. ECG essencial: eletrocardiograma na prática diária. Tradução e Revisão Técnica: de Jussara NTB. 7ª Edição. Porto Alegre: Artmed; 2013. Capítulo 8, p. 139.
3. American College of Sports Medicine. Diretrizes do ACSM para os Testes de Esforço e sua Prescrição. 9. ed. Rio de Janeiro: Guanabara Koogan, 2014. Capítulo sobre Gerenciamento de Risco na Emergência, p. 384.

164

Questões Comentadas em Cardiologia do Exercício

22

Resposta: Como não é possível utilizar a FC devido ao paciente ser portador de um marca-passo fixo, devemos usar a PA para cálculo da intensidade. No caso em questão foi solicitado o cálculo da intensidade a 30% e 50% da capacidade máxima pela equação de reserva. Portanto, o cálculo deve ser – PAS de treinamento: PAS de repouso + % × (PAS máxima obtida – PAS de repouso).

Nesse caso devemos utilizar a PA de repouso obtida no braço direito, pois é ela que reflete a pressão sistêmica, já que foi a maior. Possivelmente a PA do braço esquerdo tenha sido menor porque ao longo do circuito arterial esquerdo há alguma obstrução ou compressão arterial que diminui o fluxo sanguíneo para a artéria braquial esquerda, ocasionando uma pressão sistólica menor.

Consequentemente, o cálculo para 30% deve ser – PAS de treino: 120 + 0,3 × (160 – 120). Resultado igual a 132 mmHg. O indivíduo deve alcançar uma PA sistólica de 132 mmHg para a fase de aquecimento, o que reflete uma intensidade baixa de esforço.

Consequentemente, o cálculo para 50% deve ser – PAS de treino: 120 + 0,5 × (160 – 120). Resultado igual a 140 mmHg. O indivíduo deve alcançar uma PA sistólica de 140 mmHg para a fase de condicionamento, o que reflete uma intensidade moderada de esforço[1].

Questões relacionadas: 14, 23, 78, 79, 106, 115, 116, 160, 172, 221 e 223.

Referência

1. Oliveira FTO, Petto J, Gardenghi G. Exercício Físico em pacientes com dispositivos cardíacos eletrônicos implantáveis. In: Martins JA, Karsten M, dal Corso S. (Org.). PROFISIO Programa de Atualização em Fisioterapia Cardiovascular e Respiratória. 2ª ed. Porto Alegre: Artmed; 2015, v. 1, p. 60.

23

Resposta: Nesse caso o parâmetro mais importante é a percepção de dor torácica referida pelo paciente. Como o paciente é sintomático (sensível à isquemia) ao esforço, esse deve ser o parâmetro principal. O profissional que acompanha deve estar atento a isso e instruir o paciente a relatar qualquer desconforto que possa estar associado à isquemia significativa, como a dor torácica típica.

Além disso, a identificação de arritmias (extrassístoles ventriculares) é um parâmetro secundário válido, já que se associou à dor precordial típica durante o teste de esforço desse paciente[1].

Questões relacionadas: 1, 8, 11, 12, 14, 15, 18, 19, 22, 24, 36, 39, 42, 43, 46, 47, 48, 55, 58, 59, 61, 62, 63, 64, 71, 76, 78, 79, 89, 94, 95, 99, 100, 102, 106, 115, 116, 117, 120, 132, 146, 150, 157, 160, 163, 165, 172, 174, 181, 185, 187, 188, 193, 213, 215, 216, 217 e 228.

Referência

1. American College of Sports Medicine. Diretrizes do ACSM para os Testes de Esforço e sua Prescrição. 9. ed. Rio de Janeiro: Guanabara Koogan, 2014. Capítulo sobre Gerenciamento de Risco na Emergência.

Questões Comentadas em Cardiologia do Exercício

24

Resposta: As evidências sugerem que 3 a 5 minutos de obstrução da artéria braquial, pelo mesmo tempo de reperfusão já trazem resultados significativos. O número de séries deve ser de 3 a 5 séries com 20 a 30 mmHg acima da PAS de repouso. Nesse caso deve ser utilizado como referência o braço direito por representar a PA sistêmica (explicação no comentário da Questão 22). O manguito deve ser insuflado até 140 ou 150 mmHg. Há evidências, também, que realizam o precondicionamento isquêmico remoto com obstrução da artéria braquial a 200 mmHg. Tanto utilizar 20 a 30 mmHg acima da PAS de repouso ou utilizar 200 mmHg para obstrução está correto.

O capítulo de referência para essa questão não traz a prescrição da frequência semanal para a realização desse procedimento. No entanto, ao consultarmos os artigos utilizados como referência do capítulo, encontramos que para estimular a circulação colateral de modo crônico foi utilizada uma frequência de 3 a 5 vezes por semana.

O momento mais indicado para esse procedimento é antes do início dos exercícios neuromusculares ou cíclicos, pois ele melhora acentuadamente o desempenho e ajuda a prevenir eventos isquêmicos durante o exercício[1].

Questões relacionadas: 1, 8, 11, 12, 14, 19, 23, 36, 39, 42, 43, 46, 47, 48, 58, 59, 61, 62, 63, 76, 89, 94, 95, 99, 100, 102, 115, 116, 117, 120, 132, 146, 150, 157, 163,165, 181, 185, 187, 188, 193, 213, 215, 216, 217 e 228.

Referência

1. Martinez DG. Implicações clínicas do pré-condicionamento isquêmico. PROFISIO, ciclo 3, 2017.Vol. 3. p. 57-74.

25

Resposta   E

Comentário: A estrutura e a fisiologia contrátil do músculo esquelético são bem parecidas com a do músculo cardíaco. No entanto, existem diferenças importantes, como a ausência de canais de di-hidropiridina no músculo cardíaco. No lugar dos canais de di-hidropiridina, o músculo cardíaco apresenta canais tipo L (canais lentos) de entrada de cálcio[1]. Durante a despolarização do sarcolema, esses canais são ativados e permitem a entrada de cálcio do meio extracelular para o intracelular. Essa pequena quantidade de cálcio que entra ativa a abertura dos canais de rianodina, presentes na membrana do retículo sarcoplasmático, que liberam mais de 90% do cálcio responsável por se ligar à troponina T[1] (Figura 1). Também, de modo diverso do músculo esquelético, no músculo cardíaco há um espaço entre a membrana do túbulo T e a do retículo sarcoplasmático. Esse espaço é mantido por uma proteína denominada janctofilina[2] (Figura 1). Observe que no músculo esquelético o espaço entre as membranas dos túbulos T, que são parelhas, e o retículo sarcoplasmático é mantido pela proteína MG-29 (sarcalumenina)[3]. Outra diferença entre o músculo cardíaco e esquelético é que a reconstituição da concentração de cálcio durante o relaxamento da fibra no músculo cardíaco tem a participação de um trocador de sódio-cálcio, conhecido como NCX[1] (Figura 1). Esse trocador, situado no sarcolema, envia uma molécula de cálcio do citosol para o meio externo contra o seu gradiente eletroquímico, enquanto permite a entrada de 3 moléculas de sódio para o interior da célula a favor do seu gradiente eletroquímico (sistema antiporte). O sódio que entra na célula nesse processo é removido pela sódio-potássio ATPase[1].

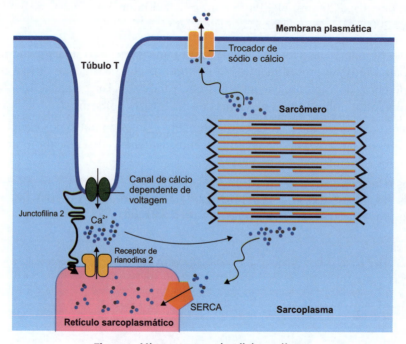

Figura 1. Microestrutura da célula cardíaca[2].

Questões relacionadas: 2, 9, 10, 16, 17, 26, 27, 49, 66, 67, 75, 84, 112, 118, 126, 136, 152, 153, 177, 179, 180, 203 e 204.

Referências
1. Silverthorn DU. Fisiologia Humana: Uma abordagem integrada. 2010. 5ª Edição. Porto Alegre: Artmed. Capítulo 14: Fisiologia Cardiovascular. pp. 491-8.
2. Garbino A, Wehrens XHT. Emerging role of junctophilin-2 as a regulator of calcium handling in the heart. Acta Pharmacologica Sinica 2010;31: 1019–21; doi: 10.1038/aps.2010.116.
3. Brotto MAP, Nagaraj RY, Brotto LS, Takeshima H, Ma J, Nosek TM. Defective maintenance of intracellular Ca2+ homeostasis is linked to increased muscle fatigability in the MG29 null mice. Cell Research. 2004; 14(5):373-8.

Questões Comentadas em Cardiologia do Exercício

167

26

Resposta **C**

Comentário: O choque é tema recorrente em provas de residência hospitalar de Fisioterapia e Medicina. Ele é caracterizado por um desequilíbrio entre a oferta e a necessidade de oxigênio tecidual e celular, sem a obrigatoriedade de ocorrer hipotensão arterial sistêmica. Quatro são os estados de choque com base nos padrões hemodinâmicos: hipovolêmico, cardiogênico, obstrutivo e distributivo. A questão em análise se reporta a um choque hipovolêmico resultante de uma hemorragia ou desidratação profunda. A figura apresentada antes da questão gera confusão no leitor, pois pode reportar a ideia de um choque cardiogênico e não hipovolêmico. No choque hipovolêmico, a menor quantidade de sangue que chega às cavidades cardíacas promove menor estiramento da fibra muscular, acarretando diminuição da contratilidade e do débito cardíaco. Portanto, há redução da pressão de enchimento e do volume diastólico das câmaras[1].

Questões relacionadas: 2, 9, 10, 16, 17, 25, 27, 29, 49, 66, 67, 75, 84, 112, 118, 126, 136, 152, 153, 177, 179, 180, 203 e 204.

Referência
1. Knobel E, Assunção MSC, Fernandes HS. Monitorização hemodinâmica no paciente grave. 2013. São Paulo: Atheneu. Capítulo 20: Classificação dos Estados de Choque.

27

Resposta **E**

Comentário: O choque é caracterizado por um desequilíbrio entre a oferta e a necessidade de oxigênio tecidual e celular, sem a obrigatoriedade de ocorrer hipotensão arterial sistêmica. Quatro são os estados de choque com base nos padrões hemodinâmicos: hipovolêmico, cardiogênico, obstrutivo e distributivo. A questão em análise se reporta a um choque cardiogênico, passível de ser resultado de várias situações: infarto agudo do miocárdio, falência ventricular esquerda, miocardite, arritmias, lesões valvares e disfunção miocárdica secundária à sepse. Dependendo da causa e da intensidade do acometimento (p. ex., extensão do infarto), as repercussões podem ser distintas, sobretudo sobre a complacência das câmaras e, em consequência, sobre as pressões de enchimento. A questão não cita a causa e o grau do comprometimento cardíaco. Portanto, pode ocorrer tanto aumento como diminuição da complacência e das pressões de enchimento ventriculares, como também não haver alteração na complacência e na pressão de enchimento. Por exemplo, caso o choque seja decorrente de um infarto com grande extensão (obstrução de artéria descendente anterior), a complacência ventricular pode aumentar devido a um aneurisma

168

Questões Comentadas em Cardiologia do Exercício

ventricular decorrente do infarto ou diminuir por causa da necrose miocárdica. Portanto, uma diminuição da complacência produz um aumento na pressão de enchimento (dificuldade de o sangue encher a câmara ventricular devido à rigidez da parede) e um aumento da complacência ocasiona uma diminuição da pressão de enchimento (pré-carga aumenta). Normalmente, após o infarto ocorre diminuição da complacência, consequente aumento na pressão de enchimento e redução da pré-carga. Isso desencadeia diminuição do débito cardíaco, o que, por consequência, caracteriza um choque cardiogênico de baixo débito[1]. Analisando as alternativas descartamos logo de início as alternativas A e D. Não ocorre hiperóxia (alternativa A) e aumento da pós-carga (alternativa D) no choque cardiogênico; como já explicado, ocorre justamente o contrário. No entanto, as alternativas B, C e E são plausíveis. É possível que o elaborador da questão tenha desenvolvido o raciocínio pelo que normalmente mais se observa na prática. Com frequência, observamos questões como essa em provas de concurso, que dão margem para mais de uma resposta. Caso não haja, dentro do tempo hábil que o concurso propõe, nenhum recurso consubstanciado em relação à questão, prevalecerá a resposta do executor da pergunta.

Questões relacionadas: 2, 9, 10, 16, 17, 25, 26, 29, 49, 66, 67, 75, 84, 112, 118, 126, 136, 152, 153, 177, 179, 180, 203, 204 e 218.

Referência

1. Knobel E, Assunção MSC, Fernandes HS. Monitorização hemodinâmica no paciente grave. 2013. São Paulo: Atheneu. Capítulo 20: Classificação dos Estados de Choque.

28

Resposta C

Comentário: De acordo com a V Diretriz da Sociedade Brasileira de Cardiologia sobre Tratamento do Infarto Agudo do Miocárdio com Supradesnível do Segmento ST[1], o diagnóstico do infarto agudo do miocárdio (IAM) deve ser realizado com base na verificação simultânea: dos sintomas do paciente; da dosagem das formas cardíacas das troponina I e T; da dosagem da concentração plasmática da creatinaquinase-MB (CK-MB massa) por meio de imunoensaio; e da realização de um eletrocardiograma de 12 derivações. Em conjunto, esses métodos fornecem uma excelente acurácia para o diagnóstico do IAM. Na questão em análise, apenas é fornecido um desses critérios diagnósticos, o eletrocardiograma. No entanto, é sabido que, por si só, o eletrocardiograma não é suficiente para um diagnóstico absoluto de IAM, mesmo na presença de sintomas típicos, pois ele pode não apresentar supradesnivelamento do segmento ST (IAM sem supra de ST), como o supradesnivelamento pode ser resultado, por exemplo, de uma miocardite ou pericardite, que apresentam sintomas similares ao IAM[1]. A reabilitação cardiovascular é uma das terapias mais indicadas para o tratamento de pacientes que tiveram IAM, podendo ser iniciada 72 horas após o IAM se o paciente estiver clinicamente estabilizado[2].

Questões relacionadas: 61, 95, 120, 125 e 185.

Referências
1. V Diretriz da Sociedade Brasileira de Cardiologia sobre Tratamento do Infarto Agudo do Miocárdio com Supradesnível do Segmento ST. Sociedade Brasileira de Cardiologia • ISSN-0066-782X • Volume 105, Nº 2, Supl. 1, Agosto 2015.
2. Carvalho T, Milani M, Ferraz AS, Silveira AD, Herdy AH, Hossri CAC et al. Diretriz Brasileira de Reabilitação Cardiovascular – 2020. Arq Bras Cardiol. 2020; 114(5):943-87.

Resposta D

Comentário: O choque é uma síndrome caracterizada por um desequilíbrio entre a oferta e a utilização de oxigênio tecidual e celular, ou seja, chega menos oxigênio ao tecido ou célula do que o necessário[1]. A questão em análise se reporta a um trauma que gerou hemorragia classe II. Quatro são as classes de um choque hipovolêmico, descritos no Quadro 1[2]. Consultando o quadro, é possível observar que na classe II, a que se refere à questão, ocorre taquicardia (frequência cardíaca acima de 100 bpm) e a pressão arterial média (PAM) está normal. No entanto, a questão se reporta à pressão arterial diastólica (PAD). A PAM reflete como a pressão se comporta dentro de um ciclo cardíaco; portanto, o cálculo da PAM DAE feito da seguinte maneira: (PAD × 2) + PAS ÷ 3[1]. A PAM é, assim, calculada em repouso, pois o tempo de diástole é, em média, duas vezes maior que o tempo de sístole no ciclo cardíaco. Na classe II do choque hipovolêmico, a perda sanguínea está em torno de 750 a 1.500 mL.min, o que provoca queda da pressão arterial sistólica (PAS), já que essa se correlaciona diretamente com o volume ejetado pelo ventrículo. Como a PAS cai e a PAM se mantém, é racional pensar que a PAD sobe. A elevação da PAD é uma resposta reflexa do sistema cardiovascular mediada pelo sistema nervoso autônomo (centro cardiorrespiratório), que gera aumento da frequência cardíaca e vasoconstrição, na tentativa de manter o fluxo no sistema nervoso central[1].

Quadro 1. Classificação da gravidade da hipovolemia.

	Classe I	Classe II	Classe III	Classe IV
Perda sanguínea (mL.min)	~ 750	750 a 1.500	1.500 a 2.000	> 2.000
Frequência cardíaca (bpm)	< 100	> 100	> 120	> 140
Pressão arterial média (mmHg)	Normal	Normal	Diminuída	Diminuída
Pressão de pulso (mmHg)	Normal	Diminuída	Diminuída	Diminuída
Frequência respiratória (vpm)	14 a 20	20 a 30	30 a 40	> 35
Volume urinário (mL/h)	> 30	20 a 30	5 a 15	< 5
Estado mental	Ansiedade leve	Ansiedade moderada	Confuso	Confuso e letárgico

Adaptado de Advanced Trauma Life Support Course for Physicians[2]. vpm: ventilação por minuto.

Questões relacionadas: 26 e 27.

Referências

1. Knobel E, Assunção MSC, Fernandes HS. Monitorização hemodinâmica no paciente grave. 1ª Edição. 2013. São Paulo: Atheneu. Capítulo 20. Classificação dos Estados de Choque.
2. Trauma ACoSCo. Advanced Trauma Life Support for Doctors, Student Course Manual (ATLS). 8th ed: American College of Surgeons; 2002.

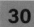

Resposta A

Comentário: A síndrome de Cushing (SC) é caracterizada por elevação da produção de cortisol pelas glândulas suprarrenais. Do ponto de vista clínico, a SC está associada aos seguintes sinais e sintomas: ganho ponderal, normalmente central, sem explicação plausível; espessamento dos traços faciais (face da lua cheia); aumento do coxim adiposo dorsocervical (giba de búfalo). Outros achados são: hipertensão arterial sistêmica (HAS), resistência insulínica, diminuição ou cessação do fluxo menstrual em mulheres em fase reprodutiva, diminuição da libido em homens, hirsutismo, fraqueza muscular e equimoses espontâneas. O excesso de cortisol aumenta a retenção de sódio e água, promovendo expansão do volume, sendo uma das consequências da síndrome relacionada com o surgimento de HAS em cerca de 80% dos casos. Esse quadro de HAS, associado ao aumento de volume sanguíneo, pode resultar em hipertensão craniana, o que provoca, de forma reflexa, bradicardia e bradipneia. Portanto, a tríade da SC secundária à hipertensão craniana é a HAS, bradicardia e a bradipneia (abaixo de 12 vpm). A elevação do cortisol na SC pode ser dependente ou independente do aumento do hormônio adrenocorticotrófico produzido pela hipófise anterior (adeno-hipófise). Quando há elevação do cortisol decorrente da elevação do hormônio adrenocorticotrófico, secundário a um tumor na adeno-hipófise, a designação específica é doença de Cushing. A hipersecreção de cortisol, dependente da elevação do hormônio adrenocorticotrófico, pode ser também em resposta a outras causas, como carcinoma de pequenas células do pulmão ou tumor carcinoide[1].

Questão relacionada: 203.

Referência

1. Knobel E, Assunção MSC, Fernandes HS. Monitorização hemodinâmica no paciente grave. 1ª Edição. 2013. São Paulo: Atheneu. Capítulo 20. Classificação dos estados de choque.

Resposta B

Comentário: O estabelecimento de um ponto de corte para determinação da capacidade funcional normal utilizando-se o MET não é simples. Muitas foram as equações elaboradas para esse cálculo. Kim *et al.*[1] produziram um trabalho que avaliou as principais equações de cálculo do MET e concluíram que as duas que tiveram melhor acurácia foram: MET ideal = 18 − (0,15 × idade) para homens e MET ideal = 14,7 − (0,13 × idade) para mulheres. Se o indivíduo alcançar pelo menos 85% do valor previsto, a capacidade funcional é considerada normal[2]. De modo geral, para homens e mulheres com menos de 66 anos o risco de mortalidade por todas as causas aumenta se o MET for menor que 7 e 5, respectivamente. A partir dos 80 anos, o ponto de corte é fixo, 4 para homens e 3,2 para mulheres[2]. Portanto, no caso proposto a conta é: 18 − (0,15 × 50), que é igual a um MET de 10,5.

Questões relacionadas: 32, 34, 40, 41, 44, 116, 123, 124, 125, 145 e 148.

Referências

1. Kim ESH, Ishwran H, Blackstone E, Lauer MS. External prognostic validations and comparisons of age and Gender-ajusted exercise capacity predictions. J Am Col Cardiol. 2007; 50:1867-75.
2. Tratado de Cardiologia da SOCESP/editores Carlos V. Serrano Jr, Ari Timerman, Edson Stefanini – 2ª ed. Barueri: Manole; 2009. Capítulo 4 da Seção 4. p. 265-89.

32

Resposta C

Comentário: Diversos são os estudos que avaliaram o comportamento da FC e estabeleceram risco de morte e de novos eventos cardiovasculares em cardiopatas (parada cardíaca, infarto agudo do miocárdio e isquemia coronária). O estudo Framingham acompanhou 1.575 homens por 8 anos e verificou que entre 327 que não alcançaram 85% da FC máxima prevista, 6% morreram e 14% apresentaram eventos cardiovasculares, contra 3% e 4% entre os que alcançaram pelo menos 85% da FC prevista[1]. Outros estudos apontam no mesmo sentido, demonstrando que a incompetência cronotrópica aumenta o risco de eventos cardiovasculares e morte[2,3]. O índice cronotrópico é calculado pela seguinte equação: FC obtida − FC de repouso ÷ FC máxima prevista (220 − idade) − FC de repouso. Um índice cronotrópico desejável é de pelo menos 0,8[4]. No caso em questão, o cálculo do índice cronotrópico é igual a 0,66. A pergunta é difícil, pois profissionais que não estão em constante contato com TEFM não utilizam com frequência a equação que calcula o índice cronotrópico. É mais comum utilizarmos na prática o porcentual de pelo menos 85% da $FC_{máx.}$ prevista para se considerar um comportamento normal da FC durante o TEFM[4]. Nesse sentido, se observarmos com atenção a pergunta, podemos observar que o paciente alcançou menos de 85% da $FC_{máx.}$ prevista, durante o TEFM. Isso nos reporta a ideia de que o índice cronotrópico não pode ser normal. A única alternativa que coaduna com essa ideia é a alternativa C, já que nas demais alternativas os valores do índice cronotrópico, de acordo com o valor de corte proposto (0,8), estão dentro da normalidade. Outro ponto a ser destacado é que o índice cronotrópico não deve ser utilizado caso o paciente faça uso de fármacos depressores da FC, como os betabloqueadores.

Questões relacionadas: 31, 34, 40, 41, 44, 116, 123, 124, 125, 145 e 148.

Referências

1. Lauer MS, Okin PM, Larson MG, Evans JC, Levy D. Imparied heart rate response to graded exercise. Prognostic implications of chronotropic imcompetence in the Framingham Heart Stud. Circulation. 1996; 93:1520-6.
2. Lauer MS, Methta R, Pashkow FJ, Okin PM, Lee K, Marwick TH. Association of chronotropic imcompetence with echocardiographic ischemia and prognosis. J Am Coll Cardiol. 1998; 32:1280-6.
3. Mora S, Redberg RF, Cui Y, Whiteman MK, Flaws JA, Sharret AR et al. Ability of exercise testing to predict cardiovascular and all-cause death in asymptomatic women. A 20-year follow-up of the lipid research clinics prevalence study. JAMA. 2003; 290:1600-7.
4. Tratado de Cardiologia da SOCESP/editores Carlos V. Serrano Jr, Ari Timerman, Edson Stefanini – 2ª ed. Barueri: Manole; 2009. Capítulo 4 da Seção 4. p. 265-89.

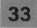

Resposta E

Comentário: Os quimiorreceptores periféricos estão localizados nos corpos carotídeos e no arco aórtico, enquanto os centrais são encontrados na região do bulbo ventrolateral no tronco encefálico. Os quimiorreceptores periféricos são sensíveis especialmente à saturação de oxigênio e os centrais à concentração de gás carbônico. Os quimiorreceptores são formados por células glomosas do tipo I e II. As células do tipo I são as responsáveis pela produção de neurotransmissores, como acetilcolina, dopamina e noradrenalina. Já as do tipo II são células responsáveis pela estrutura desses quimiorreceptores. Estudos têm demonstrado que pessoas com IC apresentam hiperativação desses receptores quando comparadas a pessoas sadias, o que pode explicar, em parte, uma retroalimentação positiva da IC. O exercício físico praticado com cronicidade regula a atividade desses receptores, melhorando as condições física e clínica de pacientes com IC.

Questões relacionadas: 4, 41, 54, 56, 57, 65, 68, 72, 73, 90, 122, 128, 130, 131, 132, 134, 135, 138, 139, 140, 141, 142, 143, 146, 149, 195, 211 e 226.

Referência

1. Negrão CE, Barretto ACP, Rondon, MUPB DU. Cardiologia do exercício: do atleta ao cardiopata. 2019. 4ª Edição. Barueri: Manole. Capítulo 20: p. 463-77.

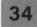

Resposta E

Comentário: De modo geral, 6 são os fatores que interferem diretamente no resultado do $VO_{2máx.}$ de um TEFM. Os modificáveis são: modalidade do ergômetro, grau prévio de atividade física e tamanho e composição corporal. Os não modificáveis são: idade, sexo e hereditariedade. As mulheres alcançam escores de VO$_{2máx.}$ 15% a 30% menores que os seus congêneres masculinos. Se forem considerados os valores absolutos, essa diferença é ainda maior. Uma das principais explicações para essa diferença é o quantitativo de hemoglobina 10% a 14% maior nos homens. A idade é claramente um fator que altera a capacidade funcional. Estudos apontam que o VO$_{2máx.}$ (litros.minuto), após os 16 anos no sexo feminino e 17 anos no sexo masculino, começa a decair. Em ambos os sexos, a queda mais acentuada ocorre a partir dos 25 anos. A hereditariedade é outro fator que pode alterar o VO$_{2máx.}$. De Bouchard C *et al.* avaliaram 15 pares de gêmeos monozigotos e 15 pares de gêmeos dizigotos criados na mesma cidade e cujos pais pertenciam à mesma estrutura socioeconômica. A hereditariedade foi responsável por 93% das diferenças observadas no VO$_{2máx.}$. A capacidade de produção energética glicolítica e a frequência cardíaca máxima alcançada no TEFM apresentavam determinação genética de 81% e 86%, respectivamente. De modo geral, pesquisadores estimam o efeito genético em cerca de 20% a 30% para o VO$_{2máx.}$ e em 50% para a frequência cardíaca máxima. Embora na prática seja difícil estabelecer a influência genética, é importante entender que ela age na resposta aguda e crônica ao exercício. Outro ponto a ser aventado é que a soma de todos os fatores é que determina o VO$_{2máx.}$. Cada indivíduo apresenta um porcentual maior ou menor de influência dos fatores modificáveis ou não modificáveis sobre o VO$_{2máx.}$[1].

Questões relacionadas: 31, 32, 40, 41, 44, 116, 123, 124, 125, 145 e 148.

Referência
1. McArdle, William D. Fisiologia do exercício: nutrição, energia e desempenho humano. 8ª Edição. Rio de Janeiro. Editora Guanabara Koogan, 2016. Capítulo 11. p. 240-3.

Resposta   E

Comentário: O exercício físico de rendimento pode provocar alterações cardíacas que são consideradas fisiológicas e outras patológicas. É importante para os profissionais de reabilitação cardíaca, e mesmo para os que trabalham com esporte amador ou profissional, saber distinguir alterações fisiológicas das que são sugestivas de cardiopatia. Dentre essas alterações destacam-se, nessa pergunta, as eletrocardiográficas. A seguir temos a Tabela 1 extraída da Diretriz em Cardiologia do Esporte e do Exercício da Sociedade Brasileira de Cardiologia e da Sociedade Brasileira de Medicina do Esporte[1] mostrando as alterações eletrocardiográficas fisiológicas e as sugestivas de cardiopatia nessa população.

Tabela 1. Alterações eletrocardiográficas fisiológicas versus sugestivas de cardiopatias.

Achados fisiológicos em ECG de atletas	Achados patológicos em ECG de atletas
Bradicardia sinusal (FC > 30 bpm)	Inversão da onda T > 1 mm em 2 ou mais derivações (exceto DIII, aVR e V1)
Arritmia sinusal	Infradesnível do segmento ST > 0,5 mm em 2 ou mais derivações
Ritmo atrial ectópico	Ondas Q patológicas > 3 mm ou > 40 ms em 2 ou mais derivações (exceto DIII e aVR)
Ritmo de escape juncional	Bloqueio completo do ramo esquerdo
BAV 1º grau (PR > 200 ms)	Atraso inespecífico da condução com QRS > 140 ms
BAV 2º grau Mobitz I (Wenckebach)	Desvio do eixo elétrico de -30° a 90°
Bloqueio do ramo direito incompleto	Sobrecarga de átrio esquerdo
Critério isolado de voltagem QRS para HVE	Padrão de hipertrofia ventricular direita com RV1 + SV5 > 10,5 mm e desvio de eixo > 120°
	Pré-excitação ventricular
Repolarização precoce	Intervalo QT > 470 em homens e > 480 em mulheres
Elevação em domo do segmento ST acompanhada de inversão da onda T de V1 a V4 em atletas afrodescendentes	Intervalo QT < 320 ms
	Padrão de Brugada
	Bradicardia sinusal < 30 bpm ou pausas sinusais > 3 s
	Taquiarritmia atrial
	Extrassístoles ventriculares com 2 ou mais episódios em ECG de 10 segundos
	Extrassístoles ventriculares pareadas e TVNS

BAV: bloqueio atrioventricular; bpm: batimentos por minuto; ECG: eletrocardiograma; FC: frequência cardíaca; HVE: hipertrofia do ventrículo esquerdo; TVNS: taquicardia ventricular não sustentada.

Questões relacionadas: 13, 19, 51, 56, 57, 58, 59, 60, 67, 80, 102, 147, 168 e 206.

Referência

1. Ghorayeb N, Stein R, Daher DJ, Silveira AD, Ritt LEF, Santos DFP et al. Atualização da Diretriz em Cardiologia do Esporte e do Exercício da Sociedade Brasileira de Cardiologia e da Sociedade Brasileira de Medicina do Esporte – 2019. Arq Bras Cardiol. 2019; 112(3):326-68.

Resposta D

Comentário: Arritmia cardíaca é todo distúrbio na formação ou na condução do estímulo elétrico cardíaco que provoque alteração na regularidade e/ou na frequência dos batimentos cardíacos. Embora não exista consenso na literatura, as arritmias cardíacas podem ser

Questões Comentadas em Cardiologia do Exercício

175

classificadas simplificadamente em cronotrópicas, dromotrópicas e mistas. As cronotrópicas são consequentes da alteração na formação do impulso elétrico, que é diretamente dependente da função do nodo sinusal. As dromotrópicas ocorrem por alteração na condução do impulso elétrico e as mistas são decorrentes da associação dos dois mecanismos arritmogênicos. A taquicardia ventricular é diagnosticada pelo ECG de repouso, de exercício ou de 24 horas. Caracteriza-se pela presença de três ou mais complexos QRS prematuros, morfologicamente anormais, com duração maior do que 120 milissegundos, associados à inversão do segmento ST e onda T. Apresentam morfologia única (monomórficas) ou variada (polimórficas). Pode ser paroxística (início súbito), ou seja, sem ser precedida por pródromos ou não paroxística. A TV pode ainda ser classificada como TV sustentada, quando a sua duração exceder 30 segundos, ou não sustentada, com duração inferior a 30 segundos. Portanto, na questão observamos um traçado eletrocardiográfico compatível com taquicardia ventricular polimórfica não sustentada. Denomina-se TV em salva aquela que ocorre com cinco ou mais complexos QRS aberrantes seguidos. Uma TV não sustentada e sustentada é um tipo de taquicardia ventricular em salva.[1] Isso pode gerar confusão nessa questão, pois o candidato pode pensar em duas alternativas corretas, a D e a E. Como mais comumente se utiliza o termo TV sustentada e não sustentada, a melhor opção é a letra D. É de suma importância atentar para esse tipo de questão, pois em muitos concursos nos deparamos com questões como essa e nesses casos devemos optar pela alternativa de maior probabilidade, pois isso nos permite, quando necessário, encaminhar recurso à organização do concurso.

Questões relacionadas: 1, 8, 11, 12, 14, 19, 20, 21, 23, 24, 39, 42, 43, 46, 47, 48, 56, 57, 58, 59, 61, 62, 63, 76, 80, 87, 89, 94, 95, 99, 100, 102, 115, 116, 117, 120, 132, 144, 146, 150, 157, 163, 165, 181, 185, 187, 188, 193, 213, 215, 216, 217 e 228.

Referência

1. Oliveira FTO, Petto J, Gardenghi G. Exercício físico em pacientes com dispositivos cardíacos eletrônicos implantáveis. In: Martins JA, Karsten M, dal Corso S (Org.). PROFISIO Programa de Atualização em Fisioterapia Cardiovascular e Respiratória. 2ª ed. Porto Alegre: Artmed; 2015, v. 1.

37

Resposta   B

Comentário: As duas classificações mais utilizadas para a doença arterial obstrutiva periférica é a de Fontaine e a de Rutherford. O quadro a seguir, traduzido das Diretrizes da ESC[1], apresenta essas duas classificações. A claudicação leve se refere à claudicação que surge após 200 metros de caminhada em velocidade habitual (IIa) e a moderada a grave, abaixo de 200 metros (IIb)[1].

	Classificação de Fontaine		Classificação de Rutherford	
Estágio	Manifestação clínica	Grau	Categoria	Manifestação clínica
I	Assintomático	0	0	Assintomático
IIa	Claudicação leve	I	1	Claudicação leve
IIb	Claudicação moderada a grave	I	2	Claudicação moderada
III	Dor isquêmica em repouso	I	3	Claudicação grave
		II	4	Dor isquêmica de repouso
IV	Úlcera ou gangrena	III	5	Lesão tecidual menor
		III	6	Lesão tecidual maior

Questões relacionadas: 39, 45, 46, 154, 227, 228 e 229.

Referência

1. 2017 ESC Guidelines on the Diagnosis and Treatment of Peripheral Arterial Diseases, in collaboration with the European Society for Vascular Surgery (ESVS). European Heart Journal. 2018; 39:763–821. doi:10.1093/eurheartj/ehx095.

38

Resposta   A

Comentários: O teste de caminhada de 6 minutos (TC6 m) foi uma adaptação do teste de 12 minutos de Cooper[1]. Criado com a finalidade de avaliar a capacidade funcional submáxima, principalmente de indivíduos com enfermidades cardíacas ou respiratórias, hoje o teste serve para traçar diagnóstico, prognóstico e verificar a efetividade do tratamento com o exercício físico nessa população[2]. Contudo, o teste tem sido validado em diversas populações, incluindo pacientes com fibromialgia, acidente vascular encefálico, amputações, obesidade mórbida, síndrome de Down, Alzheimer e paralisia cerebral[3-8]. Em pacientes com disfunções cardíacas mais graves, o TC6m pode ser máximo[1]. Mesmo quando o TC6m não é máximo, ele apresenta correlação moderada a forte com o consumo máximo de oxigênio do teste de esforço físico máximo (TEFM)[2]. De acordo com as recomendações da American Thoracic Society (ATS), a familiarização do teste é essencial para um resultado confiável. Portanto, é necessária a realização de dois testes para que um resultado seguro seja obtido[2]. Devido ao seu caráter de duração controlada, o TC6m sofre influência da padronização e, por isso, deve seguir as recomendações descritas pela diretriz da ATS. Dentre as recomendações da ATS, é permitido que o paciente pare para descansar durante o teste, porém, a contagem do tempo continua. As contraindicações ao TC6m são praticamente as mesmas de um TEFM, como, por exemplo, um paciente que sofreu infarto há menos de 72 horas.

Questão relacionada: 171.

Referências

1. Dourado VZ, Vidotto MC, Guerra RLF. Equações de referência para os testes de caminhada de campo em adultos saudáveis. J Bras Pneumol. 2011; 37(5):607-14.
2. American Thoracic Society; American College of Chest Physicians. ATS/ACCP Statement on cardiopulmonary exercise testing. Am J Respir Crit Care Med. 2003; 167(2):211-77.
3. King S, Wessel J, Bhambhani Y, Maikala R, Sholter D, Maksymowych W. Validity and reliability of the 6 minutes walk in persons with fibromyalgia. J Rheumatol. 1999; 26(10):2233-7.
4. Lin SJ, Bose NH. Six-minute walk test in persons with transtibial amputation. Arch Phys Med Rehabil. 2008; 89 (12): 2354-9.
5. Beriault K, Carpentier AC, Gagnon C, Menard J, Baillargeon JP, Ardilouze JL et al. Reproducibility of the 6-minute walk test in obese adults. Int J Sports Med. 2009; 30(10):725-7.
6. Vis JC, Thoonsen H, Duffels MG, de Bruin-Bon RA, Huisman SA, van Dijk AP et al. Six-minute walk test in patients with Down syndrome: validity and reproducibility. Arch Phys Med Rehabil. 2009; 90(8):1423-7.
7. Ries JD, Echternach JL, Nof L, Gagnon Blodgett M. Test-retest reliability and minimal detectable change scores for the timed "up & go" test, the six-minute walk test, and gait speed in people with Alzheimer disease. Phys Ther. 2009; 89(6):569-79.
8. Maher CA, Williams MT, Olds TS. The six-minute walk test for children with cerebral palsy. Int J Rehabil Res. 2008; 31(2):185-8.

Resposta A

Pelas características clínicas da paciente, é possível inferir inicialmente a presença de doença arterial periférica de membro inferior (DAPMI). A paciente apresenta os principais fatores desencadeantes, que são: idade igual ou superior a 65 anos, hipertensão arterial sistêmica, diabetes melito, dislipidemia e histórico de tabagismo.

Associado a isso foi realizado o teste de caminhada com carga constante na esteira ergométrica e observado que durante o teste a paciente apresentou claudicação e teve de interromper o teste por dor em membro inferior. Todas essas características nos remetem ao diagnóstico de DAPMI[1].

Resposta B: Uma das formas de fortalecer esse diagnóstico é mensurar o índice tornozelo-braquial (ITB). Esse índice é calculado pela divisão da pressão arterial sistólica (PAS) de membro inferior pela PAS de membro superior. Utiliza-se como referência para esse cálculo a maior PAS do membro superior. Se o valor do ITB for menor que 0,9, o diagnóstico é de DAPMI. O ITB faz parte do exame físico (avaliação clínica), é rápido, de alta reprodutibilidade e baixo custo[1].

Cálculo do ITB para esse caso:

Membro Inferior Direito

ITB = PAS da perna direita (tornozelo) ÷ maior PAS de membro superior (braquial)

ITB = 130 ÷ 130 = 1. Sem DAPMI.

Membro Inferior Esquerdo

ITB = PAS de perna esquerda ÷ maior PAS de membro superior

ITB = 100 ÷ 130 = 0,76. Com DAPMI

Resposta C: Existem várias maneiras de se prescrever exercício para pacientes com DAPMI.

Apresentaremos aqui a maneira como o nosso grupo trabalha[2,3]:

1. Teste de tolerância máxima à caminhada (TTMC) com carga constante: colocamos o paciente na esteira ergométrica em velocidade de caminhada habitual (2,0 km/h a 3,5 km/h) e verificamos durante quanto tempo o paciente consegue caminhar até o limite da dor. A velocidade é estabelecida de acordo com a condição clínica e com o que o paciente refere de atividades de vida diária. Quanto melhor a condição clínica e quanto mais ativo for o paciente, maior será a velocidade escolhida para o teste. Caso o paciente consiga deambular mais de 5 minutos, fazemos outro teste em outro dia, com velocidade maior. O importante é que o paciente caminhe em uma velocidade em que ele não consiga alcançar um tempo maior que 5 minutos.

2. Nas sessões, fazer com que o paciente caminhe pelo menos 5 a 7 vezes o tempo total que ele alcançou no TTMC: para que o treinamento seja efetivo, é necessário que o paciente deambule pelo menos 5 a 7 vezes o tempo total do TTMC em cada sessão. Para isso é necessário que o exercício seja intervalado. Por exemplo, se o paciente conseguiu deambular 4 minutos em uma velocidade de 3 km/h, ele terá de deambular durante a sessão pelo menos 20 minutos ou até 28 minutos na mesma velocidade do teste (3 km/h). Para isso o exercício é realizado de forma intervalada.

3. Cada série de caminhada deve ter um tempo de pelo menos 80% do tempo total do TTMC: como dissemos antes, o trabalho será intervalado; portanto, dividiremos esse tempo total (vamos considerar 20 minutos) em 5 séries. De que forma? Colocaremos esse paciente na esteira na velocidade em que foi realizado o TTMC (3 km/h) durante 80% do tempo atingido, ou seja (4 minutos × 0,8 = 3 min 20 s), em cada série. Para que ele alcance os 20 minutos necessários, precisará fazer isso pelo menos 6 vezes.

4. Determinar o intervalo passivo: o paciente realizará cada tempo de 80% com intervalo passivo (sentado) entre as séries. Esse tempo é relativo, mas normalmente aguardamos 1 a 3 minutos para que o paciente se recupere (dor do MI).

5. Frequência semanal: de 2 a 4 vezes por semana é o ideal para que os objetivos sejam alcançados. Normalmente iniciamos com duas vezes e, posteriormente, evoluímos para quatro.

Questões relacionadas: 1, 8, 11, 12, 14, 19, 23, 24, 36, 37, 42, 43, 45, 46, 47, 48, 58, 59, 61, 62, 63, 76, 89, 94, 95, 99, 100, 102, 115, 116, 117, 120, 132, 146, 150, 154, 157, 163, 165, 181, 185, 187, 188, 193, 213, 215, 216, 217, 228 e 229.

Referências

1. 2017 ESC Guidelines on the Diagnosis and Treatment of Peripheral Arterial Diseases, in collaboration with the European Society for Vascular Surgery (ESVS). European Heart Journal. (2018) 39, 763–821. doi:10.1093/eurheartj/ehx095.
2. Petto J, Sacramento MS, Almeida FOB, Farias JBF, Rosa EA. Physical exercise for skin ulceration secondary to peripheral disease. Int J Cardiovasc Sci. 2019; 32(6):645-9. DOI: 10.5935/2359-4802.20190021.
3. Petto J, Almeida FOB, Vasques LMR. Eficácia de um programa de condicionamento físico intervalado sobre a tolerância a caminhada em um indivíduo com doença arterial obstrutiva periférica. Fisioter Bras. 2011; 12(6):459-62.

Questões Comentadas em Cardiologia do Exercício

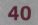

40

Resposta A

Comentário: Durante a realização do TEFM, há critérios bem estabelecidos para a interrupção do teste, descritos por várias entidades em cardiologia no mundo, que, inclusive, podem ser utilizados em programas de RCVS. O Quadro 1 lista os principais critérios absolutos e relativos a serem observados para a interrupção do TEFM. Os relativos são alertas analisados pelo profissional que acompanha o paciente e que decide pela interrupção ou não do TEFM ou exercício[1,2]. Destacamos a proposição I da questão, que versa sobre a queda da pressão arterial. Esse só é critério absoluto quando ocorre em intensidades moderadas, pois em mulheres sadias é relativamente comum isso ocorrer em intensidades de esforço leves (abaixo de 3 METs)[1-3].

Quadro 1. Critérios absolutos e relativos à interrupção do teste de esforço físico máximo.

Critérios absolutos	Critérios relativos
Queda na pressão sistólica maior ou igual a 10 mmHg após elevação da carga em intensidades moderadas	PAS ≥ a 260 ou PAD ≥ a 120 em normotensos e ≥ a 140 mmHg em hipertensos
Estabilização ou queda da FC com o aumento da carga de trabalho em intensidades moderadas	Bloqueio atrioventricular de grau 1 induzido pelo exercício
Elevação do segmento ST de 2 mm ou mais em derivação sem a presença de onda Q	Infradesnivelamento do segmento ST de até 2 mm
Sinais de má perfusão: palidez, cianose ou pele fria	Fadiga, dispneia, câimbras
Infradesnivelamento do segmento ST igual ou maior a 3 mm na ocorrência de DAC conhecida	Claudicação intermitente
Aparecimento de BAV de grau 2 ou 3, TV ou extrassístoles ventriculares polimórficas frequentes[1]	Bloqueio de ramo induzido pelo exercício
Pedido do paciente para finalizar o teste ou exaustão	Taquicardia ventricular não sustentada
Angina de forte intensidade[2]	Angina crescente
Ataxia, vertigem ou obnubilação	

DAC: doença arterial coronariana; FC: frequência cardíaca; PAD: pressão arterial diastólica; PAS: pressão arterial sistólica; TV: taquicardia ventricular. 1: mais de 10 extrassístoles por minuto. 2: angina de grau 2 pelo escore de Duke.

Questões relacionadas: 31, 32, 34, 41, 44, 116, 123, 124, 125, 145 e 148.

Referências

1. Serrano Jr CV, Timerman A, Stefanini E. (Ed.) Tratado de Cardiologia da SOCESP/editores 2ª ed. Barueri: Manole; 2009. Capítulo 4 da Seção 4, p. 273.
2. Negrão CE, Barreto ACP, Rondon MUPB. Cardiologia do exercício: do atleta ao cardiopata. 4ª Edição. Barueri: Manole; 2019. Capítulo 9. p. 219.
3. McArdle WD. Fisiologia do exercício: nutrição, energia e desempenho humano. 8ª edição. Rio de Janeiro: Guanabara Koogan; 2016. Capítulo 11, p. 200.

180   Questões Comentadas em Cardiologia do Exercício

41

Resposta   C

Comentário: Um MET representa o gasto de oxigênio necessário para um indivíduo se manter em homeostase durante o repouso (3,5 mL/kg/min), que inclui atividades, como comer, estar sentado e falar[1]. Portanto, para cada MET soma-se a esse valor de repouso o mesmo valor de 3,5 mL/kg/min, o que denota que a alternativa III está correta. Como ele é expresso em mL/kg/min, uma mesma atividade, realizada nas mesmas condições, entre dois indivíduos distintos (sexo e massa corporal diferentes, por exemplo) consumirá a mesma quantidade de METs. No entanto, para a determinação da intensidade de esforço com base nos METs utilizam-se faixas diferentes entre sexos, como exposto no Quadro 1[1]. As equações para determinar o MET previsto no TEFM para o sexo masculino e feminino são diferentes, sendo respectivamente: $18 - (0,15 \times idade)$ e $14,7 - (0,13 \times idade)$[2]. Para que a capacidade funcional seja considerada normal, é necessário que o indivíduo alcance pelo menos 85% do MET previsto no TEFM.

Quadro 1. Classificação do nível de esforço físico pelo MET[1].

Intensidade	Masculino	Feminino
Leve	1,6 a 3,9	1,2 a 2,7
Moderada	4,0 a 5,9	2,8 a 4,3
Pesada	6,0 a 7,9	4,4 a 5,9
Muito pesada	8,0 a 9,9	6,0 a 7,5
Extremamente pesada	≥ 10	$\geq 7,6$

Questões relacionadas: 4, 31, 32, 33, 34, 40, 44, 54, 56, 57, 65, 68, 72, 73, 90, 116, 122, 123, 124, 125, 128, 130, 131, 132, 134, 135, 137, 138, 139, 140, 141, 142, 143, 145, 146, 149, 195, 211 e 226.

Referências

1. McArdle WD. Fisiologia do exercício: nutrição, energia e desempenho humano. 8ª Edição. Rio de Janeiro: Guanabara Koogan, 2016. Capítulo 11, p. 200.
2. Serrano Jr CV, Timerman A, Stefanini E. (Ed.) Tratado de Cardiologia da SOCESP. 2ª Edição. Barueri: Manole; 2009. Capítulo 4 da Seção 4, p. 273.

42

Resposta   C

Comentário: Um dos maiores desafios da reabilitação cardiovascular e da própria Medicina é a recuperação de pacientes que passaram por transplante cardíaco (cirurgia ortotópica – transplante de órgãos, cujo enxerto é implantado no sítio anatômico normal). O procedimento secciona toda a inervação extrínseca cardíaca. Embora os grandes vasos sejam religados, o mesmo não acontece com a inervação autonômica advinda do sistema nervoso central. A menor influência do sistema parassimpático sobre os átrios e especialmente sobre os nodos sinusal e atrioventricular eleva a FC de repouso desses pacientes. Além disso, sem inervação simpática o coração responderá ao esforço de modo mais lento. Portanto, outros mecanismos serão responsáveis pelo estímulo cardíaco durante o esforço. Dentre esses mecanismos, o que assume a prioridade de ativação da resposta cardíaca é a adrenalina liberada pelas glândulas suprarrenais. O ergorreflexo cardíaco é adjacente ao aumento da adrenalina. Outros mecanismos de sinalização cardíaca, como o ergorreflexo pulmonar e muscular esquelético, a resposta barorreflexa e a elevação da concentração de determinadas moléculas (hidrogênio, lactato, CO_2, O_2, potássio), que sinalizam o centro cardiomotor no bulbo ventrolateral, começam a gerar respostas cardíacas após a reinervação extrínseca, que em média começa a surgir após 6 meses. Finalmente, ao apresentarem a FC de repouso mais elevada com FC máxima diminuída, a reserva cronotrópica de corações transplantados é menor[1,2].

Questões relacionadas: 1, 8, 11, 12, 14, 19, 23, 24, 36, 39, 43, 46, 47, 48, 58, 59, 61, 62, 63, 76, 89, 94, 95, 99, 100, 102, 115, 116, 117, 120, 132, 146, 150, 157, 163, 165, 181, 185, 187, 188, 193, 213, 215, 216, 217 e 228.

Referências

1. McArdle WD, Katch FI. Katch VL. Fisiologia do exercício: nutrição, energia e desempenho humano. 8ª Edição. Rio de Janeiro: Guanabara Koogan, 2016. Capítulo 16. p. 341-3.
2. Negrão CE, Barretto ACP, Rondon MUPB. Cardiologia do exercício: do atleta ao cardiopata. 2019. 4ª Edição. Barueri: Manole. Capítulo 22: Transplante de coração e exercício físico. p. 493-505.

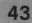

Resposta E

Comentário: O exercício físico é uma das terapias mais importantes para o tratamento de pessoas que passaram por transplante cardíaco ortotópico, devido aos seus benefícios[1]. O EF aumenta, mesmo que modestamente, o consumo de oxigênio e acelera a reinervação extrínseca em pacientes com o coração transplantado[1-3]. Esses dois benefícios obtidos cronicamente melhoram a expectativa e a qualidade de vida[1,2]. De maneira aguda, a fração de ejeção, que é menor nessa população, se comporta de forma semelhante à de indivíduos sadios, aumentando na mesma proporção durante o exercício[2]. Os valores sanguíneos das catecolaminas de repouso são similares em pessoas sadias e em pessoas com o coração transplantado, porém, durante o exercício, as catecolaminas circulantes chegam a alcançar valores 2 a 4 vezes maiores neste último grupo[2]. É provável que isso ocorra por causa da denervação autonômica inerente à cirurgia, que força maior atividade das glândulas suprarrenais à produção de catecolaminas para compensar a atividade nervosa simpática diminuída ou inexistente sobre o coração. Não há evidências de que o exercício cíclico melhore a função respiratória neste grupo de pacientes.

Questões relacionadas: 1, 8, 11, 12, 14, 19, 23, 24, 36, 39, 42, 46, 47, 48, 58, 59, 61, 62, 63, 76, 89, 94, 95, 99, 100, 102, 115, 116, 117, 120, 132, 146, 150, 157, 163, 165, 181, 185, 187, 188, 193, 213, 215, 216, 217 e 228.

Referências

1. Bernardi L, Radaelli A, Passino C, Falcone C, Auguadro C, Martinelli L et al. Effects of physical training on cardiovascular control after heart transplantation. Int J Cardiol. 2007; 118(3):356-62.
2. Negrão CE, Barretto ACP, Rondon, MUPB DU. Cardiologia do exercício: do atleta ao cardiopata. 2019. 4ª Edição. Barueri: Manole. Capítulo 22: Transplante de coração e exercício físico. p. 493-505.
3. Uberfuhr P, Frey AW, Fuchs A, Paniara C, Roskamm H, Schwaiger M et al. Singsof vagal reinnervation 4 years after transplantation in spectra of heart rate variability. Eur J Cardio-thoracic Surg. 1997; 12(6):907-12.

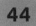

Resposta D

Comentário: Como referido no enunciado da questão, os dois testes são instrumentos importantes e diferenciais para traçar diagnóstico e prognóstico. No entanto, é necessário discernimento para a sua solicitação a depender do que se deseja avaliar. Por exemplo, o TEFMC não fornece informações para estabelecer causa de dispneia. Não fornece também a relação ventilação/perfusão, o que é importante, por exemplo, em casos de doença arterial coronariana. A seguir, um quadro extraído da Diretriz em Cardiologia do Esporte e do Exercício da Sociedade Brasileira de Cardiologia e da Sociedade Brasileira de Medicina do Esporte[1] mostra as principais diferenças entre os dois testes. Observem que a potência aeróbica é dada de modo presumido (indireta) no TEFMC e, por isso, a alternativa E está incorreta.

Quadro 1. Principais diferenças entre o teste ergométrico e o teste cardiopulmonar.

Variável	Teste TEFMC	TCPM
Capacidade funcional	Medida	Medida
Potência aeróbica máxima	Estimada	Medida
Limiar anaeróbico	Indeterminado	Determinado
Relação ventilação/perfusão	Não avaliada	Avaliada
Resposta inotrópica	Avaliação limitada	Avaliação excelente
Eficiência mecânica	Presumida	Medida
Protocolo	Mais dependente	Menos dependente
Máximo real	Presumido	Provável/identificado
Etiologia de dispneia	Não identificada	Provável/identificada

TEFMC: teste de esforço físico máximo convencional; TCPM: teste cardiopulmonar máximo.

Questões relacionadas: 31, 32, 34, 40, 41, 116, 123, 124, 125, 145 e 148.

Referência

1. Ghorayeb N, Stein R, Daher DJ, Silveira AD, Ritt LEF, Santos DFP et al. Atualização da Diretriz em Cardiologia do Esporte e do Exercício da Sociedade Brasileira de Cardiologia e da Sociedade Brasileira de Medicina do Esporte – 2019. Arq Bras Cardiol. 2019; 112(3):326-68.

45

Resposta B

Comentário: O índice tornozelo-braquial (ITB) é um teste eminentemente clínico de simples execução, de fácil reprodutibilidade e com baixo custo. Consiste na divisão da pressão arterial sistólica (PAS) mensurada no tornozelo dividida pela PAS do braço. Quando o ITB é realizado utilizando-se o Doppler, passa a ser considerado um exame complementar. Pode ser realizado em repouso, sendo o seu ponto de corte < 0,9 (positivo para doença arterial periférica [DAP] de membros inferiores) ou após o exercício. Valores acima de 1,4 indicam DAP de membros superiores ou artérias incompressíveis de membros inferiores. Um ITB acima de 1,4 também está associado a maior risco de aparecimento de doenças cardiovasculares (angina instável, doença arterial coronariana crônica, acidente vascular encefálico e infarto agudo do miocárdio). Nos casos de artérias incompressíveis (calcificadas) é mais indicada a utilização do Doppler para a sua realização a fim de não diminuir sua acurácia. A presença de DAP de membros inferiores está associada a aumento de até 20% de incidência de eventos cardiovasculares, em homens, em um período de 10 anos. É também um forte marcador de aterosclerose generalizada. O ITB < 0,90 aumenta o risco de morte por todas as causas e por doenças cardiovasculares em 2 a 3 vezes. É mais prevalente em pacientes idosos (65 anos ou mais), principalmente naqueles com diabetes melito ou doença renal crônica. Em pacientes com úlceras cutâneas, uma PAS do tornozelo menor que 55 mmHg prediz má cicatrização[1].

Questões relacionadas: 39, 46, 154, 227, 228 e 229.

Referência

1. 2017 ESC Guidelines on the Diagnosis and Treatment of Peripheral Arterial Diseases, in collaboration with the European Society for Vascular Surgery (ESVS). European Heart Journal. 2018; 39, 763-821. doi:10.1093/eurheartj/ehx095.

46

Resposta C

Comentário: O ITB é um exame que pode ser realizado em repouso ou após o esforço em esteira ergométrica. Após o exercício, a presença de DAOP é sugerida quando ocorre redução do ITB superior a 20% ou da pressão arterial sistólica (PAS) maior que 30 mmHg em comparação ao repouso[1]. Já no estudo de Stivalet et al.,[2] o ponto de corte para presença de DAP foi estipulado com queda superior a 15 mmHg da PAS. Em pacientes sintomáticos, os exercícios têm potencial para influenciar na morbimortalidade, com redução dos sintomas, melhora da qualidade de vida e aumento da distância máxima caminhada[1,3]. Programas realizados sob supervisão direta têm se mostrado mais efetivos do que os sem supervisão[1]. Em 14 ensaios clínicos (1.002 participantes), com intervenção entre 6 semanas e 12 meses, a caminhada livre de dor aumentou cerca de 180 metros a mais no treinamento sob supervisão direta, quando comparado ao treinamento sem supervisão[1]. Grandes estudos já mostraram que o exercício físico é uma terapêutica superior ao tratamento farmacológico e deve ser sempre indicado[1,3]. De preferência, em pacientes críticos, o exercício físico deve ser a primeira opção de tratamento por ser mais custo-efetivo e associado ao tratamento farmacológico pode evitar a cirurgia de revascularização[4-7].

Questões relacionadas: 1, 8, 11, 12, 14, 19, 23, 24, 36, 37, 39, 42, 43, 45, 47, 48, 58, 59, 61, 62, 63, 76, 89, 94, 95, 99, 100, 102, 115, 116, 117, 120, 132, 146, 150, 154, 157, 163, 165, 181, 185, 187, 188, 193, 213, 215, 216, 217 e 228.

Referências

1. Carvalho T, Milani M, Ferraz AS, Silveira AD, Herdy AH, Hossri CAC et al. Diretriz Brasileira de Reabilitação Cardiovascular – 2020. Arq Bras Cardiol. 2020; 114(5):943-87.
2. Stivalet O, Paisant A, Belabbas D, Omarjee L, Le Faucheur A, Landreau P et al. Exercise testing criteria to diagnose lower extremity peripheral artery disease assessed by computed-tomography angiography. PLoS One. 2019;14(6):e0219082. 365.
3. 2017 ESC Guidelines on the Diagnosis and Treatment of Peripheral Arterial Diseases, in collaboration with the European Society for Vascular Surgery (ESVS). European Heart Journal. (2018) 39, 763-821. doi:10.1093/eurheartj/ehx095.
4. Murphy TP, Cutlip DE, Regensteiner JG, Mohler ER, Cohen DJ, Reynolds MR et al. Supervised exercise versus primary stenting for claudication resulting from aortoiliac peripheral artery disease: six-month outcomes from the claudication: exercise versus endoluminal revascularization (CLEVER) study. Circulation. 2012; 125(1):130-9.
5. Murphy TP, Cutlip DE, Regensteiner JG, Mohler ER 3rd, Cohen DJ, Reynolds MR et al. Supervised exercise, stent revascularization, or medical therapy for claudication due to aortoiliac peripheral artery disease: the CLEVER study. J Am Coll Cardiol. 2015; 65(10):999-1009.
6. Klaphake S, Buettner S, Ultee KH, van Rijn MJ, Hoeks SE, Verhagen HJ. Combination of endovascular revascularization and supervised exercise therapy for intermittent claudication: a systematic review and meta-analysis. J Cardiovasc Surg (Torino). 2018; 59(2):150-7.
7. Petto J, Almeida FOB, Vasques LMR. Eficácia de um programa de condicionamento físico intervalado sobre a tolerância a caminhada em um indivíduo com doença arterial obstrutiva periférica. Fisioter Bras. 2011; 12(6):459-62.

Resposta B

Comentário: A definição do que é arritmia complexa é algo extremamente difícil. Embora o termo seja amplamente utilizado, tanto em Diretrizes de Cardiologia[1] como na linguagem clínica habitual, o entendimento do que ele significa é obscuro. A última Diretriz de

Arritmia da Sociedade Brasileira de Cardiologia 2002, bem como a Diretriz de Arritmias Cardíacas em Crianças 2016 também não trazem essa definição[2,3]. Livros de eletrocardiografia consultados não trazem também essa definição[4-6]. Portanto, expressamos aqui a nossa opinião sobre o assunto. Entendemos que arritmias complexas são as que apresentam probabilidade amplamente comprovada de culminar em parada cardíaca ou morte súbita. De acordo com o estudo de De Luna et al.[7], a porcentagem de morte súbita decorrente de arritmias é de 62% por taquicardia ventricular que deflagra fibrilação ventricular, 17% por bradiarritmias (bloqueio atrioventricular total), 13% por *torsades de pointes* (tipo de taquicardia polimórfica) e 8% por fibrilação ventricular primária. Com base nesse contexto, arritmias complexas são: taquicardias ventriculares monomórficas sustentadas (duração igual ou superior a 30 segundos); taquicardias ventriculares polimórficas não sustentadas ou sustentadas; *flutter* ventricular ou fibrilação ventricular e bloqueio atrioventricular total. A Figura 1 ilustra alguns exemplos de arritmias complexas.

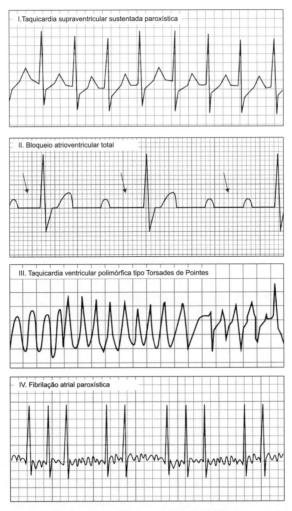

Figura 1. Representação das alterações eletrocardiográficas presentes na questão.

Questões relacionadas: 1, 8, 11, 12, 14, 19, 20, 21, 23, 24, 36, 39, 42, 43, 46, 48, 56, 57, 58, 59, 61, 62, 63, 76, 80, 87, 89, 94, 95, 99, 100, 102, 115, 116, 117, 120, 132, 144, 146, 150, 157, 163, 165, 181, 185, 187, 188, 193, 213, 215, 216, 217 e 228.

Referências

1. Diretriz Sul-Americana de Prevenção e Reabilitação Cardiovascular. Arq Bras Cardiol. 2014; 103(2Supl.1):1-31.
2. Diretriz para avaliação e tratamento de pacientes com arritmias cardíacas. Arq Bras Cardiol. 2002; 79(Supl.5):1-50.
3. Magalhães LP, Guimarães ICB, Melo SL, Mateo EIP, Andalaft RB, Xavier LFR et al. Diretriz de Arritmias Cardíacas em Crianças e Cardiopatias Congênitas SOBRAC e DCC – CP. Arq Bras Cardiol. 2016; 107(1Supl.3):1-58.
4. Lantieri LC, Bertoletti JC. Interpretação eletrocardiográfica adulta e pediátrica. Porto Alegre: Artmed; 2006.
5. Moffa PJ, Sanches PCR. Eletrocardiograma normal e patológico. 7. ed. São Paulo: Roca; 2001.
6. Thaler, MS. ECG essencial: eletrocardiograma na prática diária. Tradução e Revisão Técnica: de Jussara NTB. 7ª Edição. Porto Alegre: Artmed; 2013. Capítulo 8.
7. De Luna AB, Coumel P, Leclerq JF. Ambulatory sudden cardiac death: Mechanisms of production of fatal arrhythmia on the basis of data from 157 cases. Am Heart J. 1989; 117:151-9.

Resposta C

Comentário: Observe que esta questão é similar à questão 47. Como já dissemos, a definição do que é arritmia complexa é algo extremamente difícil de ser encontrada na literatura. Portanto, novamente apresentamos aqui o nosso conceito de arritmias complexas: arritmias complexas são as que apresentam probabilidade amplamente comprovada de culminar em parada cardíaca ou morte súbita. De acordo com o estudo de De Luna et al.[7], a porcentagem de morte súbita decorrente de arritmias é de 62% por taquicardia ventricular que deflagra fibrilação ventricular, 17% por bradiarritmias (bloqueio atrioventricular total), 13% por *torsades de pointes* (tipo de taquicardia polimórfica) e 8% por fibrilação ventricular primária. Com base nesse contexto, arritmias complexas são: taquicardias ventriculares monomórficas sustentadas (duração igual ou superior a 30 segundos); taquicardias ventriculares polimórficas não sustentadas ou sustentadas; *flutter* ventricular ou fibrilação ventricular e bloqueio atrioventricular total. Portanto, como em outras questões apresentadas neste livro que foram extraídas de concurso, temos que procurar a alternativa que melhor se adequa ao conhecimento mais básico e consensual sobre o tema. Observem que as alternativas B, D e E se reportam a arritmias atriais (fibrilação atrial e extrassístoles atriais). Parece ser consenso que arritmias atriais não são consideradas arritmias complexas[1-5]. Poderíamos ter dúvida se fosse colocada fibrilação atrial de alta resposta, que é uma arritmia que pode desencadear taquicardia ventricular. Porém, se observarmos as contraindicações absolutas à prática de exercício, descritas nas Diretrizes de Reabilitação Cardiovascular de 2014[6], veremos que esse tipo de arritmia não foi incluído como contraindicação absoluta e também em nenhuma literatura ela é caracterizada como sendo uma arritmia complexa. Por fim, ficamos entre as alternativas A e C. A alternativa A pode ser descartada por apresentar as extrassístoles ventriculares polimórficas isoladas que não conferem risco comprovadamente aumentado

Questões Comentadas em Cardiologia do Exercício

de parada cardíaca ou morte súbita. Portanto, a alternativa que melhor se enquadra no contexto de arritmias complexas é a alternativa C. Nossa ressalva a essa alternativa é a taquicardia ventricular não sustentada, que de acordo com a definição por nós elaborada não se caracteriza como arritmia complexa e muito menos é uma contraindicação absoluta à prática do exercício físico[6]. Porém, no contexto, é a opção que melhor responde à questão..

Questões relacionadas: 1, 8, 11, 12, 14, 19, 20, 21, 23, 24, 36, 39, 42, 43, 46, 47, 56, 57, 58, 59, 61, 62, 63, 76, 80, 87, 89, 94, 95, 99, 100, 102, 115, 116, 117, 120, 132, 144, 146, 150, 157, 163, 165, 181, 185, 187, 188, 193, 213, 215, 216, 217 e 228.

Referências

1. Diretriz para avaliação e tratamento de pacientes com arritmias cardíacas. Arq Bras Cardiol. 2002; 79(Supl.5):1-50.
2. Magalhães LP, Guimarães ICB, Melo SL, Mateo EIP, Andalaft RB, Xavier LFR et al. Diretriz de Arritmias Cardíacas em Crianças e Cardiopatias Congênitas SOBRAC e DCC – CP. Arq Bras Cardiol. 2016; 107(1Supl.3):1-58.
3. Lantieri LC, Bertoletti JC. Interpretação eletrocardiográfica adulta e pediátrica. Porto Alegre: Artmed; 2006.
4. Moffa PJ, Sanches PCR. Eletrocardiograma normal e patológico. 7. ed. São Paulo: Roca; 2001.
5. Thaler, MS. ECG essencial: eletrocardiograma na prática diária. Tradução e Revisão Técnica: de Jussara NTB. 7ª Edição. Porto Alegre: Artmed; 2013. Capítulo 8.
6. Diretriz Sul-Americana de Prevenção e Reabilitação Cardiovascular. Arq Bras Cardiol. 2014; 103(2Supl.1):1-31.

49

Resposta   C

Comentário: Essa é uma questão de concurso considerada fácil e, nesse caso, o candidato deve acertá-la para ter chance de ser aprovado. A fração de ejeção é calculada pela equação: FE = [(volume diastólico final − volume sistólico final) ÷ volume diastólico final × 100] sendo o seu valor expresso em porcentagem[1]. Portanto, para a questão em análise, a FE é de 40% [(150 − 90) ÷ 150 × 100]. A Diretriz da Associação Americana e Europeia de Ecocardiografia diz que valores acima de 52% (variação entre 52% e 72%) para homens e acima de 54% (variação entre 54% e 74%) para mulheres são considerados normais. A média, de acordo com essa Diretriz, ficou em 62% para homens e 64% para mulheres. No entanto, um estudo brasileiro conduzido por Ângelo et al.[2] apontou que para a população brasileira essa variação de normalidade está entre 61% e 80% e 65% e 78%, respectivamente, para homens e mulheres. A média da FE para a população brasileira também ficou acima da descrita pela Diretriz Americana e Europeia, sendo 71% para homens e 72% para mulheres.

Questões relacionadas: 2, 9, 10, 16, 17, 25, 26, 27, 66, 67, 75, 84, 112, 118, 126, 136, 152, 153, 177, 179, 180, 203 e 204.

Referências

1. Recommendations for Cardiac Chamber Quantification by Echocardiography in Adults: An Update from the American Society of Echocardiography and the European Association of Cardiovascular Imaging, Lang, Roberto M et al. Journal of the American Society of Echocardiography. Vol. 28, Issue 1, p. 1-39.e14.
2. Ângelo et al. Valores de referência de medidas ecocardiográficas em amostra da população brasileira adulta assintomática. Arq Bras Cardiol. 2007; 89(3):184-90.

50

Resposta E

Comentário: De acordo com a Diretriz da Associação Americana e Europeia de Ecocardiografia[1], o exame é realizado em quatro janelas: paraesternal, apical, subcostal e supraesternal. Os dados podem ser coletados em 16 ou 18 segmentos, sendo o de 17 segmentos o mais indicado: 6 basais, 6 médios e 5 apicais. Cada segmento recebe uma pontuação quantitativa do movimento a fim de calcular o índice de escore da movimentação da parede, gerando a média das pontuações de todos os segmentos visualizados. O seguinte sistema de pontuação para a função sistólica é recomendado:

1) normal ou hipercinético (durante o exercício);
2) hipocinético (espessamento reduzido);
3) acinético (espessamento ausente ou insignificante, por exemplo, cicatriz);
4) discinético (afinamento ou expansão sistólica, por exemplo, aneurisma).

Escores por área (basal, média e apical):

• Entre 1,1 e 1,5, comprometimento leve;

• Entre 1,6 e 2,0, comprometimento moderado;

• Acima de 2,0, comprometimento grave.

Portanto, quando na conclusão de um ECO se lê comprometimento grave da função sistólica, entende-se que a pontuação foi maior que 2 na área referida ou considerando o coração como um todo[1]. Assim, se em um próximo momento após, por exemplo, um programa de exercício físico, o comprometimento estiver moderado significa dizer que para o conjunto de segmentos analisados no corte específico (basal, médio ou apical) houve melhora da função. Isso é importante para analisar o efeito de uma intervenção ou para o acompanhamento da evolução da insuficiência cardíaca (IC), já que isso modifica prognóstico[2]. Portanto, as afirmações I, II e III estão corretas. No contexto da IC, dois modelos são classicamente descritos: a IC com FE preservada (ICFEP) (FE ≥ 52%) e a IC com FE reduzida (ICFER) (FE < 52%). No entanto, uma nova classificação da IC com base na FE tem sido proposta, a ICFE intermediária (ICFEI) (FE entre 40% e 50%). Em 2013, a American College of Cardiology/American Heart Association[3] publicou uma nova diretriz de IC, na qual classificou FEVE entre 40% e 50% como intermediária, sendo posteriormente acompanhados em 2016 pela Sociedade Europeia de Cardiologia[4]. Por fim, em 2018, a Sociedade Brasileira de Cardiologia[5], em sua nova diretriz sobre IC aguda e crônica, introduziu a ICFEI como um novo fenótipo clínico. Sobre a mortalidade e esse novo tipo de IC com base na FE, tanto o estudo CHARM[6] quanto a metanálise de prognóstico realizada por Altaie *et al.*[7] concluíram que a mortalidade por todas as causas em pacientes com ICFEI é significativamente menor que nos pacientes com ICFER, mas semelhante aos pacientes com ICFEP. Quanto à mortalidade por causa cardíaca, a metanálise de Altaie *et al.*[7] concluiu que não houve diferença significativa entre a ICFER e a ICFEI.

Questões relacionadas: 54 e 121.

Referências

1. Recommendations for Cardiac Chamber Quantification by Echocardiography in Adults: An Update from the American Society of Echocardiography and the European Association of Cardiovascular Imaging, Lang, Roberto M et al. Journal of the American Society of Echocardiography. Vol. 28, Issue 1, p1–39.e14.
2. Mesquita ET, Barbetta LMS, Correia ETO. Heart Failure with Mid-Range Ejection Fraction – State of the Art. Arq Bras Cardiol. 2019; 112(6):784-90.
3. Yancy CW, Jessup M, Bozkurt B, Butler J, Casey DE Jr, Drazner MH et al. 2013 ACCF/AHA guideline for the management of heart failure: a report of the American College of Cardiology Foundation/American Heart Association Task Force on Practice Guidelines. J Am Coll Cardiol. 2013; 62(16):e147-239.
4. Ponikowski P, Voors AA, Anker SD, Bueno H, Cleland JG, Coats AJ et al. 2016 ESC guidelines for the diagnosis and treatment of acute and chronic heart failure: the Task Force for the diagnosis and treatment of acute and chronic heart failure of the European Society of Cardiology (ESC) developed with the special contribution of the Heart Failure Association (HFA) of the ESC. Eur Heart J. 2016; 37(27):2129-200.
5. Comitê Coordenador da Diretriz de Insuficiência Cardíaca. Diretriz Brasileira de Insuficiência Cardíaca Crônica e Aguda. Arq Bras Cardiol. 2018; 111(3):436-539.
6. Lund LH, Claggett B, Liu J, Lam CS, Jhund PS, Rosano GM et al. Heart failure with mid-range ejection fraction in CHARM: characteristics, outcomes and effect of candesartan across the entire ejection fraction spectrum. Eur J Heart Fail. 2018; 20(8):1230-9.
7. Altaie S, Khalife W. The prognosis of mid-range ejection fraction heart failure: a systematic review and meta-analysis. ESC Heart Fail. 2018; 5(6):1008-16.

51

Resposta   C

Comentário: A distinção entre as alterações eletrocardiográficas e ecocardiográficas do coração de atleta da CMH não é tão simples. No entanto, os profissionais que trabalham com esporte ou reabilitação cardiovascular devem estar habituados a distinguir essas duas entidades, pois fortuitamente se deparam com situações como a descrita nessa questão. Há uma zona cinzenta de hipertrofia concêntrica ventricular septal que está entre 13 e 15 mm. Isso remete a ideia de que critérios de voltagem eletrocardiográficos não são fiéis para estabelecer o diagnóstico diferencial da hipertrofia do coração de atleta da CMH[1]. É muito interessante observar que atletas que competem em exercícios cíclicos de longa duração (maratonistas) apresentam voltagem aumentada não por hipertrofia concêntrica, mas por aumento do diâmetro diastólico da câmara do ventrículo esquerdo (VE)[2]. Tomando como base a Diretriz de Ecocardiografia da Sociedade Americana e Europeia de Imagem Cardiovascular[3], podemos dizer que aumentos são considerados quando: > 59 mm em homens e > 52 mm em mulheres. Os atletas que apresentam hipertrofia concêntrica são os que estão envolvidos em atividades que exigem esforço isométrico ou contrarresistência, como, por exemplo, levantamento de peso e arremesso de peso[1]. Do mesmo modo, utilizando-se como referência a Diretriz de Ecocardiografia da Sociedade Americana e Europeia de Imagem Cardiovascular[3], podemos afirmar que nessa última situação, uma câmara de VE menor que 42 mm para o sexo masculino e 38 mm para o feminino, durante a diástole, pode distinguir a CMH de uma hipertrofia concêntrica decorrente do treinamento físico. Ademais, indivíduos com CMH dificilmente atingem $VO_{2máx}$ acima de 45 mL/kg/min sendo esse um ponto importante de distinção entre esses dois grupos[1]. Portanto, de acordo com o livro de Braunwald[1], os principais critérios de diagnóstico diferencial entre o coração de atleta e a CMH são:

Tabela 1. Critérios de diagnóstico diferencial entre coração de atleta e cardiomiopatia hipertrófica.

Coração de atleta	Cardiomiopatia hipertrófica
Espessura de septo ≤ 15mm	Espessura de septo > 15 mm
Hipertrofia concêntrica simétrica	Hipertrofia concêntrica assimétrica
Diâmetro diastólico de VE > 40 mm	Diâmetro diastólico de VE < 40 mm
Sem dilatação atrial esquerda	Com dilatação atrial esquerda
$VO_{2máx.}$ > 45 mL/kg/min ou 110% do previsto	$VO_{2máx.}$ < 45 mL/kg/min
Destreinamento regride a HC	Destreinamento não regride a HC

HC: hipertrofia concêntrica; VE: ventrículo esquerdo.

Do mesmo modo, a Diretriz em Cardiologia do Esporte e do Exercício da Sociedade Brasileira de Cardiologia e da Sociedade Brasileira de Medicina do Esporte de 2019[2] traz um quadro que ajuda a diferenciar a hipertrofia concêntrica do coração de atleta da CMH.

Tabela 2. Fatores que apontam para o diagnóstico de coração do atleta (*versus* CMH) em atletas com hipertrofia de VE na "zona cinzenta" (ou seja, espessura de parede do VE: 13 a 15 mm)

Clínicos
Ausência de histórico familiar
Ausência de inversão difusa da onda T no ECG
Ressonância magnética
Distribuição homogênea da hipertrofia do VE
Ausência de áreas de realce tardio com gadolínio (fibrose)
Ecocardiograma
Diâmetro do VE aumentado (DDVE > 55 mm)
Hipertrofia simétrica (septo, parede posterior, ápice e base)
Função diastólica normal (relação E/A > 1, velocidade de pico é > 11,5 cm/s)
Regressão da hipertrofia após destreinamento
Ausência de mutação causadora de CMH na análise genética

DDVE: diâmetro diastólico do ventrículo esquerdo; ECG: eletrocardiograma; CMH: cardiomiopatia hipertrófica.

Questões relacionadas: 13, 35, 52, 58, 59, 93, 94, 129, 166, 167 e 168.

Referências

1. Braunwald. Tratado de doenças cardiovasculares. 9ª Edição. p. 1626-8.
2. Ghorayeb N, Stein R, Daher DJ, Silveira AD, Ritt LEF, Santos DFP et al. Atualização da Diretriz em Cardiologia do Esporte e do Exercício da Sociedade Brasileira de Cardiologia e da Sociedade Brasileira de Medicina do Esporte – 2019. Arq Bras Cardiol. 2019; 112(3):326-68.
3. Recommendations for Cardiac Chamber Quantification by Echocardiography in Adults: An Update from the American Society of Echocardiography and the European Association of Cardiovascular Imaging, Lang, Roberto M et al. Journal of the American Society of Echocardiography. Vol. 28, Issue 1, p. 1-39 e14.

Questões Comentadas em Cardiologia do Exercício

52

Resposta   D

Comentário: Embora a atualização da Diretriz em Cardiologia do Esporte e do Exercício da Sociedade Brasileira de Cardiologia e da Sociedade Brasileira de Medicina do Esporte[1] aponte que a CMH é a principal causa de morte súbita entre atletas com idade inferior a 35 anos, uma recente revisão sobre o assunto aponta uma idade diferente, 45 anos[2]. Talvez porque nessa revisão os autores tenham investigado somente maratonistas. A despeito dessa discussão, a CMH figura entre as principais causas de morte súbita entre atletas profissionais e amadores. Por isso, ter o conhecimento de quais características aumentam o risco de morte súbita nesses pacientes durante a prática do exercício físico é muito importante. As duas principais características são hipertrofia ventricular esquerda maior que 30 mm e gradiente de saída do ventrículo esquerdo maior que 50 mmHg[1]. Intervalo QT maior que 480 ms não caracteriza risco mais elevado para essa população. Intervalo QT corrigido (QTc) para indivíduos saudáveis sem sobrecarga de treinamento físico não ultrapassa os 440 ms. Quando se consideram atletas, esse ponto de corte chega a 470 ms para homens e 480 ms para mulheres. Pacientes que apresentam síndrome do QT longo do tipo 3 com QTc maior que 500 ms têm risco elevado para morte súbita[1].

Questões relacionadas: 4, 13, 51, 58, 59, 90, 93, 94, 96, 129, 166 e 167.

Referências

1. Ghorayeb N, Stein R, Daher DJ, Silveira AD, Ritt LEF, Santos DFP et al. Atualização da Diretriz em Cardiologia do Esporte e do Exercício da Sociedade Brasileira de Cardiologia e da Sociedade Brasileira de Medicina do Esporte – 2019. Arq Bras Cardiol. 2019; 112(3):326-68.
2. Araújo OAST, Tenório MCC. Morte súbita e parada cardíaca em corredores de maratona: taxas de incidência e causas. Rev Bras Fisiol Exerc. 2020; 19(3):243-9.https://doi.org/10.33233/rbfe.v19i3.3933.

53

Resposta   D

Comentário: Os sarcômeros são formados por proteínas, das quais a actina e a miosina são consideradas contráteis. A miosina é formada por uma cadeia leve (miosina de cadeia leve) e por cadeia pesada (miosina de cadeia pesada). Especificamente, a MCP apresenta três isoformas, constituídas por duas proteínas, alfa e beta. As três isoformas são V1 – formada por alfa/alfa; V3 – formada por beta/beta; V2 – formada por alfa/beta. A V1 apresenta alta atividade ATPásica e é a principal constituinte dos sarcômero de corações de animais com alta frequência cardíaca, como os ratos. Já a V3 é a principal constituinte dos ventrículos em seres humanos, representando 95% de predominância que pode alcançar 100% em corações com hipertrofia concêntrica secundária à sobrecarga pressórica crônica. Já nos átrios de seres humanos, a V1 é a isoforma predominante. Portanto, em seres humanos somente duas foram as isoformas identificadas, a V1 e a V3. Embora haja evidências de que o exercício físico modifica positivamente a predominância das isoformas em corações de ratos, em seres humanos ainda não há evidências contundentes do benefício do exercício nesse aspecto[1].

Questão relacionada: 173.

Referência

1. Negrão CE, Barretto ACP, Rondon, MUPB DU. Cardiologia do exercício: do atleta ao cardiopata. 2019. 4ª Edição. Barueri: Manole. Capítulo 6: Aspectos moleculares da hipertrofia dos músculos cardíaco e esquelético após treinamento físico. p. 126-58.

54

Resposta C

Comentário: O ECO é um exame complementar não invasivo que auxilia no diagnóstico e prognóstico, além de possibilitar o acompanhamento evolutivo de várias enfermidades cardíacas, como, por exemplo, as cardiopatias dilatadas. A ecocardiografia tem evoluído e atualmente as novas tecnologias, como a nanotecnologia, têm propiciado informações mais robustas, antes não possíveis. A ecocardiografia por *speckle tracking* é um novo tipo de análise que utiliza o rastreamento por pontos, o que permite avaliar a função cardíaca independente do ângulo observacional. Assim, é possível analisar a deformação miocárdica durante a sua contração, visualizando o encurtamento longitudinal, circunferencial e radial. Essa técnica permite o diagnóstico precoce da disfunção sistólica em seus estágios iniciais, nos quais a fração de ejeção ainda está preservada. A utilização do *handgrip* durante o ECO é uma prática já bem fundamentada na literatura; no entanto, ainda é pouco utilizada na prática, salvo para indicações específicas. Durante o *handgrip*, a 50% da força de preensão palmar, é possível observar em indivíduos sedentários diminuição da FE do ventrículo esquerdo acompanhada de aumento do volume sistólico final. Já em atletas de levantamento de peso se visualiza o contrário, ou seja, durante o *handgrip*, a FE aumenta e o volume sistólico final diminui. Há uma literatura vasta e de boa qualidade que corrobora com a ideia de que o exercício físico praticado regularmente e de modo crônico promove o remodelamento miocárdico reverso em cardiopatias dilatadas e hipertróficas, mas o mesmo não ocorre em corações de indivíduos com cardiomiopatia hipertrófica. Ainda nessa linha de pensamento, as evidências sobre o efeito crônico do exercício físico sobre a disfunção diastólica em indivíduos com fração de ejeção normal é conflitante e não permite uma conclusão clara sobre o tema[1].

Questões relacionadas: 4, 33, 41, 50, 54, 56, 57, 65, 68, 72, 73, 90, 121, 122, 128, 130, 131, 132, 134, 135, 137, 138, 139, 140, 141, 142, 143, 146, 149, 195, 211 e 226.

Referência

1. Negrão CE, Barretto ACP, Rondon, MUPB DU. Cardiologia do exercício: do atleta ao cardiopata. 2019. 4ª Edição. Barueri: Manole. Capítulo 7: Função cardíaca e exercício. p. 159-73.

Questões Comentadas em Cardiologia do Exercício

55

Resposta E

Comentário: Miocárdio hibernado e miocárdio atordoado são duas manifestações cardíacas, por vezes pouco valorizadas e compreendidas. O miocárdio hibernado é decorrente de uma hipoperfusão miocárdica crônica[1]. É uma forma de autoproteção cardíaca, na qual o coração "hiberna" a área hipoperfundida com o intuito de preservá-la, até que a perfusão se reestabeleça[1]. Portanto, ele representa uma área de miocárdio viável, especialmente em pacientes com DAC não vulnerável (placas estabilizadas que geram obstrução crônica). Várias são as formas diagnósticas de se visualizar o miocárdio viável. O exame de eleição é a tomografia com emissão de pósitrons, seguida do ecocardiograma com estresse e a cintilografia miocárdica[2]. Especificamente, o ECO com estresse é o mais utilizado pela facilidade de se encontrar centros que realizam esse exame e pelo menor custo financeiro[2]. O estresse miocárdico normalmente é conduzido com administração de dobutamina, mas também pode ser induzido com exercício físico[3]. Nas duas formas, o que se visualiza é que as áreas hipocinéticas ou até acinéticas de repouso exibem melhora da contratilidade segmentar à infusão de baixas doses de dobutamina ou em baixa intensidade de exercício físico, ao que denominamos reserva contrátil transitória. Já na continuidade do exame, quando são infundidas altas doses de dobutamina ou se eleva a intensidade do exercício (moderada ou alta), a função contrátil volta a regredir, fato denominado resposta bifásica. Essa resposta bifásica aponta que existe área de miocárdio hibernado e, portanto, viável. Já quando em baixas doses de dobutamina ou de intensidade de exercício não existir aumento da contratilidade, é definido que o miocárdio é inviável[2,3]. Um diagrama proposto por Maseri, em 1995, postula que durante o ECO a presença de espessura de parede evidentemente reduzida na fase diastólica (menor que 7 mm) é sinal de fibrose miocárdica com disfunção irreversível. Já em corações isquêmicos ou que sofreram infarto e que apresentam espessura diastólica, de paredes não funcionais, preservadas (igual ou maior que 7 mm), são passíveis de serem testadas com o intuito de visualizar se há ou não miocárdio viável[1]. Interessante é observar que a disrupção da irrigação miocárdica, decorrente da revascularização miocárdica ou da angioplastia de uma artéria obstruída, gera o que chamamos de miocárdio atordoado[2]. O retorno abrupto da perfusão miocárdica ocasiona geração de radicais livres derivados da oferta repentina e alta de oxigênio e da sobrecarga de cálcio intracelular. Esse é um fenômeno que pode durar horas ou dias, enquanto a hibernação pode permanecer por meses[2].

Questões relacionadas: 1, 11, 14, 15, 18, 23, 62, 64, 71, 95, 120, 163, 174 e 217.

Referências

1. Braunwald E, Zipes DP, Libby P. Tratado de medicina cardiovascular. 6ª Edição. Volume 2. Editora Roca, São Paulo, Brasil. Capítulo de Doença arterial crônica. p. 1359-60.
2. Porto CC. Doenças do coração: prevenção e tratamento. 2ª Edição. 2005. Rio de Janeiro: Guanabara Koogan. Capítulos 150 e 151. p. 685-90.
3. Negrão CE, Barretto ACP, Rondon, MUPB DU. Cardiologia do exercício: do atleta ao cardiopata. 2019. 4ª Edição. Barueri: Manole. Capítulo 7: Função cardíaca e exercício. p. 159-73.

56

Resposta D

57

Resposta D

Comentário: Nesse caso, somente com o histórico clínico, o ECO, o ECG de repouso e os exames laboratoriais, não é possível elaborar um diagnóstico preciso dessa paciente. No entanto, o TEFM nos revela uma alteração eletrocardiográfica crucial para o diagnóstico. Na intensidade de 4 METs, é possível observar no traçado eletrocardiográfico taquicardia ventricular polimórfica bidirecional, fato que associado a toda condição clínica da paciente nos permite afirmar que se trata de uma taquicardia ventricular catecolaminérgica (TVC). Esse tipo de arritmia é caracterizado por episódios de taquicardia ventricular associada ao estresse e, principalmente, ao exercício, com boa parte dos pacientes referindo eventos sincopais. Os pacientes não apresentam alteração estrutural cardíaca nem coronariana (origem anômala de artérias coronárias, ou doença arterial coronariana) e o ECG de repouso é normal. O TEFM é um exame crucial para o diagnóstico, especialmente quando exibe o padrão de taquicardia ventricular bidirecional (QRS ectópicos positivos e negativos), que cessa com a interrupção do exercício. É uma enfermidade rara, com prevalência de 1 a cada 10.000 pessoas, em geral diagnosticada entre a primeira e a segunda década de vida e, eventualmente, acima dos 30 anos, sendo esta última mais comum em mulheres. Está associada a aumento do risco de morte súbita em jovens e, quando não tratada, a taxa de mortalidade gira em torno de 30% antes dos 40 anos de idade. A primeira conduta para tratamento da TVC é a indicação do uso de betabloqueador. Sobretudo nessa população, o nadolol, que é um betabloqueador não seletivo, apresentou os melhores efeitos, tanto em repouso como em exercício, evitando o surgimento da TV. Um segundo aspecto é a contraindicação de exercícios de alta intensidade, já que o risco de desencadear TV polimórfica e, em consequência, parada cardíaca e morte súbita decorrente dessa arritmia é alto. Portanto, para esses pacientes é contraindicação absoluta a prática de qualquer exercício de alta intensidade. Já o uso de CDI é contraditório. Em pacientes com TVC que sofreram parada cardíaca ou apresentam síncope recorrente, apesar da terapia farmacológica ideal, há forte indicação da colocação de CDI (classe I). No entanto, há vários relatos de indução pró-arrítmica decorrente do CDI, já que choques inapropriados e apropriados geram estresse no paciente e aumentam a liberação de catecolaminas, retroalimentando o ciclo da TVC e podendo desencadear com mais facilidade tempestade elétrica e morte súbita. Portanto, nesse caso, o indicado é iniciar a terapia com betabloqueador e um programa de reabilitação cardíaca supervisionada, orientando a paciente a não realizar esforços de alta intensidade[1].

Questões Comentadas em Cardiologia do Exercício

Questões relacionadas: 4, 19, 20, 21, 33, 35, 36, 41, 47, 48, 54, 58, 59, 60, 65, 67, 68, 72, 73, 80, 87, 90, 102, 122, 128, 130, 131, 132, 134, 135, 137, 138, 139, 140, 141, 142, 143, 144, 146, 147, 149, 195, 211 e 226.

Referência

1. Lieve KV, Van Der Werf C, Wilde AA. Catecholaminergic polymorphic ventricular tachycardia. Circ J. 2016; 80:1285-91.

58

Resposta   B

59

Resposta   B

Comentário: Esse é um caso clínico real que atendemos em nossa clínica de reabilitação cardiovascular[1]. Diante dos dados, a princípio poderíamos pensar que se trata de uma cardiopatia adquirida. No entanto, esse é um exemplo de como é importante a anamnese para o correto diagnóstico. Além disso, esse caso mostra também como os exames complementares devem, necessariamente, ser interpretados à luz da clínica. Vejam, todas as alterações observadas nos exames complementares nos apontam para um diagnóstico de coração de atleta quando associamos a informação clínica de que o paciente nos relata ser praticante de maratona há 9 anos. Isso é confirmado quando, após a primeira consulta, solicitamos um teste de esforço físico máximo (TEFM) em que o paciente atingiu um VO_2 maior que o previsto para sua idade (VO_{2pico} previsto: 31 mL/kg.min; VO_{2pico} atingido: 53 mL/kg.min). A Diretriz em Cardiologia do Esporte e do Exercício da Sociedade Brasileira de Cardiologia e da Sociedade Brasileira de Medicina do Exercício e Esporte – 2019[2] aponta as alterações eletrocardiográficas e ecocardiográficas que são consideradas fisiológicas em atletas, sobretudo os de *endurance,* como no caso em questão. Portanto, o diagnóstico desse paciente foi o de coração de atleta. Como ele desejava minimizar essas alterações provocadas pelo treinamento físico de alto volume, o que sugerimos a ele foi um destreinamento com base na diminuição do volume do exercício cíclico com introdução do exercício neuromuscular. Após 8 meses, novos exames foram solicitados (TEFM, ECO) e foi verificada redução do tamanho do VE, ausência de arritmia durante o TEFM e o VO_{2pico} alcançado passou para 77 mL/kg · min.

Questões relacionadas: 4, 13, 19, 20, 21, 35, 36, 47, 48, 51, 52, 56, 57, 61, 62, 63, 76, 80, 87, 89, 90, 93, 94, 95, 96, 99, 100, 102, 115, 116, 117, 120, 129, 132, 144, 146, 150, 157, 163, 165, 168, 181, 185, 187, 188, 193, 213, 215, 216, 217 e 228.

Referências

1. Clínica Actus Cordios de Reabilitação Cardiovascular, Respiratória e Metabólica. Salvador, BA, Brasil. Disponível em: www.actuscordios.com
2. Ghorayeb N, Stein R, Daher DJ, Silveira AD, Ritt LEF, Santos DFP et al. Atualização da Diretriz em Cardiologia do Esporte e do Exercício da Sociedade Brasileira de Cardiologia e da Sociedade Brasileira de Medicina do Esporte – 2019. Arq Bras Cardiol. 2019; 112(3):326-68.

60

Resposta E

Comentário: A hipotermia pode ser dividida em três estágios: leve (35 a 33 °C); moderado (32 a 30 °C); grave (< 30°). No estágio leve pode ocorrer aumento da frequência cardíaca, elevação da pressão arterial sistêmica, e desequilíbrio da oferta e consumo de oxigênio. Anestésicos podem gerar hipotermia após a sua administração e desencadear elevação do consumo energético entre 300% e 400%. Os sinais eletrocardiográficos de hipotermia incluem arritmias atriais e ventriculares, inversão de onda T e o surgimento da onda J de Osborn (Figura 1). Na hipotermia grave, as alterações eletrofisiológicas mais comuns são a fibrilação atrial, a assistolia e a bradicardia. A hipotermia é também um preditor independente de isquemia e taquicardia ventricular em cirurgias não cardíacas, aumentando em até 3 vezes o risco de surgimento dessas alterações. Um dos efeitos mais interessantes da hipotermia grave é a diminuição do inotropismo cardíaco na tentativa de reduzir o consumo de oxigênio do miocárdio e, consequentemente, preservar a integridade do músculo cardíaco[1].

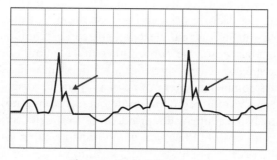

Figura 1. Onda J de Osborn.

Questões relacionadas: 19, 35, 56, 57, 67, 76, 80, 92, 102, 109, 114, 117, 147, 206, 222, 224 e 225.

Referência

1. Assunção MSC. Cuidados perioperatórios no paciente cirúrgico de alto risco. 1ª Edição. São Paulo: Atheneu; 2017. Capítulo 6.

61

Resposta D

Comentário: O IMsSST é caracterizado por necrose tecidual apenas da região subendocárdica. Apesar de ter um prognóstico clínico e funcional mais favorável quando comparado ao infarto com supradesnivelamento do ST[1], a monitorização desses pacientes deve ser minuciosa, pois a circulação subendocárdica é a menos perfundida durante o exercício, o que aumenta em muito o risco de isquemia e infarto durante o exercício. Apesar disso, o

Questões Comentadas em Cardiologia do Exercício

paciente é elegível a uma reabilitação cardiovascular (RC) após 72 horas do infarto agudo do miocárdio e da estabilização da angina instável[2]. É imprescindível para maior segurança atenção aos sinais eletrocardiográficos e sintomas característicos de angina durante as sessões de RC. A prescrição do exercício físico para pacientes pós-infartos, segundo a Diretriz Sul-Americana de Prevenção e Reabilitação Cardiovascular[2], deve ser baseada no limiar isquêmico quando este está presente. O limiar isquêmico é determinado com mais precisão durante o teste de esforço físico máximo e durante as sessões de exercício a FC de treino é estipulada com base nesse limiar. Caso o paciente não apresente limiar isquêmico, a prescrição deve ter como base a FC máxima obtida e não a FC máxima prevista, uma vez que a FC máxima prevista não leva em consideração a condição clínica do paciente. Além disso, a estratificação de risco cardiovascular durante o exercício é uma ferramenta preciosa para atenuar possíveis intercorrências[2]. Apesar de o paciente apresentar insuficiência cardíaca com fração de ejeção intermediária (FE entre 40% e 50%), ele é caracterizado como alto risco para intercorrências, já que apresenta capacidade funcional inferior a 5 METs[2].

Questões relacionadas: 1, 8, 11, 12, 14, 19, 23, 24, 28, 36, 39, 42, 43, 46, 47, 48, 58, 59, 62, 63, 76, 89, 94, 95, 99, 100, 102, 115, 116, 117, 120, 125, 132, 146, 150, 157, 163, 165, 181, 185, 187, 188, 193, 213, 215, 216, 217 e 228.

Referências
1. Bonow RO, Mann DL, Zipes DP, Libby P. Braunwald tratado de doenças cardiovasculares. 9ª Edição. São Paulo: Elsevier; 2013; 1 e 2:1112.
2. Herdy AH, López-Jiménez F, Terzic CP, Milani M, Stein R, Carvalho T et al. Diretriz Sul-Americana de Prevenção e Reabilitação Cardiovascular. Arq Bras Cardiol. 2014; 103(2 supl.1):3-8.

62

Resposta   C

Comentário: De acordo com a Diretriz Sul-Americana de Prevenção e Reabilitação Cardiovascular[1], a prescrição de exercício para pacientes com DAC deve incluir o tipo de exercício, a intensidade, a duração e a frequência, partindo de exercícios leves no primeiro mês, para exercícios mais intensos nos demais meses. Primordialmente, é necessário que seja solicitado o TEFM, pois é por esse instrumento de avaliação que os parâmetros cardiovasculares específicos serão coletados frente ao esforço. Depois, o exercício cíclico, especificamente, será dividido em fase de aquecimento e fase de condicionamento. Caso o paciente não apresente isquemia durante o TEFM, a fase de aquecimento acontecerá em 60% da FC máxima obtida, e a fase de condicionamento entre 70% e 85% da FC máxima obtida. O trabalho é iniciado no limite inferior (70%), progredindo de acordo com a resposta do indivíduo para o limite superior (85%). Nos casos em que o paciente apresente isquemia no TEFM, a prescrição deve ter como base o limiar isquêmico. Para o aquecimento, utilizam-se 60% da FC do limiar isquêmico. Já o condicionamento deve ser realizado a 10 bpm abaixo do limiar isquêmico ou com as mesmas porcentagens citadas antes, considerando-se como FC máxima a FC do limiar isquêmico[2].

Exemplo:

Considere um paciente de 60 anos que se submeteu a um TEFM e obteve os seguintes dados:

FC máxima obtida: 135 bpm

FC do limiar isquêmico: 115 bpm

1. Cálculo da FC de treinamento utilizando a FC máxima.

135 × 0,8 (80% da intensidade) = 108 bpm

2. Cálculo da FC de treinamento utilizando a FC do limiar isquêmico.

115 × 0,8 = 92 bpm

3. FC de treinamento com 10 bpm abaixo da FC do limiar isquêmico.

105 bpm.

Observe que a primeira e a terceira opções geraram FC de treino próximas. Profissionais mais conservadores optam normalmente pela segunda opção e os mais arrojados, pela terceira opção. Em geral, a primeira opção não é utilizada, já que pode, a depender do resultado, se aproximar muito do limiar isquêmico e aumentar a probabilidade de intercorrência durante o exercício.

Questões relacionadas: 1, 8, 11, 12, 14, 15, 18, 19, 22, 23, 24, 36, 39, 42, 43, 46, 47, 48, 55, 58, 59, 61, 63, 64, 71, 76, 89, 94, 95, 99, 100, 102, 115, 116, 117, 120, 132, 146, 150, 157, 163, 165, 174, 181, 185, 187, 188, 193, 213, 215, 216, 217 e 228.

Referências

1. Herdy AH, López-Jiménez F, Terzic CP, Milani M, Stein R, Carvalho T et al. Diretriz Sul-Americana de Prevenção e Reabilitação Cardiovascular. Arq Bras Cardiol. 2014;103(2 supl.1):7-9.
2. Milani M. Reabilitação cardiovascular no paciente com coronariopatia: treinamento físico acima ou abaixo do limiar isquêmico. Revista DERC. 2018; 24(3).

63

Resposta A

Comentário: Diversos marcadores inflamatórios são utilizados na práxis como meio de analisar as condições fisiopatológicas dos indivíduos. Especificamente, as dosagens de creatina quinase MB (CKMB), isoforma mais presente no músculo cardíaco, e a troponina I, que regula a interação entre actina e miosina, são marcadores utilizados no diagnóstico de lesões do miocárdio. Logo, se avaliadas isoladamente, não refletem inflamação sistêmica. Já a proteína C reativa (PCR), produzida pelo fígado, é um potente marcador de inflamação sistêmica, também denominada inflamação subclínica, a inflamação que não expressa sintomas[1]. Estudos associam a elevação da PCR com diversas condições, dentre elas destacam-se a disfunção endotelial, doença aterosclerótica, obesidade, acidente vascular encefálico, doença renal crônica e doenças reumáticas[1-4]. Por ser uma variável de alta reprodutibilidade e baixo custo, a PCR-ultrassensível é o principal marcador de inflamação subclínica.

Questões Comentadas em Cardiologia do Exercício

O exercício físico é uma intervenção que altera a balança inflamatória. Dependendo do volume, da intensidade do esforço e da condição clínica do paciente, a balança pode ser deslocada de forma desfavorável, ou seja, ampliando a inflamação. As microlesões geradas no exercício físico liberaram substâncias pró-inflamatórias, como a interleucina (IL)-1 beta e o fator de necrose tumoral alfa, bem como as substâncias anti-inflamatórias: IL-6, -8 e -15[5]. Diante desse pensamento, entendemos que o volume de exercício prescrito deve ser diretamente relacionado com o nível de inflamação dos indivíduos que integram a reabilitação cardiovascular.

Questões relacionadas: 1, 8, 11, 12, 14, 19, 23, 24, 36, 39, 42, 43, 46, 47, 48, 58, 59, 61, 62, 76, 89, 94, 95, 99, 100, 102, 115, 116, 117, 120, 132, 146, 150, 157, 163, 165, 181, 185, 187, 188, 193, 213, 215, 216, 217 e 228.

Referências

1. Aguiar FJB, Junior MF, Sales MM, Neto LMC, Fonseca LAM, Sumita NM et al. Proteína C-reativa: aplicações clínicas e propostas para utilização racional. Rev Assoc Med Bras. 2013; 59(1):85-92.
2. Santos WB, Mesquita ET, Vieira RMR., Olej B, Coutinho M, Avezum A. ProteínaC-reativa e doença cardiovascular: as bases da evidência científica. Arq Bras Cardiol. 2003; 80(4):452-6.
3. Dummer CD, Thomé FS, Veronese FV. Doença renal crônica, inflamação e aterosclerose: novos conceitos de um velho problema. Rev Assoc Med Bras. 2007; 53(5):446-50.
4. Tenório MCC, Fraga AS, de Sá CKC, Ladeia AMT. Inflamação subclínica e doença cardiovascular na obesidade: o papel do exercício físico contínuo e intervalado como tratamento. Revista Brasileira de Prescrição e Fisiologia do Exercício. 2016; 10(61):692-704.
5. Silva FOC, Macedo DV. Exercício físico, processo inflamatório e adaptação: uma visão geral. Rev Bras Cineantropom Desempenho Hum. 2011;13(4):320-8. DOI: 10.5007/1980-0037.2011v13n4p320

64

Resposta   D

Comentário: A DAC apresenta sinais e sintomas bem característicos e conhecê-los é o primeiro passo para uma boa condução do atendimento desses pacientes. Um dos primeiros sintomas a ser relatado é a angina estável, que se caracteriza por dor ou desconforto na região precordial, em aperto, compressão ou abafamento e dificilmente em pontada. É uma dor difusa, que pode ser irradiada para a região retroesternal, membros superiores, ombro, costas, mandíbulas e epigástrio. Normalmente a dor tem duração de 2 a 30 minutos e está muito relacionada com o esforço. Ela surge durante o exercício e sana com a diminuição ou interrupção do exercício[1]. Outro sinal importante da DAC visto no eletrocardiograma e que está associado à angina estável é o infradesnivelamento do segmento ST, representação eletrocardiográfica de isquemia. Além disso, podem ser observadas no eletrocardiograma outras alterações que também estão associadas à isquemia, como a inversão da onda T e extrassístoles ventriculares[1,2]. É importante esclarecer que o surgimento de supradesnivelamento do segmento ST somente é observado no infarto agudo do miocárdio. No ecocardiograma, um achado típico é a hipocinesia focal (baixa contração da parede que está sendo afetada pela isquemia), também chamada de assinerese[1,2]. Por fim, mas não menos

200   Questões Comentadas em Cardiologia do Exercício

importante, é que esses pacientes manifestarão diminuição da capacidade funcional (consumo de oxigênio pelo organismo) e diminuição da funcionalidade, que reflete a capacidade do indivíduo de realizar as atividades do cotidiano. Portanto, concluímos que os sinais e sintomas da DAC são: angina estável, diminuição da capacidade funcional e da funcionalidade, infradesnivelamento do segmento ST e inversão da onda T, arritmias e hipocinesia focal[1]. Uma observação a ser feita é que as placas podem ser classificadas como placa estável ou não vulnerável e placa instável ou vulnerável. A placa estável ou não vulnerável possui uma capa de fibrose espessa, formada por tecido conjuntivo, células musculares lisas, cálcio e um núcleo lipídico pequeno. Apesar de receberem nomenclaturas semelhantes aos tipos de angina, não associamos o tipo de placa ao tipo de angina. Logo, não é a placa que determina o tipo de angina e placas não vulneráveis (estáveis) podem causar tanto angina instável quanto angina estável[1].

Questões relacionadas: 1, 11, 14, 15, 18, 23, 55, 62, 71, 95, 120, 163 e 174.

Referências

1. Mansur AP, Armaganijan D, Amino JG, Sousa AC, Simão AF, Brito AX et al. Diretrizes de doença coronariana crônica angina estável. Arq Bras Cardiol. 2004; 83(Supl. 2):7-12.
2. Montalescot G, Sechtem U, Achenbach S, Andreotti F, Arden C, Budaj A et al. ESC guidelines on the management of stable coronary artery disease: The Task Force on the management of stable coronary artery disease of the European Society of Cardiology. European Heart Journal. 2013; 34:2957-61. doi:10.1093/eurheartj/eht296.

65

Resposta   C

Comentário: Capacidade funcional é o mesmo que volume corrente de oxigênio (VO_2) e refere-se a uma engrenagem que envolve três sistemas: sistema respiratório, cardiovascular e muscular. Através do sistema respiratório, o oxigênio (O_2) é *captado* da atmosfera e encaminhado ao alvéolo, onde, junto ao sistema cardiovascular, proporcionará uma difusão, neste caso denominada hematose. Posteriormente, esse sangue rico em O_2 é transportado pelos vasos sanguíneos com o objetivo de *perfundir* os tecidos, chegando até a célula muscular, especificamente na mitocôndria, que irá *extrair* esse O_2 e, por fim, *utilizá-lo*. Isso faz todo sentido na equação: capacidade funcional = débito cardíaco × diferença arteriovenosa de O_2, uma vez que o débito cardíaco representa a função cardiovascular e a diferença arteriovenosa de O_2 a função respiratória e muscular. Logo, quanto maior for o débito cardíaco e/ou a diferença arteriovenosa de O_2, maior será a capacidade funcional. Por outro lado, funcionalidade refere-se à capacidade de o indivíduo realizar atividades da vida diária. Vários fatores podem interferir nesse ponto, desde limitações estruturais a restrições ambientais e sociais. Diante disso, não confere restringir a definição de funcionalidade como sinônimo de capacidade funcional. Apesar de existir uma relação entre as mesmas, ou seja, a melhora da capacidade funcional refletindo-se na funcionalidade, trata-se de coisas diferentes.

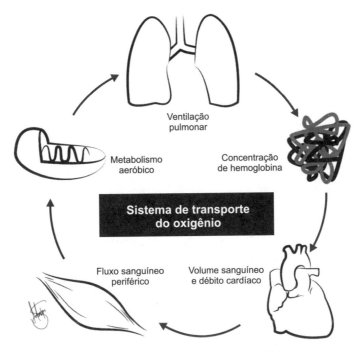

Figura 1. Etapas do transporte de oxigênio.

Questões relacionadas: 4, 33, 41, 54, 56, 57, 68, 72, 73, 90, 122, 128, 130, 131, 132, 134, 135, 137, 138, 139, 140, 141, 142, 143, 146, 149, 195, 211 e 226.

Referência
1. McArdle WD, Katch FL, Katch VL. Fisiologia do Exercício: Nutrição, Energia e Desempenho Humano. Capítulo 17: Capacidade Funcional do Sistema Cardiovascular. 8ª ed. Guanabara Koogan, 2016: 548-64.

66

Resposta   E

Comentário: O coração é o único órgão além do sistema nervoso capaz de produzir e conduzir o seu próprio estímulo elétrico. Para isso, o coração apresenta estruturas formadas por células cardíacas especializadas. Esse conjunto de estruturas é denominado sistema elétrico cardíaco (sistema intrínseco). As estruturas que compõem esse sistema são: nodo sinoatrial (sinusal); feixes internodais e interatrial, nodo atrioventricular (AV); feixe AV (feixe de His – epônimo anatômico); ramos direito e esquerdo e suas subdivisões; e fibras subendocárdicas. O nodo sinusal é responsável por produzir o estímulo elétrico cardíaco (automatismo) e determinar a frequência cardíaca. Por isso é denominado marca-passo cardíaco com frequência que varia entre 60 e 100 bpm em repouso. Assume o comando de automatismo por apresentar o limiar de despolarização mais precoce de todas as células cardíacas. Dele partem feixes que conduzirão o estímulo elétrico para os átrios, denominados feixes internodais (3) e o interatrial. São eles: feixes anterior e posterior, localizados no átrio direito, o septal (médio), localizado sobre o septo interatrial, e o interatrial esquerdo, que leva o estímulo ao átrio esquerdo, também conhecido como feixe de Bachmann (epônimo anatômico). O feixe de Bachmann é chamado de interatrial por atravessar o átrio direito e estimular o átrio esquerdo. Os demais recebem a alcunha de internodais, pois iniciam-se no nodo sinusal e finalizam o seu percurso no nodo atrioventricular (entre dois nodos). Entre os átrios e os ventrículos há uma parte não excitável, formada por tecido conjuntivo fibroso, denominado esqueleto fibroso do coração, e também septo atrioventricular. Esse septo que não apresenta inervação intrínseca, do mesmo modo que as valvas cardíacas, evita que o estímulo seja conduzido aos ventrículos de forma direta. Isso é de extrema importância, já que evita a contração simultânea dos átrios e ventrículos. Portanto, o estímulo elétrico tem apenas um caminho para adentrar aos ventrículos – o nodo atrioventricular. Esse nodo tem como função retardar a passagem do estímulo (atividade decremental), uma vez que as suas células são más condutoras de atividade elétrica. Esse retardo essencial é mais uma maneira de manter o adequado sincronismo entre a atividade atrial e a ventricular, denominado sincronismo atrioventricular. Após a passagem pelo nodo AV, o estímulo segue pelo feixe AV sobre o septo interventricular na parte membranosa até, finalmente, se dividir em dois ramos: direito e esquerdo. Esses ramos conduzem os estímulos aos ventrículos de forma respectiva e se subdividem em três feixes: o anterossuperior, o anteromedial e o posteroinferior. Esses feixes são chamados de feixes divisionais dos ramos ventriculares. Por fim, o estímulo alcança as fibras subendocárdicas, profusamente conhecidas como fibras de Purkinje (epônimo anatômico). Essas fibras inervam as paredes livres dos ventrículos, sobretudo o ápice cardíaco.

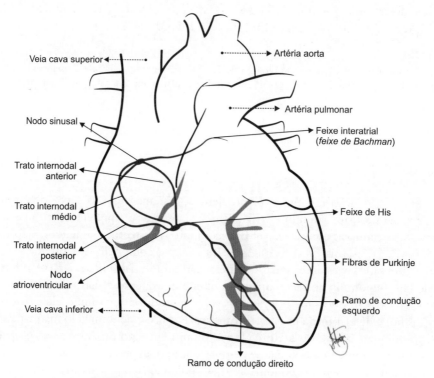

Figura 1. Esquema gráfico do sistema de condução.

Questões relacionadas: 2, 9, 10, 16, 17, 25, 26, 27, 49, 67, 75, 84, 112, 118, 126, 136, 152, 153, 179, 180, 203 e 204.

Referência

1. Guyton AC. Fisiologia humana. Capítulo VI: O sistema circulatório. 6ª Edição. Rio de Janeiro: Guanabara Koogan; 1988: 210-12.

67

Resposta C

Comentário: As estruturas que compõem o sistema de produção e a condução elétrica cardíaca podem ser analisadas pelo eletrocardiograma (ECG). A interpretação adequada de um ECG é ferramenta essencial para um bom diagnóstico e acompanhamento das enfermidades cardíacas. Antes de entender a analogia entre o ECG e esse sistema, é importante elucidar que todo evento elétrico gera um evento mecânico. Logo, sempre que forem referidos os termos despolarização e repolarização (eventos elétricos), trataremos, respectivamente, da sístole e da diástole (eventos mecânicos). A atividade do nodo sinusal, que é responsável pelo automatismo dominante cardíaco, é expressa no ECG pela onda P, que reflete a despolarização dos átrios. Prosseguindo, o nodo atrioventricular tem a função de retardar a passagem do estímulo para os ventrículos (atividade decremental), garantindo um sincronismo perfeito entre a sístole e a diástole, atrial e ventricular. No ECG, essa atividade é representada pelo segmento PR. Por fim, as estruturas responsáveis por conduzir o estímulo para os ventrículos são os feixes atrioventriculares direito e esquerdo, e as fibras subendocárdicas. A representação dos mesmos reflete a despolarização ventricular, observada em três ondas que formam o complexo QRS. Todas as ondas, os segmentos e os intervalos do ECG são apresentados na Figura 1.

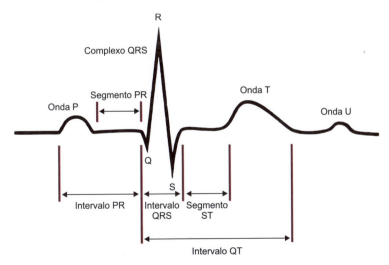

Figura 1. Representação de ECG normal.

Questões relacionadas: 2, 9, 10, 16, 17, 19, 25, 26, 27, 35, 49, 56, 57, 60, 66, 75, 80, 84, 102, 112, 118, 126, 136, 147, 152, 153, 179, 180, 203, 204 e 206.

Referência

1. Thaler MS. ECG essencial: eletrocardiograma na prática diária. Capítulo 1: Fundamentos. 7ª Edição. Porto Alegre: Artmed; 2013. p. 10-31.

Resposta B

Comentário: As células endoteliais estão dispostas em uma camada única, formando a parede mais interna dos vasos sanguíneos. Em condições íntegras, o endotélio exerce funções mecânicas, bioquímicas e é capaz de produzir substâncias vasoativas e fatores de crescimento[1]. Dentre as substâncias vasoativas, podemos citar os fatores constritores derivados do endotélio (endotelinas, angiotensina II, espécies reativas de oxigênio e fatores constritores derivados da ciclo-oxigenase, como prostaglandina H_2 e tromboxana A_2) e os fatores relaxantes derivados do endotélio (óxido nítrico, fator hiperpolarizante derivado do endotélio e prostaciclina)[1]. A princípio, as alternativas A, B e C estão corretas. No entanto, a alternativa B é a que apresenta um fator relaxante produzido mais especificamente durante o exercício. O óxido nítrico é um potente vasodilatador produzido e liberado pelas células endoteliais pela tensão de cisalhamento que o sangue exerce na parede vascular, conhecida como *shear stress*[2]. O exercício físico aumenta o fluxo sanguíneo e a tensão de cisalhamento (*shear stress*), consequentemente, estimula bastante a produção do óxido nítrico. Mais detalhes são muito bem destrinchados no editorial produzido por Pagan *et al.*,[2] o qual indicamos a leitura.

Questões relacionadas: 4, 15, 33, 41, 54, 56, 57, 65, 72, 73, 74, 90, 122, 128, 130, 131, 132, 134, 135, 137, 138, 139, 140, 141, 142, 143, 146, 149, 195, 211 e 226.

Referências

1. Passaglia TCAT, Nigro D, Fortes ZB, Scivoletto R, Carvalho MHC. Endotélio: aspectos fisiológicos. Rev Bras Hipertens. 1998; 1(3):94-9.
2. Pagan LU, Gomes MJ, Okoshi MP. Função endotelial e exercício físico. Arq Bras Cardiol. 2018; 111(4):540-1.

Resposta C

Comentário: Diante da grande variabilidade clínica da doença de Chagas, 30% dos infectados são sintomáticos, ou seja, desenvolvem alteração funcional cardíaca crônica[1]. Apesar de esses indivíduos cursarem ao longo do tempo com perda de massa periférica, é curioso notar que a massa ventricular esquerda possui a tendência de estar aumentada. De acordo

Questões Comentadas em Cardiologia do Exercício

com a Diretriz de Ecocardiograma[1], quando analisamos a massa ventricular esquerda, levamos em consideração a composição de dois tipos de tecidos, o tecido muscular cardíaco e o tecido conjuntivo. Em condições fisiológicas, a quantidade de células que compõem o coração constitui 40% de células musculares e elétricas cardíacas, e 60% de células de tecido conjuntivo. Já a área de ocupação cardíaca é representada em 80% pelas células contráteis, enquanto as células do tecido conjuntivo correspondem apenas a 20% dessa área[2]. Por sua vez, o *Trypanossoma cruzi*, ao invadir o organismo, ocasiona a destruição das células contráteis, e nesse espaço que antes era constituído por tecido muscular cardíaco, passa a ser composto por uma mistura de fibroblastos e tecido adiposo, podendo chegar a inverter a relação de ocupação da área cardíaca. A mistura de tecido adiposo com fibroblastos é detectada por um marcador histoquímico, denominado lipofuscina, utilizado para verificar essas áreas de deposição de material não contrátil no coração. A hipotrofia das células contráteis e o aumento na quantidade de células do tecido conjuntivo resultam em alterações de relaxamento e aumento da complacência ventricular, com consequente diminuição da contratilidade. Em suma, o aumento da massa ventricular esquerda na doença de Chagas é justificado, sobretudo, pelo depósito de fibroblastos e lipofuscina e não por hipertrofia da massa muscular cardíaca[3].

Questões relacionadas: 110 e 111.

Referências

1. Orlando CF, Paulo Z, Juarez O, Maciel CB, Andrade JL, Mathias Jr. W et al. Diretriz para Indicações e Utilização da Ecocardiografia na Prática Clínica. Arq Bras Cardiol. [Internet]. 2004; 82(Suppl 2):15. Disponível em: http://www.scielo.br/scielo.php?script=sci_arttext&pid=S0066782X2004000800002&lng=en. https://doi.org/10.1590/S0066-782X2004000800002.
2. Gottschall CAM. Dinâmica cardiovascular: do miócito a maratona. Capítulo VI: Coração como Bomba. São Paulo: Atheneu; 2005. p. 155-60.
3. Petto J, Ferraz GR, Bouças T. Influência do exercício físico resistido na melhora da fração de ejeção em indivíduo chagásico. Rev Bras Fisiol Exerc. 2010; 9(3):181-3.

70

Resposta   D

Comentário: O coração está localizado no mediastino, perto da linha média da cavidade torácica, especificamente, dois terços do coração está à esquerda dessa linha média e um terço à direita. Esse órgão é revestido e protegido por uma membrana fibrosserosa, denominada pericárdio, com a função de manter a posição do coração no mediastino. O pericárdio é dividido em duas partes, pericárdio fibroso e pericárdio seroso, que atuando juntas restringem o coração ao mediastino, permitindo liberdade suficiente de movimentação. A parte fibrosa é mais superficial e está fixada no diafragma e nos tecidos conjuntivos dos vasos sanguíneos. Assemelha-se a um saco que impede o estiramento excessivo do coração, protegendo e ancorando o órgão. Já a parte serosa é mais profunda, formando uma dupla camada, subdividida em visceral e parietal, que circunda o coração. A lâmina

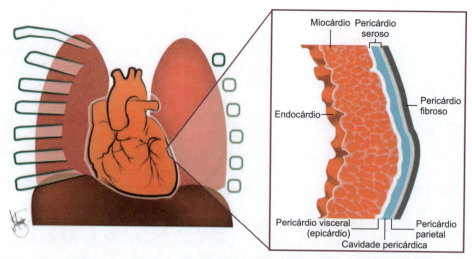

Figura 1. Anatomia do pericárdio.

parietal está colada ao pericárdio fibroso, já a lâmina visceral, também chamada de epicárdio, está aderida à superfície do coração. Entre essas duas lâminas está a cavidade pericárdica, espaço composto pelo líquido pericárdico, responsável por lubrificar e reduzir o atrito entre as lâminas. A Figura 1 mostra as divisões do pericárdio, a sua localização e a cavidade pericárdica.

Questões relacionadas: 7, 18, 75, 155, 234, 235 e 236.

Referência

1. Tortora GJ, Grabowski SR. Princípios de anatomia e fisiologia. Capítulo 20: O sistema cardiovascular. 9ª Edição. Rio de Janeiro: Guanabara Koogan; 2002: 579-81.

Resposta   **E**

Comentário: A DAC possui uma fisiopatologia muito bem descrita, sendo a causa mais comum de diminuição do fluxo coronariano e, consequentemente, de infarto agudo do miocárdio. No Brasil, por ano, mais de 320 mil pessoas morrem em consequência do infarto agudo do miocárdio decorrente da DAC[1]. Há vários fatores que podem desencadear a formação da placa de ateroma, podendo ser divididos em fatores modificáveis e não modificáveis[2]. Dentre os fatores modificáveis, destacamos a hipertensão arterial sistêmica, a diabetes melito, as dislipidemias, o tabagismo e o sedentarismo. Já entre os fatores não modificáveis, se destacam-se a idade, o sexo e o histórico familiar[2]. A circulação colateral é uma consequência muitas vezes presente em corações com DAC. A justificativa para esse fato é que ao longo do tempo a própria estenose, ao alcançar 70% de comprometimento,

Questões Comentadas em Cardiologia do Exercício

induz à abertura de uma rede de artérias colaterais[2]. Chamamos esse processo de arteriogênese, no qual colaterais preexistentes que estão fechadas e não funcionantes passam a conduzir sangue. As artérias colaterais coronárias podem diminuir a gravidade da isquemia miocárdica, e contribuem com uma quantidade significativa de fluxo sanguíneo em caso de infarto agudo do miocárdio, mantendo, muitas vezes, a integridade do músculo cardíaco. No entanto, quase sempre a circulação colateral, induzida pela própria DAC, não é suficiente para manter íntegro o músculo cardíaco[2]. A artéria torácica interna não faz parte da rede arterial coronariana, como referido na alternativa B. A figura da Questão 18 apresenta as principais artérias epicárdicas.

Questões relacionadas: 1, 11, 14, 15, 18, 23, 55, 62, 64, 95, 120, 163, 174 e 217.

Referências

1. Sociedade Brasileira de Cardiologia. [Internet]. Notícias. Cardiômetro da Sociedade Brasileira de Cardiologia. Acesso em 2020 jul. 02. Disponível em: <http://www.cardiometro.com.br/anteriores.asp>
2. Tratado de Medicina Cardiovascular. Eugene Braunwald, Douglas P. Zipes, Peter Libby. São Paulo: Roca. 2003, 6ª Edição, Volume 2. Capítulos 30, 31, 34 e 35.

72

Resposta D

Comentário: O sistema cardiovascular reage ao exercício com a intenção de promover ajustes necessários às demandas impostas pelo esforço físico, gerando respostas agudas e crônicas. As respostas agudas são o produto da interpretação de informações geradas pelo organismo e o comando do sistema nervoso central, especificamente, região do bulbo, onde estão as áreas de controle dos sistemas cardiovascular e respiratório. Apesar de o coração ser um órgão capaz de manter o seu próprio ritmo de batimentos, ele sofre influência do sistema nervoso autônomo, simpático e parassimpático (nervo vago). O nervo vago atua principalmente nos átrios, nas regiões dos nodos sinusal e atrioventricular, fazendo com que, no repouso, predomine um efeito depressor cardíaco (tônus vagal), pela liberação do neurotransmissor acetilcolina, que reduz a atividade do nodo sinusal, gerando, em consequência, a diminuição da frequência cardíaca (FC). Já o sistema simpático atua principalmente sobre os ventrículos, liberando o neurotransmissor noradrenalina, que provoca aumento da força de contração, aumento do volume sistólico de ejeção (VSE) e, consequentemente, do débito cardíaco (DC). Nos primeiros instantes de uma atividade física, imediatamente antes e logo após o início da atividade muscular, o estímulo tônico vagal para o coração é inibido e há uma progressiva ativação neural simpática, levando a aumento da FC, do VSE e, consequentemente, do DC como respostas agudas ao esforço. Além disso, a diferença arteriovenosa de oxigênio aumenta, pois há maior captação de oxigênio pelos tecidos ativos (músculos esqueléticos em atividade). Portanto, com a progressão da intensidade do exercício, a FC e a pressão arterial sistólica elevam-se, adequando-se melhor às exigências do esforço físico. Por fim, as respostas crônicas serão dependentes de adaptações orgânicas

208　　　　　　　　Questões Comentadas em Cardiologia do Exercício

adquiridas ao longo do tempo, em resposta a estímulos de condicionamento. Em repouso, a FC é normalmente menor e o VSE de ejeção é maior em pessoas condicionadas, como resultado crônico do treinamento físico.

Questões relacionadas: 4, 33, 41, 54, 56, 57, 65, 68, 73, 90, 122, 128, 130, 131, 132, 134, 135, 137, 138, 139, 140, 141, 142, 143, 146, 149, 195, 211 e 226.

Referência

1.　Torres FC. Fisiologia da Atividade Física – Sistema Cardiovascular e Exercício. p. 61-71. In: Cohen M. Medicina do Esporte. Barueri: Manole, 2008.

73

Resposta　E

Comentário: Os parâmetros de monitoramento são ferramentas importantes para o acompanhamento de um paciente, mas não basta apenas entender o comportamento fisiológico desses parâmetros frente ao exercício, é preciso pensar em como a condição clínica do indivíduo interfere nesses parâmetros. Sob o aspecto fisiológico, em indivíduos saudáveis há aumento da frequência cardíaca frente a um esforço físico. Esse aumento é uma resposta à inibição do tônus vagal e ao incremento do sistema simpático no coração. Além disso, há um aumento da diferença arteriovenosa de oxigênio (O_2), pois a quantidade de O_2, extraído sobretudo pelos músculos ativos, também aumenta. No repouso, em média 20% a 25% do O_2 ofertado é captado ao passar pelos capilares teciduais. Já em exercício, esse valor tende ser 3 a 3,5 vezes maior[1]. Esse aspecto fisiológico explica porque, durante o exercício é normal haver uma pequena redução da saturação capilar de O_2, quando o oxímetro de pulso é utilizado. A hemoglobina é uma molécula tetravalente, responsável por carregar o O_2 no sangue. Apesar de possuir afinidade, especialmente com o O_2, essa proteína também faz ligação com outras moléculas, como, por exemplo, o dióxido de carbono, o monóxido de carbono e a glicose. Pacientes diabéticos não compensados possuem uma alteração na captação de oxigênio pela hemoglobina, pois as taxas altas de glicose no sangue competem significativamente com o O_2. Uma vez que a própria hemoglobina já carreia uma quantidade menor de oxigênio para ser captado pelos tecidos, e há aumento na extração nos tecidos ativos, a saturação de O_2 nesses indivíduos tende a ser menor que a de pessoas sadias. Logo, ao serem expostos a um esforço físico apresentarão aumento da FC e queda mais acentuada da saturação de oxigênio.

Questões relacionadas: 4, 33, 41, 54, 56, 57, 65, 68, 72, 90, 122, 128, 130, 131, 132, 134, 135, 137, 138, 139, 140, 141, 142, 143, 146, 149, 195, 211 e 226.

Referência

1.　Cohen M. Medicina do Esporte. Barueri: Manole. 1ª Edição, 2008. Torres, FC. Capítulo 3: Fisiologia da Atividade Física – Sistema Cardiovascular e Exercício. p. 71.

Questões Comentadas em Cardiologia do Exercício

209

74

Resposta   B

Comentário: A célula endotelial tem a forma alongada com o núcleo proeminente e é repleta de organelas intracelulares, possui uma relação íntima com todos os componentes do sangue, que surge já na fase embrionária, em que ocorre a formação dos vasos sanguíneos. A presença da célula endotelial recobrindo todo o leito vascular, desde o coração, árvore arterial, capilares, árvore venosa e vasos linfáticos, significa que o endotélio forma uma extensa rede de proteção entre os componentes do sangue e os tecidos, permitindo melhor fluidez e evitando a coagulação do sangue. Contudo, a estrutura e a organização da rede requerem o contato íntimo entre as células endoteliais, havendo necessidade de uma conexão integrada. Diante disso, em qualquer situação de quebra da rede ou perda de contato, essas células possuem a capacidade de se organizar e refazer a conexão intercelular. Portanto, a interligação das células endoteliais é fundamental, uma vez que o organismo depende do endotélio vascular íntegro para o seu funcionamento. Através dessa rede extensa de transmissão de dados, o endotélio é capaz de detectar a mínima alteração na pressão arterial, o balanço oxidativo, o sinal de inflamação e a ativação do sistema imune. Também controla ativamente o tônus vascular e a remodelação vascular, pela liberação de substâncias vasoativas, como, por exemplo, o fator relaxante derivado do endotélio, identificado na literatura como óxido nítrico.

Questões relacionadas: 15 e 68.

Referência

1. Luz PL, Laurindo FRM, Chagas ACP. Endotélio e doenças cardiovasculares. São Paulo: Atheneu; 2005. Capítulo 1: Estrutura orgânica do endotélio vascular. p. 1-6.

75

Resposta   A

Comentário: A circulação coronariana se divide em três: circulação epicárdica, que recebe esse nome por estar localizada no epicárdio; circulação intramiocárdica, que é oriunda dos ramos perpendiculares das artérias epicárdicas e é assim denominada por penetrar o miocárdio; e a circulação subendocárdica, responsável pela irrigação da camada mais interna do coração, o endocárdio (Figura 1). Especificamente, a circulação epicárdica é formada por artérias de condução, tendo a sua origem na raiz da aorta. Os dois primeiros ramos coronários denominam-se coronária direita (CD) e coronária esquerda (CE), vão irrigar, respectivamente, a parte direita e mais posterior do coração, e a parte esquerda e mais anterior do coração. Consequentemente, são as duas artérias que vão emitir toda a irrigação cardíaca. Os principais ramos originados da CD são o ramo do nodo atrioventricular, o ramo do nodo sinusal, a marginal direita e a descendente anterior. Já os ramos da CE são a descendente anterior, as artérias *diagonalis*, a circunflexa e a marginal esquerda. A CE é considerada a principal artéria epicárdica, pois irriga a parte mais funcional do coração, que é o ventrículo esquerdo. Cerca de 84% do sangue que é destinado ao coração vai para a CE. Portanto, obstruções com redução luminal ≥ 50% nessa artéria já são consideradas significativas.

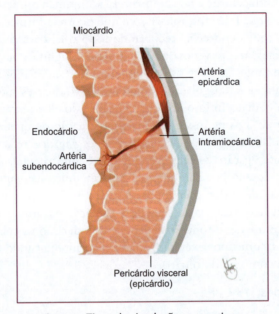

Figura 1. Tipos de circulação coronariana.

Questões relacionadas: 2, 9, 7, 10, 16, 17, 18, 25, 26, 27, 49, 66, 67, 70, 84, 112, 118, 126, 136, 152, 153, 155, 177, 179, 180, 179, 180, 203, 204, 234, 235 e 236.

Referência
1. Tortora GJ, Grabowski SR. Princípios de anatomia e fisiologia. Capítulo 20: O sistema cardiovascular. 9ª Edição. Rio de Janeiro: Guanabara Koogan, 2002. p. 588-89.

76

Resposta B

Comentário: O nodo sinusal possui uma frequência de despolarização inata, em torno de 90 a 100 bpm. Acontece que essa estrutura sofre influência do sistema nervoso autônomo, no qual encontramos inervação simpática e, principalmente, parassimpática. É justamente a ação da inervação parassimpática que garante a lentificação da frequência cardíaca (FC) de 20 bpm (pessoas sedentárias ou irregularmente ativas) a 30 bpm (no caso de pessoas que praticam exercício físico regular em intensidades e volumes moderados), resultando

Questões Comentadas em Cardiologia do Exercício

em uma FC de repouso mais baixa do que a frequência autorrítmica do nodo sinusal, ou seja, abaixo de 100 bpm. Diante disso, considera-se como valor de normalidade da FC de repouso 60 a 100 bpm[1]. Portanto, a FC pode aumentar somente por uma retirada parassimpática, como pela retirada parassimpática associada à descarga simpática. Para que uma atividade física ou exercício físico promova condicionamento cardiovascular, é necessário que a intensidade de esforço realizada provoque, além da retirada parassimpática, uma descarga simpática[2]. Portanto, dever haver no mínimo um aumento de 20 bpm em relação à FC de repouso; caso contrário, não houve descarga simpática tampouco condicionamento cardiovascular. Logo, no caso apresentado, o paciente que tinha uma FC de repouso de 80 bpm precisa alcançar na deambulação pelo menos uma FC de 100 bpm. Podemos conduzir um raciocínio de que a alternativa C esteja certa também. No entanto, deve ser considerado que o paciente é sedentário e, consequentemente, um aumento de 20 bpm na FC já provoca descarga simpática.

Questões relacionadas: 1, 8, 11, 12, 14, 19, 23, 24, 36, 39, 42, 43, 46, 47, 48, 58, 59, 61, 62, 63, 89, 92, 94, 95, 99, 100, 102, 115, 116, 117, 120, 132, 146, 150, 157, 163, 165, 181, 185, 187, 188, 193, 213, 215, 216, 217, 222, 224 e 228.

Referências

1. Tortora GJ, Grabowski SR. Princípios de anatomia e fisiologia. Capítulo 20: O sistema cardiovascular. 9ª Edição. Rio de Janeiro: Guanabara Koogan, 2002: 600-2.
2. McArdle WD, Katch FL, Katch VL. Fisiologia do exercício: nutrição, energia e desempenho humano. Capítulo 16: Regulação e integração cardiovasculares. 8ª Edição. Rio de Janeiro: Guanabara Koogan, 2016: 531-4.

77

Resposta   C

Comentário: A AT é uma enfermidade de causa desconhecida que afeta especialmente a artéria aorta e os seus ramos mais calibrosos de membro superior e inferior[1]. A tuberculose e as infecções virais são consideradas causas possíveis, embora não se descarte a autoimunidade como causa primária[1]. A enfermidade se desenrola em duas fases: (i) aguda – caracterizada por processo inflamatório, que ataca as três camadas da artéria (vasculite), e pode durar meses; (ii) crônica – caracterizada pela proliferação de tecido conjuntivo e fibrose[1]. A proliferação de tecido conjuntivo e fibrose pode obliterar a artéria ou até, inversamente, provocar afilamento das suas paredes e aneurismas. Cerca de 85% das lesões causadas pela AT são obliterantes, 2% dilatadas e 13% mistas[1]. Atinge 10 vezes mais mulheres com idade média de 25 anos. Os sopros ou as assimetrias de pulso são comuns[2]. A claudicação intermitente também é um sintoma frequente nessa população[2]. A HAS é frequente, oriunda da estenose de artéria renal. As sequelas cardíacas costumam resultar de insuficiência valvar aórtica e de HAS tratada de maneira inadequada[2]. As complicações vasculares cardíacas, renais e cerebrais são as principais responsáveis pela alta morbimortalidade dessa enfermidade[2].

Questões relacionadas: Nenhuma.

Referências

1. Porto CC. Doenças do coração: prevenção e tratamento. Vianna CB, Mady C. Capítulo 245: Arterite de Takayasu. 2ª Edição. Rio de Janeiro: Guanabara Koogan, 2005:1061-4.
2. Provas para obtenção do título de especialista em cardiologia: questões comentadas 2015 a 2017, vol. 3. Editores Francisco Maia da Silva, José Maria Peixoto. 5ª Edição. Barueri: Manole; 2018. p. 108, 287, 288.

Resposta B

Comentário: A cardiomiopatia de Takotsubo ou síndrome do coração partido é uma enfermidade decorrente de forte estresse emocional ou descarga adrenérgica. Sua prevalência é maior em mulheres de meia-idade e é totalmente reversível com a terapêutica adequada. Caracteriza-se por apresentar quadro sintomatológico de infarto agudo do miocárdio, com eletrocardiograma com supra de ST; no entanto, sem apresentar doença aterosclerótica de base. Portanto, é comum a visualização de áreas acinéticas no ecocardiograma, que são áreas de miocárdio hibernado, que se demonstram viáveis na ressonância magnética. No ecocardiograma, a disfunção ventricular regional é característica, sendo a apical associada a aneurisma a mais comum[1].

Questões relacionadas: 22, 23, 79, 106 e 172.

Referência

1. Provas para obtenção do título de especialista em cardiologia: questões comentadas 2015 a 2017, vol 3/ Editores Francisco Maia da Silva, José Maria Peixoto. 5ª Edição. Barueri: Manole; 2018. p. 109 e 288.

Resposta C

Comentário: A classificação mais utilizada para as cardiomiopatias é a da Organização Mundial de Saúde em consenso com a International Society and Federation of Cardiology (ISFC), de 1995 e 1996, respectivamente. Nessa classificação, com base em aspectos anatomofuncionais (fenotípica), não é levada em consideração a etiologia da cardiomiopatia. Portanto, quatro são os grupos com base nos critérios anatômicos e funcionais: cardiomiopatia dilatada; cardiomiopatia hipertrófica; cardiomiopatia restritiva e cardiomiopatia arritmogênica de ventrículo direito. Em uma classificação distinta, as cardiomiopatias podem ser agrupadas em: cardiomiopatias específicas (causa conhecida), também denominadas secundárias, e as cardiomiopatias não classificadas (causa desconhecida), também chamadas de primárias. Portanto, dentre as opções, a cardiomiopatia isquêmica é a que se enquadra no grupo das específicas, ou seja, de causa conhecida. Por exemplo, um indivíduo que teve um infarto agudo do miocárdio e desenvolveu dilatação em decorrência disso, será classificado como tendo uma cardiomiopatia dilatada isquêmica. Já outro indivíduo que apresenta dilatação sem causa conhecida, terá uma cardiomiopatia dilatada primária. Veja, nas duas situações o indivíduo apresentava cardiomiopatia dilatada (classificação fenotípica), uma com e outra sem causa conhecida, respectivamente secundária (isquêmica) e primária (causa desconhecida).

Questões relacionadas: 22, 23, 78, 106 e 172.

Referência

1. Canesin MF, Barretto ACP. Miocardites e cardiomiopatias. In: Porto CC. Doenças do coração: prevenção e tratamento. 2ª Edição. Rio de Janeiro: Guanabara Koogan; 2005:789-90.

Resposta D

Comentário: O caso descrito anteriormente é um quadro clássico de pré-excitação ventricular (PEV), mais especificamente de Síndrome de Wolff-Parkinson-White (WPW). A PEV é causada por vias acessórias que atravessam o septo atrioventricular, estimulando os ventrículos precocemente. Em situações normais, a única comunicação entre átrios e ventrículos é o nodo atrioventricular (AV) e o feixe AV. Na PEV, feixe de fibras musculares, que são capazes de conduzir o estímulo elétrico, atravessam o septo AV e estimulam precocemente o ventrículo. Há basicamente dois tipos de PEV – aquelas com via acessória intranodal e as com via acessória extranodal. Ambas são caracterizadas por diminuição do segmento PR (menos de 1 mm – 0,04 s) ou do intervalo PR (menos de 3 mm – 0,12 s). As vias intranodais são conhecidas genericamente como síndrome de Lown-Ganong-Levine. Três são as vias acessórias intranodais que compõem essa síndrome: a de James (atrionodal), a de Brechenmacher (átrio-hissiana) e a do feixe intranodal ou infantil (Figura 2). As vias acessórias extranodais são as de Kent (atrioventricular), que geram a síndrome de WPW e a de Mahaim (atriofascicular) (Figura 2). No ECG, é possível observar que a FC oscila entre 93 e 107 bpm, que o eixo do QRS é voltado para a esquerda (+60° para trás), com nítida alteração de repolarização ventricular (onda T invertida em padrão *strain* – infradesnivelamento de ST com inversão de onda T em derivações laterais e inferiores, respectivamente em DI, V5 e V6 e DII, DIII e AVF). O intervalo PR é curto (observe que a onda P está colada ao QRS) e, por vezes, não é visível, formando nas derivações DI e V6 uma onda delta, característica da síndrome de WPW. O QRS está alargado (superior a 3 mm – 0,12 s), observado com mais facilidade em DI. Todas essas características são comuns na síndrome de WPW. Na via acessória de Mahaim, normalmente essas alterações não são observadas e, em muitos casos, o intervalo PR está normal. Na de Mahaim, as arritmias são mais raras e, ao contrário da síndrome de WPW, que aumenta o risco de morte súbita, o prognóstico é benigno e em geral o paciente leva uma vida normal. A alteração mais comum dessa via anômala é o QRS apresentar-se alargado, com morfologia de bloqueio de ramo esquerdo nas derivações DI, DII, V5 e V6. Destacamos mais uma vez aqui uma informação não claramente exposta na maioria das vezes quando se aborda esse assunto, a de que as vias acessórias são formadas por células musculares cardíacas, não pertencentes ao complexo elétrico, mas com a mesma capacidade de conduzir o impulso elétrico. O que se entende, de maneira equivocada, é que as vias acessórias são formadas por feixes de células do próprio sistema elétrico do coração.

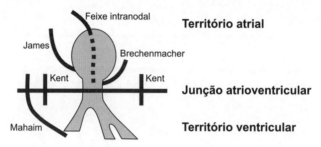

Figura 2. Vias anômalas de pré-excitação ventricular.

Questões relacionadas: 19, 20, 21, 35, 36, 47, 48, 56, 57, 58, 59, 60, 67, 87, 102, 144, 147 e 206.

Referência
1. Paola AAV, Melo QD, Gondim FA, Hara VM. Síndrome de Wolff-Parkinson-White e outras anomalias de condução. In: Porto CC. Doenças do coração: prevenção e tratamento. 2ª Edição. Rio de Janeiro: Guanabara Koogan, 2005:350-3.

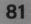

Resposta B

Comentário: A persistência do canal arterial é definida como a manutenção de um vaso fetal funcionante após o nascimento, localizado na bifurcação da artéria pulmonar e no início da artéria aorta descendente, região conhecida como istmo da aorta. Histologicamente, o canal é diferente das grandes artérias, pois é constituído por músculo liso, em forma espiralada, com uma camada íntima espessa, contendo substâncias mucoides. Já as grandes artérias são constituídas por várias camadas de fibras elásticas, distribuídas de forma circunferencial. A presença desse vaso é fundamental durante a vida fetal, pois é através dele que o sangue, proveniente das câmaras direitas, alcança a circulação sistêmica. Logo após o nascimento, sua luz se reduz à metade, com diminuição progressiva do seu diâmetro a partir desse ponto. A oclusão do canal ocorre em várias fases desde a primeira hora de vida do recém-nascido. Algumas condições, como prematuridade, rubéola e etilismo estão relacionadas com a manutenção do canal após o nascimento. A persistência do canal arterial possibilita a comunicação entre as circulações sistêmica e pulmonar, determinando repercussões hemodinâmicas de graus variados, dependendo do tamanho do defeito (calibre do vaso) e da resistência vascular pulmonar. Apesar de a maioria dos indivíduos com canal de pequeno calibre serem assintomáticos, eles correm o mesmo risco de endoarterite infecciosa que os indivíduos com canal de grande calibre. Logo, estabelecido o diagnóstico, deve-se indicar a correção cirúrgica mesmo nos casos de defeitos pequenos. Se não tratado cirurgicamente, o prognóstico de persistência do canal arterial é ruim.

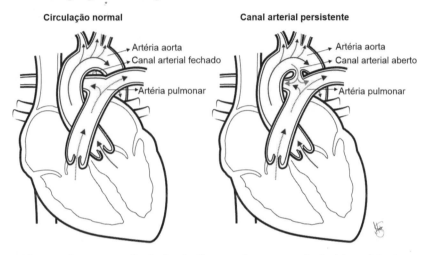

Figura 1. Representação da circulação normal e com canal arterial persistente.

Questões relacionadas: 82, 83, 85, 86, 88, 89, 90, 91 e 214.

Referência

1. Raposo REL, Gebrim MCE. Persistência do canal arterial. In: Porto CC. Doenças do coração: prevenção e tratamento. 2ª Edição. Rio de Janeiro: Editora Guanabara Koogan, 2005:471-5.

82

Resposta C

Comentário: A CIV, assim como todas as outras malformações cardíacas, resulta de um processo multifatorial, com interação entre fatores genéticos e ambientais. É a cardiopatia congênita mais comum e em cerca de 60% a 70% dos casos pode ocorrer o fechamento espontâneo da comunicação até os 2 anos de idade[1,2]. A CIV pode ser classificada anatomicamente em quatro tipos de defeitos do septo ventricular. São eles:

– Perimembranoso: também chamados de infracristais ou conoventriculares, em geral estão associados a anormalidades do septo conal. Localizam-se na região do septo membranoso e, como essa porção do septo tem pequenas dimensões, quase sempre se estendem à área muscular adjacente. Subdividem-se em três tipos, de acordo com a direção do prolongamento: 1) via de entrada (*inlet*); 2) zona trabecular; 3) via de saída (*outlet*). Representam 65% a 75% dos tipos de CIV[2].

- Musculares: caracterizam-se por terem todas as bordas relacionadas com as porções musculares do septo interventricular. Localizam-se em qualquer região do septo, reconhecendo-se as seguintes variedades: infundibular, subtricuspídea, trabecular, central, apical, marginal e tipo "queijo suíço". Representam 5% a 20% dos tipos de CIV[2].
- Via de entrada: ocorrem por deficiência da porção de saída do septo atrioventricular. São imediatamente adjacentes às valvas atrioventriculares, sendo chamados de defeitos do septo ventricular tipo canal AV. Representam 5% a 8% dos tipos de CIV[2].
- Via de saída ou infundibulares: referidos, também, como supracristais ou conosegotais, ocorrem devido à deficiência do septo de saída. Suas bordas estão constituídas por músculos e parcialmente marginadas pelas valvas arteriais. Podem ser subaórtica, subarteriais e subpulmonar. Representam 5% a 7% dos tipos de CIV[2].

A Figura 1 apresenta uma visão anatômica dos diferentes tipos de CIV.

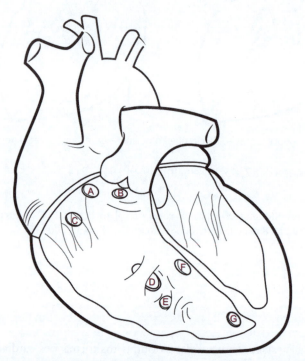

Figura 1. Comunicação interventricular: perimembranosa (A); via de saída ou infundibular (B); via de entrada (C); musculares: central (D); trabecular (E); marginal (F); apical (G). Comunicações múltiplas formam o tipo "queijo suíço".

Questões relacionadas: 81, 83, 85, 86, 88, 89, 90, 91 e 214.

Referências

1. Serrano Jr. CV, Timerman A, Stefanini E. Tratado de Cardiologia SOCESP. Vertematti S, Daher DJ, Ghorayeb N. Seção 24, capítulo 12: Avaliação Pré-participação e Elegibilidade de Crianças para Atividades Esportivas. 2ª Edição, Volume 1. Barueri: Manole; 2009. p. 2475.
2. Borges MJAF. Comunicação interventricular. In: Porto CC. Doenças do coração: prevenção e tratamento. 2ª Edição. Rio de Janeiro: Guanabara Koogan, 2005:412-13.

Questões Comentadas em Cardiologia do Exercício

83

Resposta D

Comentário: O septo interventricular possui quatro componentes: um fibroso (septo membranoso) e três musculares (câmara de entrada, septo trabecular e o septo de saída ou infundibular). Qualquer deficiência de crescimento, falha de alinhamento ou fusão das partes componentes do septo interventricular origina uma CIV, que pode ocorrer como defeito isolado ou em combinação com outras anomalias. As alterações hemodinâmicas causadas pelo defeito do septo interventricular são resultados da comunicação entre duas câmaras que bombeiam sangue para sistemas de diferentes resistência e pressão. É o tamanho da comunicação e a resistência oferecida pelas circulações pulmonar e sistêmica que determinam a quantidade e a direção do fluxo através do defeito. Normalmente, na CIV, o *shunt* sanguíneo é da esquerda para a direita, o que ocasiona hiperfluxo pulmonar, o que, dependendo do tamanho da CIV, resulta em hipertensão pulmonar e sobrecarga de câmaras direitas, que pode, posteriormente, afetar a função das câmaras esquerdas. As alterações fisiopatológicas dessa cardiopatia dependem do tamanho da CIV, sendo esse o fator que mais influi na evolução clínica dos pacientes. A CIV pequena corresponde a uma comunicação com diâmetro inferior a 0,5 cm², que em 80% dos casos se fecham espontaneamente. A CIV moderada corresponde à comunicação com diâmetro de 0,5 a 1 cm² e apresenta boa evolução clínica. Na CIV grande o diâmetro ultrapassa 1 cm², sendo igual ou superior ao diâmetro da aorta da criança. Esta tem prognóstico ruim e apenas em 10% dos casos reduzem o tamanho do defeito septal. A CIV pequena tem bom prognóstico, já que 80% delas se fecham espontaneamente até o terceiro ano de vida. No entanto, apenas 10% das CIV grandes podem reduzir o seu defeito durante o primeiro ano de vida[1]. É rara a necessidade de restringir o exercício físico para indivíduos com defeito septal ventricular isolado ou com CIV pequena. Já nos casos de CIV moderada ou grande, primeiramente é indicada a cirurgia[1,2].

Questões relacionadas: 81, 82, 85, 86, 88, 89, 90, 91 e 214.

Referências

1. Porto CC. Doenças do Coração: Prevenção e Tratamento. Borges MJAF. Capítulo 87: Comunicação Interventricular. 2ª Edição. Rio de Janeiro: Guanabara Koogan, 2005: 412-17.
2. Serrano Jr. CV, Timerman A, Stefanini E. Tratado de Cardiologia SOCESP. Vertematti S, Daher DJ, Ghorayeb N. Seção 24, capítulo 12: Avaliação Pré-participação e Elegibilidade de Crianças para Atividades Esportivas. 2ª Edição, Volume 1. Barueri: Manole; 2009. p. 2475.

84

Resposta E

Comentário: O coração é o órgão que apresenta a maior capacidade de utilizar diferentes substratos para a produção de energia. Utiliza ácidos graxos livres ou triglicerídeos (60% da oferta de energia em condição normal de repouso), glicose aeróbica e anaeróbica (35%

da oferta de energia), aminoácidos livres (5%), fosfocreatina (menos de 1%), lactato (principalmente durante o exercício físico de alta intensidade) e corpos cetônicos (situações de jejum ou carência de glicose como na DM)[1]. Mais especificamente sobre a utilização de lactato, o coração pode, em situações de oferta elevada desse substrato, utilizá-lo de modo extremamente efetivo. Isso porque as células cardíacas apresentam em sua membrana plasmática alta quantidade de transportadores de monocarboxilatos (MCT) tipo 1 (importadores de lactato) e também porque no coração a enzima lactato-desidrogenase tipo 1 favorece o sentido da reação de lactato-piruvato[2]. A capacidade adaptativa e flexível das células cardíacas em produzir energia possibilita também que elas façam uso de corpos cetônicos durante situações nas quais a disponibilidade ou a capacidade de utilização da glicose esteja baixa, como no jejum prolongado e na DM descontrolada. As células cardíacas apresentam enzimas que conseguem utilizar os corpos cetônicos em reações intermediárias do ciclo do ácido cítrico, mantendo a continuidade desse ciclo. A AMPK atua de modo distinto em diferentes tecidos. No pâncreas, tecido adiposo e fígado, ela inibe, respectivamente, a produção de insulina, a lipólise e a gliconeogênese. Já no músculo cardíaco e no esquelético, ela estimula o catabolismo dos ácidos graxos e glicose[1,3,4]. Fato interessante, mas já comprovado pela ciência, é que as células cardíacas apresentam maior proporção de CK que as fibras musculares esqueléticas tipo II[5]. Embora isso pareça contraditório, as pesquisas apontam que a CK não apenas catalisa a reação de fosfocreatina em ATP como também está diretamente envolvida no transporte de fosfato de alta energia dentro da célula, sobretudo nas mitocôndrias de tecidos oxidativos, como no maior deles – o coração[5].

Questões relacionadas: 2, 9, 10, 16, 17, 25, 26, 27, 49, 66, 67, 75, 112, 118, 126, 136, 152, 153, 177, 179, 180, 203 e 204.

Referências

1. Castro P, Gabrielle L, Verdejo H, Greig D, Mellado R, Concepción R. Metabolismo energético del corazón y sus proyecciones en el tratamiento de la insuficiencia cardíaca. Rev Méd Chile. 2010; 138(8):1028-39. http://dx.doi.org/10.4067/S0034-98872010000800014
2. Souza DP, Sacramento MS, Santos PHS, Gardenghi G. Lactato como substrato energético e a atividade carcinogênica: uma revisão. Rev Bras Fisiol Exerc. 2020; 19(1):54-64. DOI: https://doi.org/10.33233/rbfe.v19i1.3988.
3. Carbó R, Guarner V. Cambios en el metabolismo cardíaco y su posible aprovechamiento en la terapéutica (Parte I). Arch Cardiol Méx. 2003; 73(3):218-29.
4. Medellín AM, Velázquez GT. Metabolismo energético del corazón normal e infartado. Ciência Ergo-Sum. 2002; 9(3):282-92.
5. Wyss M, Kaddurah-Daouk R. Creatine and creatinine metabolism. Physiological Reviews. 2000;80(3):1107-1213. https://doi.org/10.1152/physrev.2000.80.3.1107

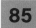

Resposta C

Comentário: A ponte miocárdica (PM) é uma condição congênita em que parte de uma artéria epicárdica penetra o miocárdio (Figura 1). A ponte miocárdica pode ser causadora de insuficiência coronária aguda ou crônica. Apesar de não ser tão comum quanto a aterosclerose coronária, essa condição é uma causa de cardiopatia isquêmica com incidência elevada na população geral, estando presente em 23% a 55% das necrópsias. A PM pode causar angina típica ou atípica, infarto agudo do miocárdio e morte súbita, embora o infarto agudo do miocárdio e a morte súbita sejam complicações raras nessa doença. Podemos classificar a PM de duas formas: pontes superficiais e pontes profundas. Basicamente, as pontes superficiais com pequena ou delgada banda muscular são mais comuns (75% dos casos), possuem comprimento médio de 1,5 cm e normalmente não apresentam sintomas. Já as pontes profundas com banda muscular de maior espessura são menos frequentes (24% dos casos). Possuem extensão maior, chegando a ter em torno de 3 cm e são as que mais provocam sintomas[1]. O exercício físico pode ser um desencadeador de extrassístoles e taquicardia ventricular não sustentada, que podem acarretar arritmias malignas[2]. Por isso é aconselhado que esses pacientes não realizem exercícios de alta intensidade ou competitivos.

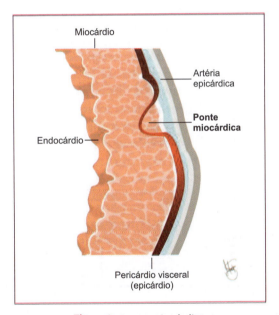

Figura 1. Ponte miocárdica.

Questões relacionadas: 81, 82, 83, 86, 88, 89, 90, 91 e 214.

Referências
1. Porto CC. Doenças do Coração: Prevenção e Tratamento. Leite PF, César LAM. Capítulo 159: Ponte Miocárdica e Síndromes Isquêmicas do Coração. 2ª Edição. Rio de Janeiro: Guanabara Koogan, 2005:716-18.
2. Nishikii-Tachibana M, Pargaonkar VS, Schnittger I et al. Myocardial bridging is associated with exercise-induced ventricular arrhythmia and increases in QT dispersion. Ann Noninvasive Electrocardiol. 2018; 23(2):1-9. Doi:10.1111/anec.12492.

86

Resposta B

Comentário: As canalopatias cardíacas são distúrbios genéticos ou adquiridos que alteram a função dos canais iônicos presentes no sarcolema da célula cardíaca. Essa alteração influencia o ciclo despolarização-repolarização da célula. Portanto, não costumam causar alterações estruturais. Testes genéticos *post-mortem* apontam as canalopatias como responsáveis por 25% a 35% das mortes súbitas. Exemplos de canalopatias são: síndrome do QT longo, taquicardia catecolaminérgica e síndrome de Brugada. A síndrome de Wolff-Parkinson-White é um distúrbio de pré-excitação ventricular, causado por via acessória muscular entre átrio e ventrículo, ou seja, são conexões compostas por células miocárdicas não pertencentes ao complexo elétrico do coração, mas capazes de conduzir o estímulo elétrico. Assim, não pode ser caracterizada como uma canalopatia. A Figura 1 apresenta os canais iônicos e a direção da corrente iônica em cada fase do ciclo despolarização-repolarização de uma célula ventricular.

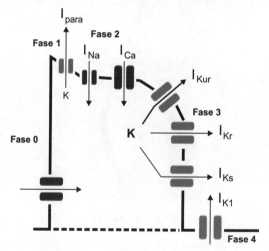

Figura 1. Canais iônicos em cada fase do ciclo despolarização-repolarização de uma célula ventricular.

Questões relacionadas: 81, 82, 83, 85, 88, 89, 90, 91 e 214.

Referência

1. Machado M, Silva MV. Alterações eletrocardiográficas benignas e patológicas em atletas. Rev Port Cardiol. 2015; 34(12):753-70. DOI:http://dx.doi.org/10.1016/j.repc.2015.07.007

87

Resposta A

Comentário: A síndrome da PEV é uma enfermidade cardíaca caracterizada pela presença de vias acessórias que conduzem o estímulo elétrico dos átrios para os ventrículos sem que

Questões Comentadas em Cardiologia do Exercício

este sofra a ação do retardo do nodo atrioventricular (AV). Essa alteração provoca pré-excitação dos ventrículos e, dependendo do tipo da via acessória, pode cursar com episódios de taquicardia ventricular. As vias acessórias intranodais, ou seja, que passam pelo nodo AV ou pelo feixe AV, normalmente são benignas e não exibem sintomas e não são causa de morte súbita, sendo, muitas vezes, não diagnosticada em vida. As vias extranodais Mahaim e WPW, sobretudo esta última, são as que podem cursar com sintomas e necessitar de intervenção farmacológica ou cirúrgica. Dificilmente a via acessória de Mahaim cursa com alterações eletrocardiográficas. Já a de WPW pode apresentar intervalo PR curto, presença de onda delta, QRS alargado e inversão de onda T com infradesnivelamento do segmento ST. A sua incidência é maior em homens, em uma razão de 2:1, com prevalência de 0,1% a 0,3% da população geral. Por ser espectral, a síndrome de WPW é categorizada em três níveis[1]:

- Grave: presença de eventos sincopais e fibrilação ventricular. Tem maior risco de morte súbita.
- Leve a moderada: apresenta episódios raros de taquicardia ventricular bem tolerados, sem sinais de comprometimento hemodinâmico.
- Assintomática: não há sintomas e normalmente o diagnóstico é feito *post-mortem*.

Questões relacionadas: 19, 20, 21, 36, 47, 48, 56, 57, 58, 59, 80 e 144.

Referência

1. Porto CC. Doenças do Coração: Prevenção e Tratamento. Paola AAV, Melo QD, Gondim FA, Hara VM. Síndrome de Wolff-Parkinson-White e Outras Anomalias de Condução. 2ª Edição. Rio de Janeiro: Guanabara Koogan, 2005:350-53.

88

Resposta A

Comentário: O fato de a CIA ser uma das cardiopatias congênitas mais comuns a torna objeto frequente na clínica de reabilitação cardiovascular[1]. Ela pode ser de quatro tipos[2]:

- *Ostium secundum* – a mais comum, representando 70% dos casos. Caracteriza-se por desenvolvimento incompleto dos septos *primum* e *secundum*. Cerca de 20% dos casos apresentam prolapso de valva mitral.
- *Ostium primum* – caracteriza-se pelo defeito no septo interatrial na sua porção inferior e representa 15% a 20% das CIA. Atinge basicamente o septo *primum*, motivo que origina a sua denominação. A presença de fenda na cúspide anterior da valva mitral é algo comum.
- Tipo seio venoso – corresponde a 5% a 10% dos casos e caracteriza-se pela malformação do *ostium secundum* na desembocadura do seio venoso. Está associado à drenagem anômala parcial das veias pulmonares.
- Tipo seio coronário – mais raro e decorre da agnesia do teto do seio coronário.

O intervalo PR está aumentado em quase todos os casos de CIA. Isso ocorre devido tanto ao aumento atrial como ao distanciamento dos feixes dos feixes internodais do nodo AV[2].

A hipertensão arterial pulmonar é um evento raro em crianças (< 1%). Em adultos não tratados (cirurgia de reparação) após a quarta década de vida, ela surge associada à diminuição acentuada da capacidade funcional[2].

Questões relacionadas: 81, 82, 83, 85, 86, 89, 90, 91 e 214.

Referências

1. Clínica Actus Cordios de Reabilitação Cardiovascular, Pulmonar e Metabólica. Salvador, BA, Brasil.
2. Porto CC. Doenças do Coração: prevenção e tratamento. Costa GB, Oliveira SRF. Capítulo 86: Comunicação Interatrial. 2ª Edição. Rio de Janeiro: Guanabara Koogan, 2005:408-9.

Resposta D

Comentário: A morte súbita e o infarto agudo do miocárdio são complicações raras da ponte miocárdica (PM) que estão associadas fortemente à elevação da frequência cardíaca e doença arterial coronariana significativa e preexistente. Isso porque a PM pode provocar estenose coronária crítica durante a sístole, compressão diastólica residual durante um esforço intenso, e taquicardia acentuada, resultando em isquemia miocárdica e aumento do risco de parada cardíaca[1]. Embora seja um evento possível de acontecer, a PM não é a principal causa de morte súbita no mundo, representando apenas 2,8% das mortes súbitas em atletas. A maioria das pessoas (75% dos casos) convive com a PM sem sintomas[1,2]. Apesar de o tipo profundo de PM apresentar mais sintomas, nada impede que esses indivíduos levem uma vida normal, incluindo a prática de exercício físico em intensidade moderada. Nesses casos, o exercício físico deve ser prescrito com base em um teste ergométrico, sendo indispensável durante a realização do programa de exercícios uma adequada monitorização eletrocardiográfica. Ressaltamos que, independentemente do tipo de ponte, são contraindicados exercícios de alta intensidade, uma vez que essa intensidade de exercício diminui muito o tempo de diástole. Logo, a aceleração da frequência cardíaca pode desencadear isquemia, com elevação da acidose, e provocar instabilidade elétrica e, eventualmente, fibrilação ventricular[2].

Questões relacionadas: 1, 8, 11, 12, 14, 19, 23, 24, 36, 39, 42, 43, 46, 47, 48, 58, 59, 61, 62, 63, 76, 81, 82, 83, 85, 86, 88, 90, 91, 94, 95, 99, 100, 102, 115, 116, 117, 120, 132, 146, 150, 157, 163, 165, 181, 185, 187, 188, 193, 213, 214, 215, 216, 217 e 228.

Referências

1. Serrano Jr. CV, Timerman A, Stefanini E. Tratado de Cardiologia SOCESP. Francisco RC, Ghorayeb N, Dioguardi GS, Batlouni M. Seção 24, capítulo 15: Morte Súbita Cardíaca em Atletas. 2ª edição, Volume 1. Barueri: Manole; 2009. p. 2494-500.
2. Porto CC. Doenças do Coração: Prevenção e Tratamento. Leite PF, César LAM. Capítulo 159: Ponte Miocárdica e Síndromes Isquêmicas do Coração. 2ª Edição. Rio de Janeiro: Editora Guanabara Koogan, 2005: 716-18.

90

Resposta: A

Comentário: Embora a morte súbita possa ser por causa não cardíaca, a grande maioria dos atletas que morrem subitamente apresenta cardiopatia à necropsia. As estimativas variam amplamente, dependendo de alguns fatores, como a idade do atleta, a amostra populacional e o esporte considerado. A OAAC representa a segunda principal causa de morte súbita em atletas com menos de 35 anos, ficando atrás apenas da cardiomiopatia hipertrófica, que ocupa o primeiro lugar[1,2]. Uma das classificações utilizadas na prática clínica divide as OAAC em hemodinamicamente significativas e em não hemodinamicamente significativas. As hemodinamicamente significativas incluem: anomalias de origem com trajeto interatrial; origem anômala da artéria pulmonar; atresias; e fístulas congênitas[3]. Em virtude das características anatomofuncionais que essa enfermidade pode apresentar, só é indicada a prática de exercício físico após correção cirúrgica, pois o risco de morte durante o exercício é alto. Indivíduos com OAAC costumam evoluir com insuficiência cardíaca grave e precoce por disfunção do ventrículo esquerdo. Portanto, feito o diagnóstico, a correção é cirúrgica e a realização de exercícios após o procedimento deve ser condicionada a uma avaliação criteriosa com a realização do teste de esforço máximo[4].

Questões relacionadas: 4, 33, 41, 52, 54, 56, 57, 58, 59, 65, 68, 72, 73, 81, 82, 83, 85, 86, 88, 89, 91, 93, 96, 122, 128, 129, 130, 131, 132, 134, 135, 137, 138, 139, 140, 141, 142, 143, 146, 149, 195, 211, 214 e 226.

Referências

1. Siebra FBA, Feitosa-Filho GS. Morte Súbita em Atletas: Fatores Predisponentes e Preventivos. Rev Bras Clin Med. 2008; 6:184-90.
2. Drezner JA. Sudden cardiac death in young athletes. Postgraduate Medicine. 2000;108(5):37–50. https://doi.org/10.3810/pgm.2000.10.1260
3. Angelini P, Velasco JA, Flamm S. Coronary Anomalies: Incidence, Pathophysiology, and Clinical Relevance. Circulation. 2002; 105:2449-54. https://doi.org/10.1161/01.CIR.0000016175.49835.57
4. Serrano Jr. CV, Timerman A, Stefanini E. Tratado de Cardiologia SOCESP. Vertematti S, Daher DJ, Ghorayeb N. Seção 24, Capítulo 12: Avaliação Pré-participação e Elegibilidade de Crianças para Atividades Esportivas. 2ª Edição, Volume 1. Barueri: Manole; 2009. p. 2476.

91

Resposta: E

Comentário: A OACETP representa 0,25% de todas as cardiopatias congênitas na população geral. Apesar dessa incidência baixa que a faz ser uma condição rara, essa é uma anomalia grave, com cerca de 90% de chance de mortalidade no primeiro ano de vida. Diante dessa relevância, o diagnóstico correto e precoce torna-se essencial, despertando a possibilidade de correção cirúrgica antes do primeiro ano de vida. As manifestações clínicas surgem do segundo ao terceiro mês de vida, com um quadro de insuficiência congestiva, expressa por choro constante, palidez cutânea, sudorese profunda, taquipneia, cansaço às mamadas e dificuldade de ganhar peso. Embora o risco de mortalidade seja alto ainda na fase lactante, cerca de 10% a 15% dos indivíduos com coronária anômala chegam à vida adulta. Nesse grupo, as manifestações são mais tardias. Suspeita-se de OACETP sempre que o adolescente ou adulto jovem apresente cardiomegalia inexplicável. A morte súbita também é uma complicação marcante nessa faixa etária. A isquemia miocárdica constitui o principal distúrbio fisiopatológico da OACETP devido ao fluxo retrógrado que se estabelece na coronária esquerda anômala após a queda da resistência vascular pulmonar. Logo, o eletrocardiograma é um exame complementar de grande utilidade para levantar a suspeita de OACETP, e a maioria dos casos apresenta sinais de sobrecarga ventricular esquerda e de isquemia miocárdica, com ondas T invertidas em derivações precordiais. Ondas Q patológicas são o sinal mais sugestivo dessa anomalia, mas não está presente em todos os casos.

Questões relacionadas: 81, 82, 83, 85, 86, 88, 89, 90 e 214.

Referência

1. Rios MAC. Origem anômala da coronária esquerda do tronco pulmonar. In: Porto CC. Doenças do coração: prevenção e tratamento. 2ª Edição. Rio de Janeiro: Guanabara Koogan, 2005: 482-3.

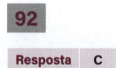

Resposta C

Comentário: O uso clínico da monitorização hemodinâmica à beira do leito tem sido utilizado há mais de 30 anos no diagnóstico e como guia terapêutico de pacientes críticos. Apesar de ser um desafio encontrar a melhor forma de monitorização hemodinâmica, é importante ressaltar que as escolhas dos métodos devem sempre levar em consideração as particularidades de cada indivíduo. Em pacientes críticos, a avaliação da perfusão tecidual é primordial, pois as manifestações associadas a distúrbios da perfusão tecidual precedem outras manifestações hemodinâmicas, como hipotensão arterial e diminuição da pressão venosa central[1,2]. Inicia-se pelo exame físico, com a observação do nível de consciência, da monitorização da diurese horária, que fornece informações indiretas da perfusão cerebral e renal, e das características da pele, que pode se apresentar pálida, fria e sudoreica nos casos de choque cardiogênico, ou quente e rubra, nos casos de choque séptico. Além da avaliação de perfusão tecidual supracitada, existem métodos indispensáveis, como a medida da pressão arterial sistêmica média, que nos casos de choque deve ser feita de preferência pela punção da artéria femoral e monitorização da pressão venosa central, que é um parâmetro importante na avaliação da volemia e da função cardíaca em pacientes críticos. Pressão de artéria pulmonar, saturação venosa de oxigênio, pressão de capilar pulmonar, pressão diastólica de artéria pulmonar, pressão diastólica final de ventrículo esquerdo e débito cardíaco são outros exemplos de métodos para monitorização hemodinâmica[2]. Elucidamos que avaliar e garantir a perfusão tecidual e a oxigenação adequada é fundamental para prevenir a síndrome da disfunção de múltiplos órgãos e sistemas. Isso porque os pacientes em condições críticas têm risco elevado de hipoperfusão tecidual, que, por sua vez, está diretamente relacionada com lesão orgânica e disfunção de múltiplos órgãos[1,2]. Em suma, choque cardiogênico, choque hipovolêmico, choque séptico, tamponamento cardíaco, avaliação da gravidade da hipertensão pulmonar, cirurgia não cardíaca, diagnóstico das causas de baixo débito cardíaco e monitorização da insuficiência cardíaca grave são alguns exemplos das principais indicações de monitorização hemodinâmica[2].

Questões relacionadas: 60, 76, 109, 114, 117, 222, 224 e 225.

Referências
1. Réa-Neto Á, Rezende E, Mendes CL, David CM, Dias FS, Schettino G et al. Consenso Brasileiro de Monitorização e Suporte Hemodinâmico – Parte IV: Monitorização da Perfusão tecidual. Rev Bras Ter Intensiva. 2006; 18(2):154-60. http://dx.doi.org/10.1590/S0103-507X2006000200009
2. Serrano Jr. CV, Timerman A, Stefanini E. Tratado de Cardiologia SOCESP. Monachini M. Seção 17, capítulo 4: Monitorização Hemodinâmica à Beira do Leito. 2ª Edição, Volume 1. Barueri: Manole; 2009. p. 1827-37.

Resposta C

Comentário: A CMH é uma doença transmitida em 60% dos casos de forma genética autossômica dominante, e em 40% dos casos de forma não definida. Dada a grande complexidade da biologia molecular nessa doença, ela pode ser definida pela presença de hipertrofia ventricular esquerda concêntrica assimétrica, que ocorre na ausência de qualquer outra doença cardíaca ou sistêmica suficiente para justificar o grau de hipertrofia miocárdica existente. Logo, a principal característica observada na CMH é a hipertrofia acentuada dos cardiomiócitos, com perda do alinhamento paralelo e junções celulares frequentes. No entanto, essas alterações não são específicas da CMH, sendo também descritas em pacientes portadores de algumas cardiopatias congênitas e adquiridas. Assim, o que realmente diferencia a CMH é a extensão do acometimento miocárdico, que varia entre 5% e 25%, enquanto nas outras cardiopatias habitualmente não excede 1%. Além disso, a CMH apresenta outras características anatomopatológicas: hipertrofia miocárdica da parede posterior e septal de forma assimétrica, desorganização da arquitetura miocárdica, fibrose intersticial e perivascular além de a vasculatura não acompanhar o crescimento miocárdico. Em cerca de 50% dos pacientes com CMH, as artérias coronárias intramiocárdicas apresentam paredes espessadas, lúmen reduzido e aumento das células musculares lisas e colágeno nas camadas média e íntima. A doença abarca manifestações clínicas, como obstrução da via de saída do ventrículo esquerdo, isquemia miocárdica, resposta vasomotora deprimida e sinais e sintomas de disfunção diastólica do ventrículo esquerdo em cerca de 10% dos casos, em geral na fase mais avançada. As complicações mais graves da CMH são: arritmias ventriculares complexas, fibrilação atrial, acidente vascular encefálico, tromboembolismo, endocardite bacteriana e morte súbita cardíaca.

Questões relacionadas: 4, 13, 51, 52, 58, 59, 90, 94, 96, 129, 166 e 167.

Referência
1. Serrano Jr. CV, Timerman A, Stefanini E. Tratado de Cardiologia SOCESP. Bregagnollo EA, Carvalho FC. Capítulo 5: Cardiomiopatia hipertrófica. 2ª Edição. Barueri: Manole; 2009. p. 1181-90.

226 Questões Comentadas em Cardiologia do Exercício

94

Resposta A

Comentário: A cardiomiopatia hipertrófica (CMH) é uma doença genética autossômica dominante e progressiva que gera remodelamento miocárdico (hipertrofia concêntrica), normalmente assimétrico, na parede posterior e no septo interventricular, sem nenhuma outra causa subjacente que justifique a hipertrofia concêntrica[1]. Representa 3% a 5% dos pacientes que frequentam clínicas de reabilitação cardiovascular[2]. Embora a literatura científica sobre a aplicação do exercício físico nessa população seja escassa, alguns pontos já estão bem estabelecidos. Nos dois maiores estudos sobre o tema, foi constatado que o exercício cíclico em esteira ergométrica foi capaz de aumentar consideravelmente a capacidade funcional desses pacientes[3,4]. Até então não foi estudada a aplicação do exercício neuromuscular (resistido com pesos) e do treinamento muscular inspiratório nessa população[5]. As contraindicações relativas para a realização do exercício para esses pacientes são: histórico de morte súbita abortada em pacientes que não colocaram cardiodesfibrilador implantável; histórico de síncope aos esforços; ocorrência de taquicardia ventricular induzida pelo exercício; gradiente da via de saída do VE durante o exercício superior a 50 mmHg e hiper-reatividade pressórica ao esforço[5].

Questões relacionadas: 1, 8, 11, 12, 13, 14, 19, 23, 24, 36, 39, 42, 43, 46, 47, 48, 51, 52, 58, 59, 61, 62, 63, 76, 89, 93, 95, 99, 100, 102, 115, 116, 117, 120, 129, 132, 146, 150, 157, 163, 165, 166, 167, 181, 185, 187, 188, 193, 213, 215, 216, 217 e 228.

Referências

1. Gersh BJ, Maron BJ, Bonow RO, Dearani JA, Fifer MA, Link MS, Naidu SS, Nishimura RA, Ommen SR, Rakowski H, Seidman CE, Towbin JA, Udelson JE, Yancy CW; 2011 ACCF/AHA guideline for the diagnosis and treatment of hypertrophic cardiomyopathy: executive summary: a report of the American College of Cardiology Foundation/American Heart Association Task Force on Practice Guidelines. Circulation. 2011; 124(24):2761-96.
2. Dados não divulgados. Clínica Actus Cordios de Reabilitação Cardiovascular, Pulmonar e Metabólica. Salvador, BA, Brasil.
3. Saberi S, Wheeler M, Bragg-Gresham J, Hornsby W, Agarwal PP, Attili A et al. Effect of Moderate-Intensity Exercise Training on Peak Oxygen Consumption in Patients With Hypertrophic Cardiomyopathy: A Randomized Clinical Trial. JAMA. 2017; 317(13):1349-57.
4. Klempfner R, Kamerman T, Schwammenthal E, Nahshon A, Hay I, Goldenberg I et al. Efficacy of exercise training in symptomatic patients with hypertrophic cardiomyopathy: results of a structured exercise training program in a cardiac rehabilitation center. Eur J Prev Cardiol. 2015; 22(1):13-9.
5. Carvalho T, Milani M, Ferraz AS, Silveira AD, Herdy AH, Hossri CAC et al. Diretriz Brasileira de Reabilitação Cardiovascular – 2020. Arq Bras Cardiol. 2020; 114(5):943-87.

95

Comentário: A frequência cardíaca máxima (FC$_{máx.}$) é o maior valor alcançado pelo indivíduo durante um esforço físico até o ponto de exaustão. Para determinar esse valor,

Questões Comentadas em Cardiologia do Exercício

o indivíduo deve ser submetido a um teste de esforço físico máximo (TEFM). Durante o TEFM, basicamente três sistemas compõem a engrenagem que possibilita a realização do exercício, determinando a capacidade funcional (consumo máximo de oxigênio –$VO_{2máx.}$): O sistema cardiovascular, o sistema respiratório e o muscular esquelético. Em condições normais de saúde, o sistema muscular esquelético entra em fadiga e exaustão antes dos músculos ventilatórios e do músculo cardíaco, como um mecanismo de proteção, já que a função cardíaca e a pulmonar são vitais. No entanto, em pacientes com cardiopatia isso pode sofrer modificação. Quando há incapacidade de o coração manter o débito cardíaco adequado, como no caso apresentado, em que existe um déficit na irrigação coronariana, a fadiga do músculo cardíaco acontece próxima à do músculo esquelético e antes de alcançar a sua $FC_{máx.}$ prevista (determinada por equações que são construídas com base, principalmente, na idade do indivíduo). Nos pacientes que apresentam doença arterial coronariana, um programa de treinamento físico é capaz de diminuir a isquemia miocárdica por uma série de adaptações. Dessas adaptações, a mais importante é a vasculogênese, que envolve tanto a abertura da circulação colateral quanto a formação de novos capilares (angiogênese). Logo, a melhora da perfusão coronariana retarda a isquemia cardíaca, beneficiando o desempenho miocárdico, retardando a sua fadiga e permitindo que ele alcance uma $FC_{máx.}$ maior, como vista no caso em questão[1].

Questões relacionadas: 1, 8, 11, 12, 14, 15, 18, 19, 23, 24, 28, 36, 39, 42, 43, 46, 47, 48, 55, 58, 59, 61, 62, 63, 64, 71, 76, 89, 94, 99, 100, 102, 115, 116, 117, 120, 125, 132, 146, 150, 157, 163, 165, 174, 181, 185, 187, 188, 193, 213, 215, 216, 217 e 228.

Referência

1. Jesus DS, Matias JB, Santos MC, Santa Cecília LM, Sacramento MS, Baptista Neto et al. Reabilitação cardiovascular na coronariopatia discreta com diminuição da capacidade funcional: relato de caso. Rev Bras Fisiol Exerc. 2020; 19(1):64-73. DOI: https://doi.org/10.33233/rbfe.v19i1.3986

96

Resposta   D

Comentário: Define-se síncope como a perda transitória e repentina da consciência e do tônus postural com recuperação espontânea. A perda da consciência na síncope é resultado de uma diminuição do fluxo para o sistema de ativação reticular, localizado no tronco cerebral. Uma vez que o metabolismo do cérebro é muito dependente da perfusão, a interrupção total ou parcial do fluxo sanguíneo cerebral acarreta perda da consciência em cerca de 10 segundos. Os pacientes com síncopes correspondem a 1% das internações hospitalares e 3% das consultas no setor de emergências, sendo considerado um problema clínico importante porque é comum, dispendioso (custo anual em torno de 800 milhões de dólares nos Estados Unidos), quase sempre incapacitante, podendo causar lesões e ser o único sinal de alerta antes da morte súbita. Os fatores que desencadeiam a síncope podem ser divididos em quatro grupos: vascular, cardíaco, neurológico/cerebrovascular e metabólico/diversos. A causa é identificada em 75% dos pacientes. As vasculares, sobretudo a hipotensão ortostática e a mediada por reflexos, são as mais comuns e respondem por pelo menos um terço de todos os episódios sincopais. Já a segunda causa mais comum são as cardíacas, as taqui- e bradiarritmias. As arritmias cardíacas correspondem de 10% a 20% dos episódios sincopais, sendo a taquicardia ventricular, o bloqueio atrioventricular total e a doença do nodo sinusal os que apresentam maior risco de desencadear a síncope. Além disso, embora não seja o principal fator desencadeante da síncope, as causas de origem cardiogênica têm elevada mortalidade, alcançando 30% em um ano[1].

Questões relacionadas: 4, 52, 58, 90, 93, 97, 98, 99, 100, 129, 151, 156 e 164.

Referência
1. Braunwald E, Zipes DP, Libby P. Tratado de medicina cardiovascular. Calkins H, Zipes DP. Capítulo 17: Hipotensão e síncope. 6ª Edição (volume 1). 2003; São Paulo: Roca. p. 950-53.

Resposta B

Comentário: A hipotensão ortostática é definida como uma queda de 20 mmHg na pressão arterial sistólica ou de 10 mmHg na pressão arterial diastólica dentro de 3 minutos ao ficar em pé. Em condições fisiológicas, quando um indivíduo assume a posição ortostática, 500 a 800 mL de sangue são deslocados do tronco para os membros inferiores, resultando em uma queda abrupta do retorno venoso. Isso acarreta diminuição do débito cardíaco e estimulação dos barorreceptores cardiopulmonar, carotídeo e aórtico, que, por sua vez, deflagram um aumento reflexo da estimulação simpática. Em consequência, elevam-se a frequência cardíaca, a contratilidade cardíaca e a resistência vascular para manter a pressão arterial sistêmica estável ao ficar em pé. A hipotensão ortostática definida inicialmente é o resultado da alteração em qualquer porção desse sistema de controle da pressão arterial, que pode se apresentar de forma assintomática ou sintomática. Os sintomas associados a essa hipotensão são: tontura, vertigem, visão turva, fraqueza, palpitações, tremores e síncope. Estes frequentemente pioram ao levantar-se pela manhã, após refeições ou exercícios. As causas da hipotensão ortostática são agrupadas em medicamentos e doenças neurogênicas, que se subdividem em insuficiência autonômica primária e secundária. Os medicamentos que acarretam depleção de volume ou vasodilatação, como os diuréticos e os inibidores da enzima conversora de angiotensina, são as causas mais comuns de hipotensão ortostática. Nesse contexto, vale ressaltar que pacientes idosos, público comum na reabilitação cardiovascular, são especialmente mais suscetíveis aos efeitos hipotensores desses medicamentos, por causa da redução da sensibilidade barorreflexa, diminuição do fluxo sanguíneo cerebral, perda renal de sódio e comprometimento do mecanismo de sede, que se desenvolve com o envelhecimento. Por fim, em geral, as causas neurogênicas primárias são idiopáticas, com a insuficiência autonômica pura (síndrome de Bradburry-Eggleston), a atrofia de múltiplos sistemas (síndrome de Shy-Drager) e a doença de Parkinson com insuficiência autônoma

Questões Comentadas em Cardiologia do Exercício **229**

sendo os três tipos de doenças primárias que causam hipotensão ortostática. As causas neurogênicas secundárias associam-se a alterações bioquímicas ou estruturais cardíacas[1].

Questões relacionadas: 96, 98, 99, 100, 151, 156 e 164.

Referência

1. Braunwald E, Zipes DP, Libby P. Tratado de medicina cardiovascular. Calkins H, Zipes DP. Capítulo 17: Hipotensão e síncope. 6ª Edição (volume 1). 2003; São Paulo: Roca; p. 950-1.

98

Resposta   E

Comentário: Os dois tipos mais comuns de síncope com mediação reflexa são hipotensão com mediação neural e hipersensibilidade do seio carotídeo. O termo síncope com mediação neural, também conhecida como síncope vasovagal, vasodepressora e neurocardiogênica, é utilizado para descrever uma alteração da regulação da pressão arterial, caracterizada pelo início abrupto de hipotensão com ou sem bradicardia. Os deflagradores associados ao desenvolvimento da síncope vasovagal são aqueles que reduzem o enchimento ventricular ou aumentam a secreção de catecolaminas circulantes. Entre eles incluem-se visão de sangue, dor, permanência prolongada em um ambiente quente ou em banho muito quente e estresse, ou qualquer outra sintomatologia relacionada com hiperativação adrenérgica. Esses fenômenos clínicos são resultado de um reflexo paradoxal, que se inicia com a diminuição da pré-carga ventricular pelo represamento venoso e pela vasodilatação arterial. Isso acarreta diminuição do débito cardíaco e, consequentemente, da pressão arterial. Esse fenômeno é detectado pelos barorreceptores arteriais com mais lentidão do que em indivíduos sadios. Em resposta a essa queda abrupta, o centro cardiovascular, localizado no tronco encefálico, emite uma resposta com aumento da descarga simpática e aumento da liberação de catecolaminas das terminações nervosas simpáticas. A consequente elevação de catecolaminas circulantes provoca aumento da contratilidade miocárdica, do automatismo cardíaco (frequência cardíaca) e da resistência vascular periférica. Acontece que o aumento da contratilidade miocárdica e da frequência cardíaca em uma cavidade ventricular relativamente vazia estimula os mecanorreceptores miocárdicos aferentes vagais (fibras C), que ao enviar a informação ao centro cardiovascular provoca deflagração do reflexo vasovagal, acarretando interrupção do tônus simpático periférico e elevação do tônus vagal, que provoca vasodilatação, bradicardia e diminuição da contratilidade. A consequência clínica final desse mecanismo, resumida na Figura 1, é uma queda abrupta da pressão arterial sistêmica associada à síncope[1,2]. Pacientes suscetíveis à síncope vasovagal apresentam comprometimento da resistência vascular microcirculatória. Por isso, o retorno venoso e o débito cardíaco não podem ser completamente restabelecidos com rapidez e, em consequência, compensados[2]. O outro tipo de síncope com mediação reflexa mais comum é a hipersensibilidade do seio carotídeo, resultado da estimulação dos barorreceptores dessa estrutura, que estão situados na artéria carótida interna, acima da bifurcação da artéria carótida comum. É diagnosticada pela massagem do seio carotídeo, na qual se considera normal a diminuição transitória da frequência sinusal e/ou atraso da condução atrioventricular. Em casos de hipersensibilidade, o paciente pode apresentar três tipos de respostas anormais: 1. inibição cardíaca, caracterizada por bradicardia intensa (pausa > 3 s); 2. resposta vasodepressora, caracterizada por decréscimo de 50 mmHg da pressão arterial sistólica na ausência de bradicardia; 3. resposta mista. A hipersensibilidade do seio carotídeo é uma causa detectada com frequência nos pacientes que apresentam síncope, sobretudo em idosos [1].

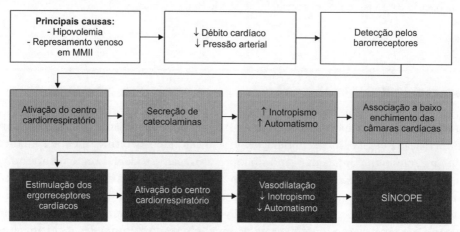

Figura 1. Mecanismo simplificado da síncope vasovagal.

Questões relacionadas: 96, 97, 99, 100, 151, 156, 164 e 202.

Referências

1. Braunwald E, Zipes DP, Libby P. Tratado de medicina cardiovascular. Calkins H, Zipes DP. Capítulo 17: Hipotensão e síncope. 6ª Edição (vol. 1). 2003; São Paulo: Roca. p. 950-2.
2. Serrano Jr. CV, Timerman A, Stefanini E. Tratado de Cardiologia SOCESP. Hachul D. Capítulo 3: Métodos para Avaliação da Atividade Autonômica – Teste de Inclinação Ortostática. 2ª Edição, Volume 1. Barueri: Manole; 2009. p. 358-9.

Resposta   A

Comentário: A hipotensão postural, ou hipotensão ortostática, classifica-se como uma das causas vasculares mais comuns de síncope. O detalhamento dessa condição foi descrito na questão 96. Mas, resumidamente, a definição que caracteriza hipotensão ortostática é queda de 20 mmHg na PAS ou queda de 10 mmHg na PAD dentro de 3 minutos ao ficar em pé. Portanto, considera-se verdadeira a alternativa A, embora seja questionável o autor ter considerado correto adotar como critério de hipotensão postural uma redução da PAS para menos de 90 mmHg. Apesar de sabermos que esse critério leva em consideração o valor de normalidade da PAS, também é sabido que em um serviço de reabilitação cardiovascular isso pode não ser tão aplicável, pois, possivelmente, podemos nos deparar com casos de pacientes que já apresentam PAS de repouso ≤ 90 mmHg[1].

Questões Comentadas em Cardiologia do Exercício

231

Questões relacionadas: 1, 8, 11, 12, 14, 19, 23, 24, 36, 42, 43, 46, 47, 48, 58, 59, 61, 62, 63, 76, 89, 94, 95, 96, 97, 98, 100, 102, 115, 116, 117, 120, 132, 146, 150, 151, 156, 157, 163, 163, 164, 165, 181, 185, 187, 188, 193, 213, 215, 216, 217 e 228.

Referência

1. Calkins H, Zipes DP. Hipotensão e síncope. In: Braunwald E, Zipes DP, Libby P. Tratado de medicina cardiovascular. 6ª Edição, Vol. 1. 2003; São Paulo: Roca. p. 950.

100

Resposta   B

Comentário: O treinamento postural passivo é uma indicação de terapia não farmacológica da síncope vasovagal. De modo sucinto, a exposição ortostática prolongada e repetitiva promove controle clínico da maioria dos pacientes com síncope vasovagal recorrente, inclusive nos casos de refratariedade ao tratamento convencional[1]. Programas de reabilitação cardiovascular têm utilizado o teste de inclinação seriado (*tilt training*) em pacientes com síncope vasovagal e intolerância ortostática, promovendo redução dos sintomas e desaparecimento da síncope nesses pacientes. Tais benefícios são possíveis, pois o treinamento postural aumenta o retorno venoso por meio de melhora da condição da vasculatura venosa periférica em bombear o sangue de volta à região central do corpo, ou seja, maior vasoconstrição periférica[2]. O protocolo do treinamento postural passivo consiste em permanecer em pé, em posição fixa, com o dorso encostado na parede e os calcanhares afastados desta por cerca de 15 cm, durante 30 minutos, em 3 sessões semanais[3]. As sessões podem ser realizadas em casa, mas, preferencialmente, as 3 primeiras sessões devem ser feitas no serviço de reabilitação cardiovascular visto que, no início, podem ocorrer episódios de perda de consciência. É importante que durante as sessões, em casa ou no serviço de reabilitação, o paciente esteja sempre acompanhado de pessoas instruídas a como proceder em casos de eventos sincopais. As orientações dadas por Gardenghi e Balestra[3] em seu estudo incluem: assumir imediatamente a posição deitada e realizar contramanobras e ingerir um bom volume de líquidos antes de retornar à posição ortostática, o que deve ser feito lentamente. Destaca-se que a sessão deve ser interrompida ao primeiro sintoma associado à perda de consciência, momento no qual o paciente deve-se deitar, evitando a síncope franca[3].

Questões relacionadas: 1, 8, 11, 12, 14, 19, 23, 24, 36, 42, 43, 46, 47, 48, 58, 59, 61, 62, 63, 76, 89, 94, 95, 96, 97, 98, 99, 102, 115, 116, 117, 120, 132, 146, 150, 151, 156, 157, 163, 163, 164, 165, 181, 185, 187, 188, 193, 213, 215, 216, 217 e 228.

Referências

1. Serrano Jr. CV, Timerman A, Stefanini E. Tratado de Cardiologia SOCESP. Hachul D. Capítulo 3: Métodos para Avaliação da Atividade Autonômica – Teste de Inclinação Ortostática. 2ª Edição, Volume 1. Barueri: Manole; 2009. p. 361.
2. Verheyden B, Ector H, Aubert AE, Reybrouck T. Tilt training increases the vasoconstrictor reserve in patients with neurally mediated syncope evoked by head-up tilt testing. Eur Heart J. 2008; 29:1523-30.
3. Gardenghi G, Balestra L. Tratamento não-farmacológico da síncope neuromediada. Relampa. 2011; 24(3):145-50.

232 Questões Comentadas em Cardiologia do Exercício

101

Resposta   C

Comentário: A profilaxia da TVP tem sido largamente aceita como uma estratégia efetiva e com boa relação custo/benefício, sendo recomendada a todos os pacientes que apresentem risco para essa complicação[1,2]. A profilaxia pode ser feita por meio de medidas farmacológicas, não farmacológicas ou uma associação de ambas[3]. Os métodos farmacológicos consistem na utilização de heparinas não fracionadas (HNF), heparinas de baixo peso molecular (HBPM) e de anticoagulantes orais[2,3]. Já a profilaxia não farmacológica é dividida em: movimentação dos membros, meias elásticas e compressão pneumática intermitente. A movimentação dos membros inferiores é uma das mais importantes medidas preventivas de trombose, pode ser realizada estimulando a deambulação e/ou pela movimentação ativa ou passiva do paciente acamado[2]. As meias elásticas promovem aumento da velocidade do fluxo da veia femoral, reduzindo a incidência de trombose em 50% a 70%[2]. As meias de compressão gradual ao longo do membro inferior são mais utilizadas no âmbito hospitalar, promovem compressão de 18 mmHg nos tornozelos, 14 mmHg nas panturrilhas, 8 mmHg nos joelhos, 10 mmHg na porção distal da coxa e 8 mmHg na porção proximal da coxa, o que resulta em aumento de 36% na velocidade do fluxo da veia femoral. Portanto, o uso precoce de meias elásticas, a deambulação e a movimentação dos membros inferiores são as primeiras medidas profiláticas a serem adotadas entre os pacientes hospitalizados e acamados[2,3]. A compressão pneumática intermitente consiste na compressão do membro inferior por meio da insuflação sequencial e intermitente dentro de vestuários (meias de compressão pneumática). Pressões de 35, 30 e 20 mmHg, respectivamente, no tornozelo, no joelho e na coxa aumentam em 240% a velocidade de fluxo na veia femoral. Essa modalidade de profilaxia não farmacológica é capaz de incrementar a fibrinólise local[2,3]. A Tabela 1 apresenta as recomendações de profilaxia da TVP.

Tabela 1. Profilaxia da trombose venosa profunda e da embolia pulmonar (dose diária).

	Enoxaparina	Heparina não fracionada (SC)	Meias elásticas ou compressão pneumática
Cirurgia geral	40 mg.1 ×	5.000 U. 3 ×	Sim
Cirurgia ortopédica	30 mg.2 × ou 40 mg.1 ×	5.000 U. 3 ×	Sim
Neurocirurgia	40 mg.1 ×	5.000 U. 3 ×	Sim
Cirurgia oncológica	40 mg.1 ×	5.000 U. 3 ×	Sim
Cirurgia torácica	40 mg.1 ×	5.000 U. 3 ×	Sim
Pacientes clínicos	40 mg.1 ×	5.000 U. 3 ×	Sim

Risco cirúrgico moderado. Iniciar a profilaxia 2 horas antes da cirurgia: com risco cirúrgico alto, iniciar a profilaxia 12 horas antes da cirurgia. A profilaxia não farmacológica poderá ser utilizada em associação às heparinas. SC: subcutânea[2].

Questões relacionadas: 109 e 119.

Referências
1. Garcia ACF, de Souza BV, Volpato DE, Deboni LM, de Souza MV, Martinelli R et al. Realidade do uso da profilaxia para trombose venosa profunda: da teoria à prática. J Vasc Br. 2005; 4(1):35-41.
2. Serrano Jr. CV, Timerman A, Stefanini E. Tratado de Cardiologia SOCESP. Baruzzi ACA, Knobel E, Nussbacher A. Seção 18, capítulo 1: Tromboembolismo pulmonar. 2ª Edição, Volume 1. Barueri: Manole; 2009. p. 1904-17.
3. Baruzzi ACA, Nussbacher A, Lagudis S, Souza JAM. Trombose venosa profunda. Profilaxia. Arq Bras Cardiol. 1996; 67(3):215-8.

102

Resposta D

Comentário: Um eletrocardiograma tradicional consiste em 12 derivações divididas em derivações frontais e derivações precordiais, que permitem a observação do coração de forma tridimensional. As derivações frontais são: DI, DII, DIII (bipolares) e aVR, aVL e aVF (unipolares). As derivações bipolares são geradas através do conjunto de 4 eletrodos localizados nos punhos direito e esquerdo e nas pernas direita e esquerda, especificamente na região supramaleolar medial. Já as derivações precordiais são V1, V2, V3, V4, V5 e V6, dispostas por eletrodos localizados no peito[1]. Descreveremos aqui apenas as derivações frontais DI e DII, pois esse conhecimento será necessário ao entendimento da resposta.

- DI – Derivação gerada pela diferença de potencial do eletrodo do punho direito para o eletrodo do punho esquerdo.
- DII – Derivação gerada pela diferença de potencial do eletrodo do punho direito para o eletrodo da região supramaleolar esquerda.

Para facilitar o acompanhamento eletrocardiográfico do paciente na RC, opta-se normalmente pela ME em tempo real com apenas 3 eletrodos. Na ME, os eletrodos são dispostos de acordo com o mostrado na Figura 1.

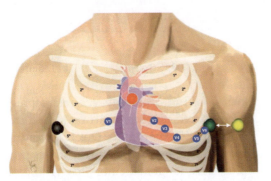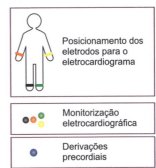

Figura 1. Disposição dos eletrodos para a monitorização e a realização do eletrocardiograma.

Portanto, se for utilizado o eletrodo do punho esquerdo (amarelo), a derivação é DI modificada. Porém, se for utilizado o eletrodo da perna esquerda (verde), a derivação é DII modificada. No manúbrio, sempre irá o eletrodo vermelho do braço direito e no rebordo costal direito, o eletrodo preto (terra)[2].

Questões relacionadas: 1, 8, 11, 12, 14, 19, 20, 21, 23, 24, 36, 42, 43, 46, 47, 48, 56, 57, 58, 59, 61, 62, 63, 76, 80, 87, 89, 94, 95, 99, 100, 102, 115, 116, 117, 120, 132, 144, 146, 150, 157, 163, 163, 165, 181, 185, 187, 188, 193, 206, 213, 215, 216, 217 e 228.

Referências
1. Thaler MS. ECG Essencial: eletrocardiograma na prática diária. 7ª Edição. Porto Alegre: Artmed; 2013. p. 37-46.
2. Mastrocolla LE, Brito AX, Brito FS, Castro I, Godoy M, Alfieri RG et al. Consenso Nacional de Ergometria. Arq Bras Cardiol. 1995; 65(2):194.

Resposta D

Comentário: O miocárdio hibernado é um mecanismo de autoproteção cardíaca no qual o coração "hiberna" a área cronicamente hipoperfundida com o intuito de preservá-la, até que a perfusão se restabeleça. Na hibernação miocárdica há diminuição da função cardíaca, tanto sistólica como diastólica, associada à diminuição do metabolismo celular. A hibernação pode ser regional (localizada) ou global (p. ex., atingir uma câmara cardíaca). Embora o principal fator causador da hibernação seja a isquemia crônica, em muitos casos ela surge após cirurgia cardíaca. A geração de radicais livres derivados da oferta repentina e alta de oxigênio e da sobrecarga de cálcio intracelular é um processo que ocorre no miocárdio atordoado e é causado pelo retorno abrupto da perfusão.

Questão relacionada: 55.

Referência
1. Braunwald E, Zipes DP, Libby P. Tratado de medicina cardiovascular. 9ª Edição. São Paulo: Elsevier. Capítulo de Doença arterial crônica. p. 1091-8.

Resposta E

Comentário: Os tumores cardíacos primários são uma enfermidade rara, representando 0,2% de todos os tumores cardíacos. Tumores cardíacos secundários são decorrentes de metástases de tumores localizados em outras regiões corporais. Dos tumores primários, os benignos são os mais comuns e somam 75%, sendo os mixomas os mais prevalentes seguidos dos lipomas, fibroelastomas papilares, rabdomiomas e fibromas. Os tumores mais comuns malignos são os sarcomas, dos quais se destacam o angiossarcoma e o rabdossar-

Questões Comentadas em Cardiologia do Exercício

coma. Clinicamente, não é fácil distinguir tumores cardíacos benignos de malignos. Dentre os sinais e sintomas clínicos que sugerem tumor maligno, destacam-se: rápido crescimento do tumor, localização do tumor à direita, presença de derrame pericárdico, precordialgia, extensão do tumor até as veias pulmonares e presença de infiltração miocárdica. O fato de os tumores malignos surgirem, na maioria das vezes, do lado direito faz com que eles originem sinais e sintomas de insuficiência cardíaca direita, como congestão sanguínea periférica em membros inferiores. Como os tumores benignos têm maior prevalência do lado esquerdo, são os que normalmente causam disfunção mitral[1].

Questão relacionada: 105.

Referência

1. Braunwald E, Zipes DP, Libby P. Tratado de medicina cardiovascular. 9ª Edição. São Paulo: Elsevier. Capítulo: Tumores primários do coração. p. 1678-86.

105

Resposta B

Comentário: O tumor cardíaco primário benigno mais comum é o mixoma, representando 40% de todos os tumores primários. Em adultos, a sua incidência relativa alcança 46% e em crianças, 15%. Os sinais e sintomas mais comuns (≥ 50%) em pacientes que apresentam esse tumor são: dispneia ao esforço (75%), sopro diastólico mitral (70%), sopro sistólico mitral (50%) e hipertensão pulmonar (70%). Dispneia paroxística e embolia pulmonar estão presentes em cerca de 25% dos casos e síncope em 20% dos casos. Dentre as causas mais comuns de morte em pacientes com mixoma cardíaco estão a embolia cerebral, que resulta em acidente vascular encefálico, e a embolia coronária, que resulta em infarto agudo do miocárdio. Um dos marcadores bioquímicos que estão elevados nesses pacientes é a interleucina-6. O mixoma é um potente produtor dessa substância, embora em alguns casos ela permaneça normal. Sua elevação acentua a inflamação subclínica e eleva a produção da proteína C reativa pelo fígado[1].

Questão relacionada: 104.

Referência

1. Braunwald E, Zipes DP, Libby P. Tratado de medicina cardiovascular. 9ª Edição. São Paulo: Elsevier. Capítulo: Tumores primários do coração. p. 1678-86.

106

Resposta D

Comentário: O sinal de Kussmaul é um achado clínico que auxilia no diagnóstico diferencial, entre tamponamento cardíaco e pericardite constritiva[1,2], já que no tamponamento cardíaco a pressão atrial direita não se eleva ao ponto de causar estase sanguínea jugular[1,2].

236

Questões Comentadas em Cardiologia do Exercício

A veia jugular localiza-se entre estruturas profundas do pescoço e atrás do músculo ester-nocleido-occiptomastóideo e, portanto, não é visível. Diante de pressão de átrio direito aumentada, a estase jugular se desenvolve, gerando distensão da veia jugular interna, tornando-a visível durante a inspeção[3]. Na suspeita de pressão elevada de átrio direito, solicita-se que o paciente se posicione em supino com inclinação de 45°. Angulações iguais ou inferiores a 30° são utilizadas na suspeita de enfermidades que ocasionam pressão jugular baixa[3]. As enfermidades que desenvolvem pressão jugular elevada com visualização do sinal de Kussmaul são: pericardite constritiva, infarto agudo do miocárdio direito, embolia pulmonar aguda, *cor pulmonale* crônico e cardiomiopatias constritivas[2].

Questões relacionadas: 22, 23, 78, 79, 107, 108 e 172.

Referências

1. Porto CC. Doenças do coração: prevenção e tratamento. 2ª Edição. 2005. Rio de Janeiro: Guanabara Koogan. Capítulo 210. p. 914-5.
2. Braunwald E, Zipes DP, Libby P. Tratado de medicina cardiovascular. 6ª edição. Volume 2. São Paulo: Roca. Capítulo de Doenças do pericárdio. p. 1914-6.
3. Braunwald E, Zipes DP, Libby P. Tratado de medicina cardiovascular. 9ª Edição. São Paulo: Elsevier. Capítulo: Exame físico do coração e da circulação. p. 52.

107

Resposta   A

Comentário: A diferença marcante entre tamponamento cardíaco e pericardite constritiva é que no tamponamento existe variação da capacidade de enchimento cavitário durante o ciclo respiratório[1]. Na pericardite constritiva, a incapacidade de distensibilidade a partir de um limite é fixa, não apresentando variação durante o ciclo respiratório. Portanto, a pericardite constritiva dificilmente gera pulso paradoxal[1]. O pulso paradoxal, descrito pela primeira vez por Kussmaul em 1873, é definido como a ausência de pulso palpável durante a inspiração. Embora o pulso não seja palpável, a sua ausculta é possível[1]. A calcificação pericárdica na pericardite constritiva é decorrente principalmente do processo inflamatório secundário à lesão pericárdica, que pode ter várias causas, sendo as infecções virais, bacterianas e piogênicas, e as cirurgias cardiopericárdicas, as mais comuns[2]. O atrito pericárdico é mais comum no tamponamento cardíaco, identificado em 1/3 dos casos[1]. A presença do *knock* diastólico é comum na pericardite constritiva. Ele é caracterizado pela ausculta de um rápido e intenso estalido durante a fase protodiastólica (enchimento ventricular rápido)[2]. Muitas vezes descrito como uma 3ª bulha, o *knock* diastólico pode ser confundido com a 1ª bulha. O posicionamento de cócoras torna essa 3ª bulha, causada pela pericardite constritiva, nitidamente audível[2]. A diminuição da pressão arterial é um fenômeno fisiológico que ocorre durante a inspiração e se acentua principalmente quando há compressão cardíaca. No tamponamento cardíaco, sobretudo na fase mais avançada (III), é possível detectar quedas maiores que 10 mmHg da pressão sistólica durante a fase inspiratória em comparação à basal (pré-tamponamento). Esse fenômeno fisiológico é decorrente da diminuição da pressão intratorácica durante a inspiração, que aumenta o retorno venoso para as câmaras direitas. No entanto, no leito venoso pulmonar, o efeito é oposto, com represamento de sangue nas veias pulmonares diminuindo o enchimento das câmaras esquerdas. Essa diferença de enchimento intercavitário provoca queda de 3 a 7 mmHg da pressão arterial sistólica durante a fase inspiratória em comparação à fase expiratória. No tamponamento cardíaco, esse fenômeno está aumentado (queda ≥ 10 mmHg). Com base nesse conhecimento, entendemos por que o sinal de Kussmaul (visualização do pulso venoso jugular) é comum na pericardite constritiva e não no tamponamento cardíaco. Na pericardite constritiva, a distensão cardíaca fixa, limitada por um pericárdio rígido, não gera esse fenômeno fisiológico de diferença de pressão intracavitária e, consequentemente, queda da pressão arterial sistólica na fase inspiratória. Com o aumento da pressão de átrio direito, observa-se congestão venosa sistêmica causada pela dificuldade de as veias cavas escoarem o sangue[2].

Questões relacionadas: 106 e 108.

Referências

1. Porto CC. Doenças do coração: prevenção e tratamento. 2ª Edição. 2005. Rio de Janeiro: Guanabara Koogan. Capítulo 210. p. 914-5.
2. Braunwald E, Zipes DP, Libby P. Tratado de medicina cardiovascular. 6ª Edição. Volume 2. São Paulo: Roca. Capítulo de Doenças do pericárdio. p. 1914-6.

108

Resposta D

Comentário: Tamponamento cardíaco é dividido em três fases (estágios):

I. O acúmulo de líquido pericárdico eleva a pressão intrapericárdica e as pressões atrial e ventricular se elevam de forma desigual. Pode haver nessa fase uma pequena diminuição do débito cardíaco e da pressão sistólica durante a inspiração. No entanto, essas alterações não se refletem em sintomas evidentes.

II. Inicia-se com a equalização das pressões atrial e ventricular direitas. Nessa fase já se detecta a presença do pulso paradoxal.

III. Crítica diminuição do débito cardíaco com o surgimento de sintomas, como taquipneia e dispneia. A queda de mais de 10% da pressão sistólica em comparação à basal (pré-tamponamento) é evidente e é um sinal característico do tamponamento cardíaco juntamente com o pulso paradoxal.

O sinal de Kussmaul não é característica do tamponamento cardíaco e sim da pericardite constritiva.

Questões relacionadas: 106 e 107.

Referência

1. Porto CC. Doenças do coração: prevenção e tratamento. 2ª Edição. 2005. Rio de Janeiro: Guanabara Koogan. Capítulo 210. p. 914-5.

109

Resposta E

Comentário: A identificação dos fatores de risco para o tromboembolismo venoso é a condição inicial na suspeita clínica de TVP e para indicação adequada da profilaxia[1]. Portanto, os principais fatores de risco da TVP são: trauma não cirúrgico e cirúrgico; idade superior a 40 anos; tromboembolismo venoso prévio; imobilização > 3 dias; doença maligna, insuficiência cardíaca; infarto agudo do miocárdio; paralisia de membros inferiores; obesidade; veias varicosas; estrogênio; gravidez e puerpério; doença pulmonar obstrutiva crônica; trombofilias[1,2]. Nos pacientes cirúrgicos, o risco de trombose venosa está associado às características do paciente e do procedimento cirúrgico a ser realizado[1]. Assim, o risco é classificado da seguinte maneira:

- Baixo risco: pacientes submetidos a cirurgias de pequeno porte, com duração inferior a 30 minutos, idade inferior a 40 anos e sem fatores de risco adicional.
- Moderado risco: pacientes submetidos à cirurgia geral com idade superior a 40 anos, com duração superior a 30 minutos. Mulheres com menos de 40 anos sob uso de estrógenos e presença de fatores de risco adicional.
- Alto risco: pacientes submetidos à cirurgia com mais de 40 anos e com fatores de risco adicional, artroplastia de quadril ou joelho, fratura do quadril e lesão medular aguda.

São exemplos de fatores de risco adicionais: câncer e trombose venosa/embolia pulmonar prévia[1].

Questões relacionadas: 60, 76, 92, 101, 109, 114, 117, 119, 222, 224 e 225.

Referências
1. Serrano Jr. CV, Timerman A, Stefanini E. Tratado de Cardiologia SOCESP. Baruzzi ACA, Knobel E, Nussbacher A. Seção 18, capítulo 1: Tromboembolismo pulmonar. 2ª Edição, Volume 1. Barueri: Manole; 2009. p. 1904-17.
2. Caramelli B, Gottschall CAM, Blacher C, Casagrande EL, Lucio E de A, Manente ERF et al. Diretriz de Embolia Pulmonar. Arq Bras Cardiol. 2004; 83(1):1-8.

110

Resposta E

Comentário: Dentre as formas de apresentação clínica da fase crônica da doença de Chagas, a cardíaca é a mais significativa, pois além de ser a forma mais prevalente, as suas manifestações são as mais graves, sendo a principal causa de morte desses pacientes. As manifestações da cardiomiopatia chagásica crônica agrupam-se em três síndromes: arrítmica, insuficiência cardíaca e tromboembólica, que podem apresentar-se de forma isolada ou em associação no mesmo paciente[1]. As arritmias são manifestações frequentes, sendo a disfunção do nó sinusal um achado constante, que resulta na bradicardia sinusal encontrada nesses indivíduos[2]. Associado à disfunção do nó sinusal, o acentuado grau de instabilidade elétrica e o comprometimento do nó atrioventricular e do sistema de His-Purkinje tornam possível que no mesmo paciente coexistam taquiarritmias ventriculares, sendo a extrassístole ventricular a mais encontrada. Em suma, ressaltamos a importância de estar atento a esses achados arrítmicos, pois, possivelmente, pacientes podem-se apresentar sem sintomatologia (palpitações, síncope, dispneia, dor precordial e outros), mas com alterações eletrocardiográficas. As que se destacam por sua maior frequência são: extrassístole ventricular, bloqueio completo do ramo direito, hemibloqueio anterior esquerdo, bloqueio atrioventricular de primeiro, segundo e terceiro graus, alterações de repolarização ventricular, manifestações de disfunção do nó sinusal, fibrilação atrial e taquicardia ventricular (não sustentada ou sustentada)[1,2]. Por sua vez, a insuficiência cardíaca é uma das principais manifestações da cardiomiopatia chagásica crônica, originada pela diminuição progressiva da massa muscular miocárdica em consequência da inflamação das fibras cardíacas e formação de extensas áreas de fibrose. A disfunção sistólica é a base dessa insuficiência, considerada uma cardiomiopatia do tipo dilatada. Embora a disfunção diastólica possa estar presente em alguns casos, como nas etapas mais precoces da cardiopatia, ela não constitui o principal determinante fisiopatológico da doença. A insuficiência cardíaca manifesta-se mais tardiamente quando comparada às arritmias cardíacas. Inicialmente, apresenta descompensação isolada do ventrículo esquerdo, com dispneia aos grandes e moderados esforços[1]. A última manifestação relativamente comum são os fenômenos tromboembólicos, que costumam ocorrer nos estágios mais avançados da falência cardíaca, mas que também podem se manifestar nas fases iniciais. Os fatores da cardiopatia chagásica crônica que predispõem à formação de trombos intracavitários (trombose intracardíaca) são: a própria estase sanguínea decorrente da insuficiência cardíaca, a lesão apical e a fibrilação atrial[1].

Questões relacionadas: 69 e 111.

Referências
1. Porto CC. Doenças do coração: prevenção e tratamento. Junior AR, Rassi A. Capítulo 182: Cardiopatia chagásica crônica. 2ª Edição. Rio de Janeiro: Guanabara Koogan, 2005. p. 808-13.
2. Serrano Jr. CV, Timerman A, Stefanini E. Tratado de Cardiologia SOCESP. Magalhães CC, Chagas ACP, Naccarato AFP. Seção I, Capítulo 4: Quadro atual das cardiopatias não-ateroscleróticas no Brasil. 2ª edição, Volume 1. Barueri: Manole; 2009. p. 42-7.

Resposta C

Comentário: A doença de Chagas é causada pelo protozoário *Trypanosoma cruzi*, transmitida por um inseto conhecido como barbeiro. Apenas 30% dos pacientes infectados desenvolvem comprometimento cardíaco funcional, denominado cardiomiopatia chagásica, podendo se apresentar sob a forma aguda, indeterminada e crônica. A primeira etapa é a fase aguda, que pode ser aparente ou inaparente. Quando aparente, é caracterizada por uma miocardite difusa, acompanhada quase sempre de pericardite serosa, e, às vezes, de certo grau de endocardite. Em muitos casos, esses pacientes também apresentam taquicardia de intensidade variável[1]. Dentro desse quadro, a infecção se exterioriza clinicamente com febre, mal-estar, edema generalizado, adenomegalias, hepatosplenomegalia, comprometimento do sistema nervoso central, especificamente meningoencefalite, com ou sem sinais de porta de entrada (sinal de Romaña e chagoma de inoculação). Essas alterações são espontaneamente reversíveis ao fim de algumas semanas ou alguns meses[1,2]. Após a fase aguda, o indivíduo permanece na forma indeterminada da doença, na qual a infecção é assintomática, podendo nunca se evidenciar clinicamente, ou se manifestar anos ou décadas após a fase inicial. A fase indeterminada termina com o surgimento de manifestações no aparelho digestivo (forma digestiva), no coração (forma cardíaca), ou em ambos (forma cardiodigestiva)[1]. Dentre as formas de manifestação clínica da fase crônica, a cardíaca é a mais prevalente. A cardiomiopatia chagásica crônica tem como substrato morfológico fundamental uma inflamação progressiva e fibrosante do miocárdio. Portanto, as manifestações cardíacas crônicas são resultantes dos processos patológicos: inflamação, lesões celulares e fibrose, que o *Trypanosoma cruzi* provoca direta ou indiretamente no tecido especializado de condução, no miocárdio contrátil e no sistema nervoso autônomo intracardíaco[1].

Questões relacionadas: 69 e 110.

Referências

1. Porto CC. Doenças do coração: prevenção e tratamento. 2ª Edição. Rio de Janeiro: Guanabara Koogan, 2005. p. 179-815.
2. Serrano Jr. CV, Timerman A, Stefanini E. Tratado de Cardiologia SOCESP. Magalhães CC, Chagas ACP, Naccarato AFP. Seção I, capítulo 4: Quadro atual das cardiopatias não ateroscleróticas no Brasil. 2ª edição, Volume 1. Barueri: Manole; 2009. p. 42-7.

112

Resposta   B

Comentário: Essa é uma questão que pode ser claramente compreendida ao nos reportarmos à equação de Poiseuille de cálculo da resistência em tubos cilíndricos rígidos. Mesmo sabendo que as artérias não são tubos rígidos, essa equação, de modo geral, se aplica bem ao conceito de quais são as variáveis que impactam diretamente na resistência arterial.

Equação de Poiseuille

$$R = \eta \times L \times 8 / \pi \times r^4$$

Sendo,

R = resistência

η = viscosidade sanguínea

L = comprimento da artéria

r = raio da artéria (diâmetro da luz do vaso)

Questões Comentadas em Cardiologia do Exercício **241**

Portanto, observamos que a viscosidade e o comprimento são diretamente proporcionais à resistência, e o raio inversamente proporcional. Na pergunta em análise, a diminuição do tônus da musculatura arterial e da viscosidade diminuirão a resistência. O aumento da atividade simpática por liberação de noradrenalina promove vasodilatação ao se ligar a receptores beta-adrenérgicos das artérias, diminuindo a resistência. Portanto, quando consideramos novamente a equação de Poiseuille, vemos que quanto maior o raio (vasodilatação) menor será a resistência vascular. Destaca-se que essa é a principal variável que determina a magnitude da resistência, já que é elevada à quarta potência.

Questões relacionadas: 2, 9, 10, 16, 17, 25, 26, 27, 49, 66, 67, 75, 84, 118, 126, 136, 152, 153, 177, 179, 180, 203 e 204.

Referência

1. Silverthorn DU. Fisiologia humana: uma abordagem integrada. 5.ed. Porto Alegre: Artmed; 2010. p. 473-5.

113

Resposta   A

Comentário: Nos estados de choque há um déficit na produção de energia (ATP – adenosina trifosfato), requerida pelo organismo, devido à diminuição da oferta de oxigênio (O_2) causada pela inadequada perfusão tecidual. Essa alteração acarreta o surgimento da hipóxia tecidual, que pode ser classificada, por ordem de importância, em:

- Hipóxia estagnante: quando o baixo fluxo, ou o baixo débito cardíaco é o principal componente.
- Hipóxia citotóxica ou histotóxica: neste tipo de hipóxia, o fluxo e o conteúdo arterial de O_2 estão adequados, mas há disfunção mitocondrial, o que impossibilita a capacidade de utilização tecidual de O_2. Esse distúrbio ocorre em decorrência do processo inflamatório que leva à disfunção mitocondrial, ou seja, mesmo com oferta de oxigênio adequada, a célula não utiliza o oxigênio e, consequentemente, não há síntese de energia.
- Hipóxia anêmica: quando a hipóxia é determinada pela queda do conteúdo arterial de O_2, secundária à queda importante dos níveis de hemoglobina.
- Hipóxia hipóxica: a hipóxia é determinada pela queda do conteúdo arterial de O_2, secundária à queda importante da SaO_2.

Diante dessa classificação, observamos que a hipóxia estagnante e a hipóxia citotóxica são as mais graves quando comparadas às hipóxia anêmica e hipóxica. Embora, quando nos referimos à correção da hipóxia, apenas a citotóxica não pode ser corrigida, pois na maioria das vezes os tratamentos disponíveis são ineficazes.

Questões relacionadas: 26, 27, 29 e 114.

Referência

1. Knobel E, Assunção MSC, Fernandes HS. Monitorização hemodinâmica no paciente grave. Capítulo 20: Classificação dos estados de choque. 1ª edição. São Paulo: Atheneu; 2013. p. 247-8.

114

Resposta C

Comentário: O choque hipovolêmico é o mais comum entre os pacientes internados em terapia intensiva. A principal causa desse tipo de choque é a redução do conteúdo intravascular em relação ao volume vascular, caracterizado pela diminuição das pressões e dos volumes de enchimento diastólico. Uma vez que no choque hipovolêmico ocorre diminuição das pressões de enchimento e queda do débito cardíaco devido à diminuição do estiramento da fibra muscular cardíaca, o paciente poderá apresentar dois tipos de hipóxia tecidual. A hipóxia anêmica, quando houver perda sanguínea secundária a um trauma, e a hipóxia estagnante, pela diminuição do débito cardíaco e baixo fluxo.

Questões relacionadas: 267, 29, 60, 76, 92, 109, 113, 114, 117, 222, 224 e 225.

Referência

1. Knobel E, Assunção MSC, Fernandes HS. Monitorização hemodinâmica no paciente grave. Capítulo 20: Classificação dos estados de choque. 1ª edição. São Paulo: Atheneu; 2013. p. 251-2.

115

Resposta C

Comentário: Parte da configuração de funcionamento do MCA é descrita em cinco letras. A primeira letra refere-se à câmara estimulada; a segunda, à câmara sentida; a terceira, ao modo de resposta; a quarta, às funções programáveis; e a quinta, à função antitaquicardia. A primeira e a segunda letras podem ser expressas por: A, V, D ou O, sendo A = átrio, V = ventrículo, D = ambas e O = nenhuma. A terceira letra pode ser expressa por: T = ativação, I = inibição, D = ambas e O = nenhuma atividade. A quarta e a quinta letras têm pouca importância para prescrição do exercício, por isso não abordaremos neste comentário. O MCA pode ser uni-, bi- ou até tetracameral, dependendo da necessidade clínica. A principal indicação para a colocação do MCA são as bradiarritmias, como, por exemplo, o bloqueio atrioventricular total. Para a prevenção de morte súbita, na taquicardia ventricular sustentada, a opção é o cardiodesfibrilador implantável (CDI). Com relação à prescrição de exercício para pacientes com MCA, a principal informação é a frequência cardíaca (FC) do *upper rate,* que expressa o limite máximo de FC aceita pelo aparelho. Acima desse limite, o MCA muda sua programação e passa a bloquear alguns estímulos, gerando um bloqueio atrioventricular 2:1 ou "Wenckebach eletrônico". Por isso é necessário saber qual é esse limite para o MCA que apresenta FC mutável, ou seja, que varia a FC de acordo com o estado físico. É aconselhável que, nesses casos, a FC fique de 10 a 20 bpm abaixo do *upper rate*.

Questões Comentadas em Cardiologia do Exercício **243**

Questões relacionadas: 1, 8, 11, 12, 14, 19, 22, 23, 24, 36, 42, 43, 46, 47, 48, 58, 59, 61, 62, 63, 76, 89, 94, 95, 99, 100, 102, 116, 117, 120, 132, 146, 150, 157, 160, 163, 163, 165, 185, 187, 188, 193, 213, 215, 216, 217, 221, 223 e 228.

Referência

1. Oliveira FTO, Petto J, Gardenghi G. Exercício Físico em Pacientes com Dispositivos Cardíacos Eletrônicos Implantáveis. In: Martins JA, Karsten M, dal Corso S (Org.). PROFISIO Programa de Atualização em Fisioterapia Cardiovascular e Respiratória. 2ª ed. Porto Alegre: Artmed; 2015, v. 1.

116

Resposta **B**

Comentário: Basicamente, são três os DECI: marca-passo cardíaco artificial (MCA), cardio-desfibrilador implantável (CDI) e ressincronizador cardíaco. Uma das melhores maneiras de se prescrever exercício físico para esses pacientes é com base nos resultados do TEFM. Por isso a programação dos DECI deve ser mantida para a realização do teste. O *upper rate,* também denominado modo de primeira zona de diagnóstico da FC, deve ser estipulado pelo arritmologista e informado aos profissionais que realizarão o TEFM e também à equipe de reabilitação cardíaca. Isso para que tanto no TEFM como durante as sessões de exercício a FC fique 10 a 20 bpm abaixo do limite superior, evitando o acionamento da CDI ou do modo antitaquicardia do MCA. O TEFM para pacientes com DECI segue basicamente o mesmo padrão de realização e segurança de quem não usa esses dispositivos. Por isso, as alternativas A e C estão erradas. O traçado eletrocardiográfico de pacientes em uso de MCA é de BRE para quem tem o VD estimulado e de BRD para quem tem o VE estimulado. No ECG de 12 derivações, utilizado para o TEFM, é fácil identificar isso observando a morfologia da derivação V1. Se V1 for positiva (QRS), padrão de BRD, e se for negativa, o padrão é de BRE.

Questões relacionadas: 1, 8, 11, 12, 14, 19, 22, 23, 24, 31, 32, 34, 36, 40, 41, 42, 43, 44, 46, 47, 48, 58, 59, 61, 62, 63, 76, 89, 94, 95, 99, 100, 102, 117, 120, 123, 124, 125, 132, 145, 148, 146, 150, 157, 160, 163, 165, 181, 185, 187, 188, 193, 213, 215, 216, 217, 221, 223 e 228.

Referência

1. Oliveira FTO, Petto J, Gardenghi G. Exercício Físico em Pacientes com Dispositivos Cardíacos Eletrônicos Implantáveis. In: Martins JA, Karsten M, dal Corso S. (Org.) PROFISIO Programa de Atualização em Fisioterapia Cardiovascular e Respiratória. 2ª ed. Porto Alegre: Artmed; 2015, v. 1.

117

Resposta **C**

Comentário: As recomendações para a realização do programa de exercícios para pacientes internados incluem o princípio FITT: frequência, intensidade, tempo, tipo e progressão do exercício. Esse princípio se baseia na aplicação de evidências científicas sobre os bene-

244 Questões Comentadas em Cardiologia do Exercício

fícios fisiológicos e psicológicos proporcionados pelo exercício. Vale ressaltar que os objetivos do exercício devem estar embutidos no plano de cuidado geral, levando sempre em consideração que a aplicação do princípio pode variar de acordo com as características de cada indivíduo. Assim, as recomendações FITT para programas de exercício de pacientes internados levam em consideração os seguintes aspectos:

- Frequência: deve ser realizada mobilização entre 2 e 4 vezes por dia, durante os primeiros 3 dias de internamento.
- Intensidade: deve ser utilizada a frequência cardíaca (FC) de repouso + 20 bpm para pacientes com infarto agudo do miocárdio ou FC de repouso + 30 bpm para pacientes se recuperando de cirurgia cardíaca (explicação na questão 16). A taxa de PSE é um guia útil e complementar à FC na graduação da intensidade do exercício, e o limite superior de 120 bpm corresponde a uma PSE ≤ 12 a 13 em uma escala de 6 a 20.
- Tempo: iniciar com sessões de caminhada intermitente, com duração entre 3 e 5 minutos. O período de descanso pode ser ativo (uma caminhada mais lenta) ou o repouso completo, com duração menor do que a sessão de exercício. Taxa de exercício descanso 2:1.
- Tipo: recomenda-se que seja realizada caminhada.
- Progressão: quando a duração contínua do exercício alcançar 10 a 15 minutos, a intensidade pode aumentar conforme for tolerado e dentro dos limites recomendados da PSE e frequência cardíaca.

Questões relacionadas: 1, 8, 11, 12, 14, 19, 23, 24, 36, 42, 43, 46, 47, 48, 58, 59, 60, 61, 62, 63, 76, 89, 92, 94, 95, 99, 100, 102, 109, 114, 115, 116, 120, 132, 146, 150, 157, 163, 165, 181, 185, 187, 188, 193, 213, 215, 216, 217, 222, 224, 225 e 228.

Referência

1. Pescatello LS, Arena R, Riebe D, Thompson PD, Dantas EHM. Diretrizes do ACSM para os Testes de Esforço e Sua Prescrição. Capítulo 9: Prescrição de exercícios para pacientes com doença cardiovascular e cerebrovascular. 9ª edição. Rio de Janeiro: Guanabara Koogan; 2016. p. 221-4.

118

Resposta B

Comentário: O retorno venoso é definido como a quantidade de sangue que retorna ao coração por meio da circulação venosa. São cinco os mecanismos do retorno venoso: válvulas venosas, pressão negativa de átrio direito, bomba muscular esquelética, bomba respiratória e inervação simpática dos vasos venosos (vasoconstrição venosa)[1]. Desses cinco mecanismos, dois atuam em repouso, são eles: as válvulas venosas, que são o principal determinante do retorno venoso em repouso, e a pressão negativa de átrio direito, que atua em repouso e aumenta durante o exercício. Os outros três mecanismos que serão descritos atuam apenas durante o exercício. A bomba muscular esquelética se refere à contração

Questões Comentadas em Cardiologia do Exercício

musculoesquelética do tríceps sural, que age comprimindo as veias e empurrando o sangue em direção ao coração. A bomba respiratória é baseada no movimento do tórax durante a inspiração, que gera compressão de descompressão das veias. Acontece que durante a inspiração o diafragma se desloca para baixo e gera aumento da pressão na cavidade abdominal, em que as veias abdominais estarão comprimidas, e redução da pressão na cavidade torácica, onde as veias torácicas estarão descomprimidas. Consequentemente, o maior volume de sangue se desloca das veias abdominais comprimidas para as veias torácicas descomprimidas e, em seguida, para o átrio direito. Por fim, o terceiro mecanismo do retorno venoso em exercício é a constrição das veias devido à atividade simpática. Quando ocorre a vasoconstrição venosa, o seu volume diminui empurrando mais sangue em direção ao coração, potencializando o retorno venoso[1,2].

Questões relacionadas: 2, 9, 10, 16, 17, 25, 26, 27, 49, 66, 67, 75, 84, 112, 118, 126, 136, 152, 153, 177, 179, 180, 203 e 204.

Referências

1. Aires MM. Fisiologia. Seção 5: Fisiologia cardiovascular. Rio de Janeiro: Guanabara Koogan. 5ª edição. 2018, p. 563-571.
2. Silverthorn DU. Fisiologia humana: uma abordagem integrada. Capítulo 14: Fisiologia cardiovascular. Porto Alegre: Artmed; 5ª edição. 2010. p. 502-3.

119

Resposta   D

Comentário: Rudolf Ludwig Karl Virchow, em 1856, identificou os principais mecanismos responsáveis pela trombose vascular venosa: estase venosa, hipercoagulabilidade e lesão endotelial. Desde então o desenvolvimento dos trombos é analisado com base nessa tríade[1]. A estase venosa refere-se a um congestionamento do fluxo sanguíneo, que causa desorganização na hemostasia sanguínea, devido à diminuição da velocidade do fluxo. Já a hipercoagulabilidade refere-se à propensão genética ou adquirida à coagulação sanguínea. Por fim, a lesão endotelial desencadeia uma série de eventos que favorecem a cascata de coagulação sanguínea e a consequente formação do trombo. Mais especificamente, a lesão endotelial expõe o colágeno tecidual e ativa a reação de liberação plaquetária, que dá origem à via intrínseca da cascata de coagulação, ativando o fator XII (fator de Hageman)[2].

Questões relacionadas: 101 e 109.

Referências

1. Albuquerque HPC, Vidal PC. Trombose venosa profunda: revisão dos conceitos atuais. Rev Bras Ortop. 1996; 31(10):851-6.
2. Hall JE. Tratado de fisiologia médica. Capítulo 36: Hemostasia e coagulação sanguínea. 12ª Edição. São Paulo: Elsevier. 2011. p. 480.

120

Comentário: Essa é uma pergunta clássica, porque esse tipo de paciente representa 60% dos pacientes que frequentam a clínica de reabilitação cardíaca[1]. Iremos listar os principais benefícios da RC para cada um dos problemas de saúde desse paciente.

Doença Arterial Coronariana e Infarto Agudo do Miocárdio

O principal benefício de um programa de exercício físico para pacientes com DAC e IAM é a vasculogênese. A vasculogênese é dividida em arteriogênese e angiogênese. A arteriogênese consiste na abertura da circulação colateral preexistente e a angiogênese, na formação de novos capilares. A abertura da circulação colateral pode representar até 30% da irrigação cardíaca de uma parede isquêmica. Esse processo se inicia logo nas primeiras sessões de exercício e se consolida entre 4 e 6 meses. O mecanismo de base desse processo é a diferença do gradiente de pressão gerado entre a porção anterior e a posterior à obstrução, ocasionado pelo aumento do fluxo sanguíneo epicárdico durante o exercício. Evidências apontam que somente o exercício é capaz de induzir de forma satisfatória a angiogênese. Esse processo, desencadeado pelo exercício crônico, estimula os pericitos que circundam um capilar a se desprenderem e formarem a base de novos capilares. Vários fatores de crescimento participam desses dois mecanismos, como o fator de crescimento vascular endotelial e o fator de crescimento de fibroblastos. Juntos, esses dois mecanismos (arteriogênese e angiogênese) melhoram a oferta de sangue ao tecido cardíaco e, consequentemente, diminuem a probabilidade de um novo evento isquêmico ou necrótico (IAM).

Hipertensão Arterial Sistêmica

São ampla e consistentemente descritos na literatura os benefícios de um programa de exercício para redução e controle dos valores pressóricos em indivíduos hipertensos. Realizado com cronicidade, o exercício físico reduz a pressão arterial, agindo no sentido positivo em alguns mecanismos fisiológicos que regulam diretamente a pressão arterial. São eles:

- Melhora da sensibilidade barorreflexa. Com barorreceptores mais sensíveis às variações de pressão, o centro cardiorrespiratório agirá de forma compensatória mais efetiva frente a elevações da pressão arterial, induzindo a diminuição da FC e a vasodilatação arterial.

- Diminuição da atividade simpática e do aumento da atividade parassimpática vagal, o que, por sua vez, reduz a frequência cardíaca, com consequente redução da pressão arterial.

- Redução da atividade do sistema renina-angiotensina. O exercício físico por diminuir a inflamação subclínica reduz a produção de renina pelas células justaglomerulares dos rins. Além disso, o exercício físico diminui a produção da enzima conversora de angiotensina 1 (ECA 1). Tanto a redução da produção de renina como a redução da produção de ECA 1 diminuem a produção de angiotensina II, que ao se ligar com receptores AT1 favorece o eixo da vasoconstrição e retenção hídrica. Por fim, o exercício age nesse sistema reduzindo a expressão e atividade dos receptores AT1 e aumenta a expressão e atividade dos receptores AT2. A angiotensina II, ao se ligar a receptores AT2, provoca justamente o oposto do receptor AT1, favorecendo o eixo da vasodila-

Questões Comentadas em Cardiologia do Exercício

tação e a eliminação de água e sódio pelos rins, contribuindo, assim, para a redução da pressão arterial.

- Aumento da produção de óxido nítrico. O cisalhamento do endotélio durante o exercício físico induz à produção desse potente vasodilatador, juntamente com a produção de bradicinina e prostaciclina.

Insuficiência Cardíaca

Existem inúmeros benefícios oriundos da RC para pacientes com IC. Dentre eles, podemos destacar:

- Aumento do consumo máximo de oxigênio, o que diminui o risco de morte por doenças cardiovasculares e por todas as demais causas.
- A melhora da capacidade funcional, que ocasiona melhora da funcionalidade, ou seja, da capacidade de realizar as atividades de vida diária.
- Os benefícios sobre todos os fatores que reduzem a probabilidade de novo IAM é capaz de diminuir a ingestão de fármacos, o que reduz os custos com a doença.

Questões relacionadas: 1, 8, 11, 12, 14, 15, 18, 19, 23, 24, 28, 36, 42, 43, 46, 47, 48, 55, 58, 59, 61, 62, 63, 64, 71, 76, 89, 94, 95, 99, 100, 102, 115, 116, 117, 125, 132, 146, 150, 157, 163, 163, 165, 174, 181, 185, 187, 188, 193, 213, 215, 216, 217 e 228.

Referências

1. Clínica Actus Cordios de Reabilitação Cardiovascular, Respiratória e Metabólica. Disponível em: www.actuscordios.com
2. Negrão CE, Barretto ACP, Rondon MUPB. Cardiologia do exercício: do atleta ao cardiopata. 4ª Edição. Barueri: Manole; 2019.

121

Resposta A

Comentário: O teste ecocardiográfico de esforço é uma ferramenta útil na avaliação morfológica e hemodinâmica do coração. Para a realização desse exame, o paciente pode ser submetido a um esforço físico (similar ao teste ergométrico) na esteira rolante ou em uma bicicleta supina. Normalmente, a escolha do ergômetro fica a critério do paciente, dando preferência ao tipo de atividade física que a pessoa está acostumada, o que aumenta a chance de realizar um teste mais efetivo. Aos pacientes que por algum motivo não podem ser submetidos ao exercício físico, o estresse é mimetizado com o uso de fármacos, pela infusão de agentes inotrópicos e cronotrópicos positivos e vasodilatadores, sendo os principais fármacos utilizados a dobutamina e o dipiridamol, ambos usados em conjunto com atropina. O teste ecocardiográfico de esforço apresenta variações hemodinâmicas de acordo com o ergômetro utilizado. Na esteira rolante é observado maior incremento na frequência cardíaca, e em bicicleta supina, na pressão arterial. Antes de iniciar o exame em esforço, é realizado um exame ecocardiográfico de repouso. Quando realizado na esteira rolante, o exame ecocardiográfico somente será realizado quando o paciente finaliza o teste, sendo transferido rapidamente para a maca, onde novamente o ecocardiograma é realizado. Já na bicicleta supina, o exame de imagem pode ser realizado durante o teste de esforço. Na bicicleta supina, é possível avaliar com mais segurança pacientes com cardiomiopatia hipertrófica (CMH), que não tenham nenhuma contraindicação absoluta a realização do teste. Para esses pacientes, é importante a realização do teste, pois é possível avaliar o volume sistólico de ejeção e o grau de obstrução da via de saída do ventrículo esquerdo durante o repouso e exercício. Por fim, apesar de ser incomum na prática clínica, também é possível, via ecocardiograma de esforço, realizar o "teste diastólico de estresse" e, se for o caso, realizar o diagnóstico de insuficiência cardíaca com fração de ejeção preservada.

Questões relacionadas: 50 e 54.

Referência

1. Negrão CE, Barretto ACP, Rondon MUPB. Cardiologia do exercício: do atleta ao cardiopata. 2019. 4ª Edição. Barueri: Manole. Capítulo 10: Avaliação ecocardiográfica no esforço. p. 225-36.

122

Resposta   D

Comentário: No momento pós-exercício ainda é observada uma frequência cardíaca (FC) elevada e um volume sistólico de ejeção maior que no momento pré-exercício. Após alguns minutos de recuperação é observada uma retirada da atividade nervosa simpática, ocasionando diminuição da FC e contratilidade cardíaca, com consequente redução do débito cardíaco. Por outro lado, devido à maior biodisponibilidade de óxido nítrico e à presença de íons potássio na corrente sanguínea, ocorre vasodilatação periférica, reduzindo a resistência vascular periférica e, em consequência, diminuindo os valores pressóricos. A endotelina, um potente vasoconstritor produzido pelo endotélio vascular arterial, tem a sua produção suprimida após o exercício físico, o que facilita a queda da pressão arterial.

Questões relacionadas: 4, 33, 41, 54, 56, 57, 65, 68, 72, 73, 90, 128, 130, 131, 132, 134, 135, 137, 138, 139, 140, 141, 142, 143, 146, 149, 195, 211 e 226.

Referência

1. Negrão CE, Barretto ACP, Rondon, MUPB. Cardiologia do exercício: do atleta ao cardiopata. 2019. 4ª Edição. Barueri: Manole. Capítulo 10: Avaliação ecocardiográfica no esforço. p. 225-36.

Questões Comentadas em Cardiologia do Exercício

123

Resposta   B

Comentário: O teste ergométrico (TE) é uma ferramenta de baixo custo, fácil aplicação, altamente reprodutível e segura. O TE pode ser empregado para avaliação diagnóstica e prognóstica, sendo útil para avaliação da presença de doença arterial coronariana (DAC), arritmias e respostas pressóricas frente ao esforço[1]. Mas, apesar de sua eficiência no rastreio da DAC, em pacientes hipertensos com alteração de eletrocardiograma de repouso sugestivo para sobrecarga ventricular esquerda, o TE tem um valor preditivo reduzido[1]. Para fins diagnósticos de DAC, o TE deve ser realizado sem o uso de fármacos, já que esses podem mascarar os sinais eletrocardiográficos[1]. No entanto, quando o TE é utilizado como base para a prescrição do exercício físico, é aconselhado que o paciente realize o teste sob o uso das medicações, uma vez que no programa de exercícios esse paciente estará em uso desses fármacos. De preferência, o TE deve, nesses casos, ser realizado em um horário próximo ao planejado para o programa de exercício[1]. Por fim, é importante observar a resposta pressórica em assintomáticos para hipertensão arterial sistêmica[1]. No estudo de Weiss *et al.*[2], com mais de 6 mil pessoas com hipertensão arterial sistêmica assintomática, foi observado que portadores de pressão arterial sistólica maior que 180 mmHg ou pressão arterial diastólica maior que 90 mmHg, no segundo estágio do protocolo de Bruce, tiveram risco de morte cardiovascular aumentado em até 96% quando comparados a indivíduos que não apresentaram hiper-reatividade pressórica.

Questões relacionadas: 31, 32, 34, 40, 41, 44, 116, 124, 125, 145 e 148.

Referências

1. Negrão CE, Barretto ACP, Rondon, MUPB. Cardiologia do exercício: erro atleta ao cardiopata. 2019. 4ª Edição. Barueri: Manole. Capítulo 9: Teste ergométrico. p. 192-224.
2. Weiss, SA. Exercise Blood pressure and future cardiovascular death in asymptomatic individuals. Circulation. 2010; 121:2109-16.

124

Resposta   C

Comentário: A segurança em um protocolo de avaliação e de prescrição de exercícios é fundamental. Assim, para a realização de teste ergométrico (TE), é necessário realizar uma estratificação de risco e saber identificar os pacientes que apresentam contraindicação absoluta ou relativa. Aos pacientes de alto risco, é necessário o esclarecimento sobre o risco do teste e coletar a assinatura no termo de consentimento livre e esclarecido. Ainda para esse público, é recomendado que a realização do TE seja em ambiente hospitalar, com uma equipe de retaguarda treinada e preparada para suporte, bem como acesso fácil

250   Questões Comentadas em Cardiologia do Exercício

aos insumos. Essas medidas devem ser tomadas quando um paciente com angina instável, mas com o quadro controlado por fármaco, é encaminhado a um TE. Os demais quadros apresentados na questão apresentam contraindicação absoluta ao TE.

Questões relacionadas: 31, 32, 34, 40, 41, 44, 116, 123, 125, 145 e 148.

Referência

1. Negrão CE, Barretto ACP, Rondon MUPB. Cardiologia do exercício: do atleta ao cardiopata. 2019. 4ª Edição. Barueri: Manole. Capítulo 9: Teste Ergométrico. p. 192-224.

125

Resposta   C

Comentários: O teste ergométrico (TE) é uma ferramenta de baixo custo, segura e de fácil reprodutibilidade para avaliação diagnóstica e prognóstica das doenças cardiovasculares. Normalmente, o TE pós-infarto agudo do miocárdio é recomendado entre o 4º e o 6º dia após internação hospitalar. Cabe lembrar que nesse período o TE deve ser submáximo. O TE realizado nesse período pode ser útil no diagnóstico, prognóstico e também na prescrição do exercício físico. Já nos pacientes após o 14º dia do IAM, o TE pode ser máximo, especialmente se eles forem recomendados para o ingresso em um programa de reabilitação cardiovascular.

Questões relacionadas: 28, 31, 32, 34, 40, 41, 44, 61, 95, 116, 120, 123, 124, 145, 148 e 185.

Referência

1. Negrão CE, Barretto ACP, Rondon MUPB. Cardiologia do exercício: Do atleta ao cardiopata. 2019. 4ª Edição. Barueri: Manole. Capítulo 9: Teste Ergométrico. p. 192-224.

126

Resposta   C

Comentário: Dois são os fatores que determinam a oxigenação miocárdica: fluxo coronariano e saturação arterial de oxigênio. Durante o exercício, a demanda metabólica oxidativa no coração aumenta. Em situações normais, para suprir essa demanda, o fluxo sanguíneo coronariano também aumenta. Isso ocorre devido à elevação do débito cardíaco e pela vasodilatação coronariana. Além disso, é necessária uma adequada saturação parcial de O_2 na circulação arterial, uma vez que mesmo durante períodos de repouso o miocárdio utiliza cerca de 75% de todo o conteúdo de O_2 presente no sangue arterial, valores que não se alteram frente ao exercício físico. Ao contrário dos demais tecidos, o coração recebe sangue, sobretudo durante a diástole. Isso ocorre devido à anatomia dos óstios das artérias coronárias. Anatomicamente, a valva aórtica possui três folhetos: um posterior, um esquerdo e um direito. No momento da sístole ventricular, a pressão é superior no ventrículo esquerdo. Essa pressão faz com que os folhetos da valva aórtica sejam rebatidos, permitindo a passagem do sangue para a aorta, mas ao mesmo tempo fechando os óstios das artérias coronárias que se localizam, respectivamente, atrás dos folhetos esquerdo e direito (Figura 1). No momento da diástole ventricular, a pressão na artéria aorta supera a pressão ventricular esquerda e o fluxo se torna retrógrado. Isso promove o fechamento da valva aórtica e a exposição dos óstios das coronárias. Tal processo permite que a pressão na aorta impulsione o sangue para as coronárias, que são vasos de condução e apresentam uma pressão de perfusão entre 40 e 50 mmHg. O metabolismo energético do músculo cardíaco é principalmente aeróbico. Por isso, o miocárdio possui alta densidade mitocondrial e a sua fonte energética em repouso é principalmente lipídica. Em contrapartida, há pouco glicogênio armazenado nos miócitos.

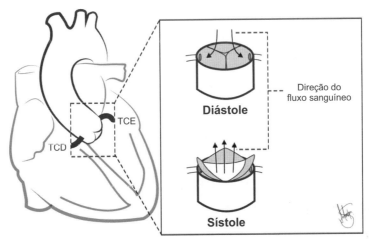

Figura 1. Esquema representativo do fluxo sanguíneo para as artérias coronárias. TCD: tronco de coronária direita; TCE: tronco de coronária esquerda.

Observe que as setas vermelhas representam o fluxo sanguíneo. No momento da diástole ventricular, os folhetos da valva aórtica se fecham, o que impede o fluxo retrógrado de sangue ao ventrículo esquerdo e permite o fluxo sanguíneo em direção aos óstios das artérias coronárias esquerda e direita. Durante a sístole, a valva aórtica se abre, ocluindo a entrada das artérias coronárias.

Questões relacionadas: 2, 9, 10, 16, 17, 25, 26, 27, 49, 66, 67, 75, 84, 112, 118, 136, 152, 153, 177, 179, 180, 203 e 204.

Referência
1. Gottschall CAM. Dinâmica Cardiovascular: do Miócito à Maratona. 2005. 1ª Edição. São Paulo: Atheneu. Capítulo 8: Circulação Coronariana. p. 194-234.

252   Questões Comentadas em Cardiologia do Exercício

127

Resposta B

Comentário: Os transportadores de monocarboxilatos (MCTs) consistem em uma família de transportadores que possuem pelo menos 14 isoformas. Como o próprio nome diz, os MCTs fazem o transporte dos monocarboxilatos através da membrana celular, transportando, por exemplo, lactato, piruvato e α-cetoglutarato[1]. O cotransportador de sódio-glicose (SLGT) é expresso no corpo humano de duas formas: SLGT-1 e SLGT-2, que são encontrados nos rins. O SLGT-2 está localizado no túbulo contorcido proximal, permitindo o cotransporte de glicose e sódio, mas, no caso, reabsorvendo a glicose (até 90%) e eliminando o sódio. O SLGT-1, presente no túbulo contorcido distal, atua capturando moléculas de glicose que evadiram do túbulo contorcido proximal. O SLGT-2 pode servir como alvo terapêutico em pacientes portadores de diabetes melito, nos quais é ministrada uma classe de fármacos conhecida como inibidores de SLGT-2[2]. O transportador de malato-aspartato é muito importante no metabolismo energético. Atua como uma "lançadeira" de prótons do citoplasma para a cadeia de transporte de elétrons. Está presente em células neurais e no músculo estriado cardíaco[3]. Os transportadores de cassete de ligação ao ATP [do inglês *ATP-bindind cassette transporter* (transportadores ABC)] consistem em uma superfamília de transportadores. Dentre outras funções, os transportadores ABC são responsáveis por remover as antraciclinas do interior das células. Evidências em modelo animal mostram que em camundongos que foram expostos a quimioterápicos e depois submetidos a treinamento aeróbio moderado, o conteúdo de antraciclina no coração foi 75% menor comparado ao grupo sedentário. Além disso, os animais que faziam treinamento físico conseguiam eliminar totalmente os resíduos dos quimioterápicos após 5 dias, e os sedentários levaram pelo menos 7 dias para eliminar essa classe de fármacos[4].

Questões relacionadas: 6, 133 e 175.

Referências

1. Frollini AB et al. Exercício Físico e Regulação do Lactato: Papel dos Transportadores de Monocarboxilato (Proteínas Mct. Journal of Physical Education, V. 19, N. 3, P. 453-63, 2008.
2. Eaton DC, Pooler JP. Fisiologia Renal de Vander. 2016. 8ª Edição. Porto Alegre: Artmed. Capítulo 4: Mecanismos básicos de transporte. p. 46-61.
3. McArdle WD, Katch FI, Katch VL. Fisiologia do Exercício: Nutrição, Energia e Desempenho Humano. 2016. 8ª Edição. Rio de Janeiro: GEN. Capítulo 7: Transferência de Energia na Atividade Física. p. 161-76.
4. Negrão CE, Barretto ACP, Rondon MUPB. Cardiologia do Exercício: do atleta ao cardiopata. 2019. 4ª Edição. Barueri: Manole. Capítulo 27: Exercício Físico no Paciente com Câncer. p. 568-83.

128

Resposta B

Comentário: Durante a prática do exercício físico, uma das respostas mais marcantes é o aumento da frequência cardíaca (FC). Durante o exercício físico é necessário o aumento do

Questões Comentadas em Cardiologia do Exercício

transporte de substratos energéticos e O_2 para a musculatura ativa, bem como a remoção de metabólitos produzidos pelo músculo, como os íons H^+ e CO_2. É justamente o aumento do débito cardíaco que proporciona que essas substâncias sejam transportadas de modo satisfatório. Sendo assim, o coração aumenta a sua frequência e o seu volume sistólico de ejeção, o que, concomitantemente, aumenta o débito cardíaco. Vale ressaltar que em um exercício cíclico a FC apresenta correlação linear com a intensidade do esforço físico, algo que não é observado no treinamento resistido[1]. Em pessoas sedentárias ou moderadamente treinadas, o volume sistólico de ejeção aumenta até cerca de 50% do $VO_{2máx.}$ a FC de repouso é considerada normal entre 60 e 100 batimentos por minuto (bpm)[1]. É importante ressaltar que indivíduos com maior aptidão aeróbia podem apresentar valores de FC menores que 60 bpm. Como mostrado por Wilson *et al.*[2], são observados, após 6 meses de treinamento aeróbio, redução da frequência cardíaca de repouso entre 5 e 20 bpm e até 20% de aumento no volume sistólico de ejeção para o mesmo período de treinamento.

Questões relacionadas: 4, 33, 41, 54, 56, 57, 65, 68, 72, 73, 90, 122, 130, 131, 132, 134, 135, 137, 138, 139, 140, 141, 142, 143, 146, 149, 195, 211 e 226.

Referências

1. McArdle WD, Katch FI, Katch VL. Fisiologia do Exercício: Nutrição, Energia e Desempenho Humano. 2016. 8ª Edição. Editora GEN. Capítulo 17: Capacidade Funcional do Sistema Cardiovascular. pp. 345 a 358
2. Wilson MG, Ellison GM, Cable N. Tim. Basic science behind the cardiovascular benefits of exercise. Br J Sports Med. 2016: 50(2):93-99.

129

Resposta   D

Comentário: A morte súbita em atletas não é um evento comum, porém, existem diversas causas para a morte súbita em atletas. Entre elas se destaca a cardiomiopatia hipertrófica (CMH). A CMH é responsável por cerca de um terço dos episódios de morte súbita em atletas com menos de 35 anos[1]. É uma doença genética e o seu diagnóstico pode-se tornar complicado devido às adaptações fisiológicas do treinamento físico. Para o diagnóstico é necessário analisar o ecocardiograma observando, principalmente, o diâmetro da câmara e a espessura da parede. Para os atletas que estão na zona cinzenta (espessura de parede septal ou posterior entre 13 e 15 mm), o diagnóstico diferencial é feito após o destreinamento, quando se observa regressão da espessura de parede de 2 a 5 mm pós-cessação do exercício, em um período de 2 a 3 meses[2]. Caso não ocorra redução da espessura, o diagnóstico de CMH é confirmado (ver também Tabela 2 da Questão 51). Além da CMH, outras causas de morte súbita em atletas podem ser provocadas por origem anômala da artéria coronária, displasia arritmogênica de ventrículo direito e canalopatias, como a síndrome do QT longo e a síndrome de Brugada. As doenças cardíacas não são comuns em jovens, pois o desenvolvimento destas ocorrem lentamente ao longo da vida, sendo, em geral, evidenciadas após a quarta década de vida. Apesar de não serem comuns, ainda são a maior causa de morte não traumática em atletas jovens[2].

254 Questões Comentadas em Cardiologia do Exercício

Questões relacionadas: 4, 13, 51, 52, 58, 59, 90, 93, 94, 96, 166 e 167.

Referências

1. Negrão CE, Barretto ACP, Rondon MUPB. Cardiologia do Exercício: do atleta ao cardiopata. 2019. 4ª Edição. Barueri: Manole. Capítulo 37: Síncope e morte súbita relacionadas ao exercício: aspectos epidemiológicos e clínicos. p. 712-30.
2. Maron BJ, Napolitano C. Genetic of arrhythmogenic disorders. In: Podrit PJ, Konew PR, editors. Cardiac Arrhythmias: Mechanisms, Diagnosis and Management. 2 ed. Philadelphia: Lippincott Williams and Wilkins; 2001.

130

Resposta B

Comentário: Apesar de muito comum, a utilização da equação erroneamente atribuída a Karvonen (FCM = 220 − idade) pode estimar de maneira equivocada a FCM, quando utilizada, por exemplo, em pacientes que utilizam betabloqueadores. No entanto, para a resolução desta questão precisamos utilizá-la. Seguem os cálculos:

FCM = (220 − idade), como a idade é 30 anos, é necessário fazer a substituição.
FCM = 220 − 30 = 190 bpm
FC de treino a 70% = 190 × 0,7 = 133 bpm
FC de treino a 80% = 190 × 0,8 = 152 bpm

Questões relacionadas: 4, 33, 41, 54, 56, 57, 65, 68, 72, 73, 90, 122, 128, 131, 132, 134, 135, 137, 138, 139, 140, 141, 142, 143, 146, 149, 195, 211 e 226.

Referência

1. Robergs RA, Landwehr R. The surprising history of the "HRmax= 220-age" equation. J Exerc Physiol. 2002; 5(2):1-10.

131

Resposta D

Comentário: A potência aeróbia, demonstrada através do $VO_{2máx}$, representa a maior capacidade de captação de O_2 pelos pulmões, maior transporte pelo sistema cardiovascular e maior extração e utilização de O_2 pelo músculo esquelético. Sua medida pode ser feita em testes de laboratório pela ergoespirometria, ou em testes indiretos de campo, sendo o mais famoso deles o teste de Cooper. O teste de Cooper é de fácil aplicação. Nesse teste o avaliado percorrerá a maior distância possível em um tempo de 12 minutos, de preferência em uma pista de atletismo com 400 m de comprimento[1]. Importante ter claro que o

Questões Comentadas em Cardiologia do Exercício **255**

consumo de oxigênio pode ser expresso em valores absolutos (litros/minuto de O_2) ou em valores relativos à massa corporal do indivíduo (mL/kg/min), sendo utilizados os valores relativos quando se compara um indivíduo ao outro. As equações que estimam a frequência cardíaca máxima não conseguem estimar o $VO_{2máx.}$ (como dito na terceira sentença da questão). Em geral, as diretrizes recomendam o início da prática de exercício físico, mais especificamente o treinamento aeróbio, a uma intensidade próxima ao primeiro limiar anaeróbio, o que representa cerca de 65% a 75% da frequência cardíaca máxima[2]. Indivíduos mais engajados na prática do exercício físico são encorajados a se exercitarem em intensidades próximas ao segundo limiar anaeróbio (ou mesmo acima), com frequências cardíacas próximas a 85% a 90% do máximo. Apesar de serem recomendadas intensidades de exercício físico em cerca de 65% da frequência cardíaca máxima, essa orientação não se aplica a todos os indivíduos. Por exemplo, em pacientes na fase I da reabilitação cardíaca, são recomendados exercícios que aumentem a frequência cardíaca em 20 batimentos por minuto, acima dos valores de repouso. Dentre as adaptações decorrentes do treinamento físico que explicam o aumento do consumo e cinética do O_2, destacam-se a biogênese mitocondrial, o aumento no tamanho e na quantidade de mitocôndrias, o aumento das enzimas que participam do metabolismo energético[3] e o desenvolvimento da angiogênese[4], proporcionando maior número de capilares que irrigam o músculo.

Questões relacionadas: 4, 33, 41, 54, 56, 57, 65, 68, 72, 73, 90, 122, 128, 130, 132, 134, 135, 137, 138, 139, 140, 141, 142, 143, 146, 149, 195, 211 e 226.

Referências

1. Matsudo VKR. Testes em Ciências do Esporte. 2005. 7ª Edição. CELAFISCS. Capítulo 4: Medidas da Potência Aeróbica. pp. 43-59.
2. American College of Sports Medicine. Diretrizes do ACSM para testes de Esforço e sua prescrição, 2018. 10ª edição.
3. Hood, David A. Mechanisms of exercise-induced mitochondrial biogenesis in skeletal muscle. Appl. Physiol. Nutr. 2009; 34(3):465-72.
4. Gustafsson T, Kraus WE. Exercise-induced angiogenesis-related growth and transcription factors in skeletal muscle, and their modification in muscle pathology. Front Biosci, 2001; 6:D75-D89, 2001.

132

Resposta D

Comentário: O exercício físico, quando bem prescrito e bem executado, pode proporcionar diversos benefícios para a saúde cardiovascular. Umas das adaptações mais clássicas com a prática regular do exercício físico, mais especificamente do treinamento cíclico, é a redução da frequência cardíaca (FC) de repouso e durante o exercício para a mesma carga de esforço. Com a redução da FC, há maior tempo para diástole. A diástole representa a maior parte do tempo de cada ciclo cardíaco, cerca de 60%, e nela é que o coração é principalmente irrigado[1]. Sendo assim, a redução da FC, concomitante com o aumento do tempo de diástole, resulta em melhor perfusão coronariana. Esse é um dos efeitos promovidos pelos betabloqueadores, que beneficia pacientes com doença arterial coronariana (DAC) e pode ser obtido com o treinamento físico sem os efeitos colaterais dos betabloqueadores (como o aumento da LD). Além disso, o exercício físico promove abertura da circulação colateral. Frente ao exercício físico, devido à maior demanda metabólica por O_2 e nutrientes, bem como maior necessidade de remoção dos produtos no metabolismo (lactato, CO_2 e íons H^+), esses vasos preexistentes, antes inativos, se abrem, aumentando a circulação colateral. Bioquimicamente, um dos estímulos mais potentes para a abertura desses vasos é a produção e a ação de um hormônio gasoso, o óxido nítrico e hipóxia[2]. Ainda, pode-se observar a formação de novos capilares (angiogênese). Tanto a abertura da circulação colateral (arteriogênese) como a formação de novos capilares (angiogênese) são processos que demoram de 3 semanas a 6 meses para se efetivar A arteriogênese e a angiogênese compõem o que denominados vasculogênese. Apesar de haver controvérsias, há evidências de que o exercício físico, praticado regularmente, pode evitar a progressão das placas ateroscleróticas e, inclusive, diminuir o seu tamanho[2]. Somado a todos esses benefícios descritos, o exercício físico também reduz a viscosidade do sangue. Com a prática regular, o exercício pode aumentar a volemia por um aumento plasmático sanguíneo, resultando em menor hematócrito, e também pode reduzir a hiperglicemia e hiperlipidemia, fatores que aumentam a viscosidade sanguínea[3]. Apesar da diminuição da FC de repouso, o débito cardíaco não se reduz por causa do aumento do volume sanguíneo e da maior eficiência de contratilidade miocárdica, que aumenta o volume sistólico de ejeção[2].

Questões relacionadas: 1, 4, 8, 11, 12, 14, 19, 23, 24, 33, 36, 39, 41, 42, 43, 46, 47, 48, 54, 56, 57, 58, 59, 61, 62, 63, 65, 68, 72, 73, 76, 89, 90, 94, 95, 99, 100, 102, 115, 116, 117, 120, 122, 128, 130, 131, 134, 135, 137, 138, 139, 140, 141, 142, 143, 146, 149, 150, 157, 163, 165, 181, 185, 187, 188, 193, 213, 215, 216, 217 e 228.

Referências

1. Gottschall CAM. Dinâmica Cardiovascular: do Miócito à Maratona. 2005. 1ª Edição. São Paulo: Atheneu. Capítulo 4: Arquitetura da Contração Cardíaca. p. 85-119.
2. Negrão CE, Barretto ACP, Rondon MUPB. Cardiologia do Exercício: Do atleta ao cardiopata. 2019. 4ª Edição. Barueri: Manole. Capítulo 18: Exercício Físico na Doença Arterial Coronariana. p. 424-37.
3. Immanuel S, Bororing SR, Dharma RS. The effect of aerobic exercise on blood and plasma viscosity on cardiac health club participants. Acta Med Indones. 2006; 38(4):185-8.

133

Resposta B

Comentário: Durante o tratamento oncológico o paciente pode ser submetido a uma série de abordagens terapêuticas que podem incluir cirurgia, radioterapia, quimioterapia, terapia monoclonal, além da terapia adjuvante[1]. Além dessa gama de possibilidades, uma vez submetido ao tratamento para o câncer, as doses dos fármacos são gradualmente aumentadas, o que favorece o surgimento da cardiotoxicidade. Esta pode ser dívida em aguda, subaguda

Questões Comentadas em Cardiologia do Exercício

ou crônica[2]. As manifestações agudas e subagudas da cardiotoxicidade podem ser observadas em minutos após uma sessão de quimioterapia/radioterapia e os sintomas podem persistir por até 14 dias. São observadas nesse período alterações súbitas de repolarização ventricular, arritmias supraventriculares e ventriculares, pericardite e miocardite, alterações no intervalo QT e síndromes coronarianas agudas. As manifestações mais comuns da cardiotoxicidade crônica são a disfunção sistólica e diastólica, que pode levar a uma insuficiência cardíaca congestiva. Outras manifestações deletérias observadas são o aumento da incidência de hipertensão arterial sistêmica, disfunção endotelial, aumento da resistência insulínica e eventos trombolíticos[1].

Questões relacionadas: 127 e 175.

Referências

1. Kalil RF et al. I Diretriz Brasileira de cardio-oncologia da Sociedade Brasileira de Cardiologia. Arq Bras Cardiol 2011; 96(2):1-52.
2. Dolci A, Dominici R, Cardinale D, Sandri MT, Panteghini M. Biochemical markers for prediction of chemotherapy-induced cardiotoxicity: systematic review of the literature and recommendations for use. Am J Clin Pathol. 2008; 130(5):688-95.

134

Resposta   B

135

Resposta   A

Comentário: O débito cardíaco se caracteriza pelo volume de sangue (em litros) bombeado pelo coração no intervalo de 1 minuto. Matematicamente, pode ser definido pela seguinte equação: DC = FC × VSE; onde DC = débito cardíaco, FC = frequência cardíaca e VSE = volume sistólico de ejeção. Durante o exercício físico, os músculos ativos necessitam de maior aporte de nutrientes e O_2 para a geração de energia. O aumento do débito cardíaco e o redirecionamento no fluxo sanguíneo para a musculatura ativa permitem esse maior aporte. Por outro lado, no músculo, as mitocôndrias aumentam a captação de oxigênio, tornando maior a diferença arteriovenosa de O_2 (diferença do conteúdo sanguíneo de O_2 entre o complexo arterial e o venoso). Em um exercício de mais alta intensidade, o consumo de oxigênio aumenta devido a maior débito cardíaco, sendo este responsável por até 75% do consumo de oxigênio. Por sua vez, com relação ao débito cardíaco, o volume sistólico de ejeção aumenta gradativamente até alcançar um platô por volta de 60% da FC máxima ou 50% do $VO_{2máx.}$. Portanto, após essa intensidade de esforço, o aumento do débito cardíaco fica dependente da elevação da FC.

258   Questões Comentadas em Cardiologia do Exercício

Questões relacionadas: 4, 33, 54, 56, 57, 65, 68, 72, 73, 90, 122, 128, 130, 131, 132, 137, 138, 139, 140, 141, 142, 143, 146, 149, 195, 211 e 226.

Referência

1.   Brooks GA, Fahey TD, Baldwin KM. Fisiologia do Exercício: bioenergética humana e suas aplicações. 2013. 4ª Edição. São Paulo: Phorte. Capítulo 16: Dinâmica cardiovascular durante o exercício. pp. 309-28.

136

Resposta   **E**

Comentário: De modo simples, o duplo produto (DP) é o resultado da multiplicação da frequência cardíaca pela pressão arterial sistólica. Ademais, o DP representa indiretamente o consumo de oxigênio pelo miocárdio (MVO_2). Essa avaliação é de suma importância para o teste de esforço e a prescrição de exercícios físicos, em especial para portadores de doença arterial coronariana (DAC). Nos casos de DAC, o exercício físico pode provocar desbalanço entre a oferta e a demanda de oxigênio ao tecido cardíaco, gerando sinais e sintomas como alterações eletrocardiográficas e/ou angina *pectoris*. Portanto, é possível utilizar como parâmetro da prescrição do exercício o DP, no qual o paciente apresenta esses pródromos. Com a nossa experiência na reabilitação cardíaca, podemos afirmar que o DP é um balizador seguro e prático. É interessante notar que os valores de DP são dados em valores absolutos, não sendo utilizadas unidades de medida.

Questões relacionadas: 2, 9, 10, 16, 17, 25, 26, 27, 49, 66, 67, 75, 84, 112, 118, 126, 152, 153, 177, 179, 180, 203 e 204.

Referência

1.   Gottschall CAM. Dinâmica Cardiovascular: do Miócito à Maratona. 2005. 1ª Edição. São Paulo: Atheneu. Capítulo 6: O Coração como Bomba. p. 141-67.

137

Resposta   **B**

Comentário: Um alto $VO_{2máx.}$, apesar de ser considerado quase um pré-requisito para o sucesso em eventos esportivos de longa distância, como meia maratona ou maratona, isoladamente, não determina o vencedor. Limiares ventilatórios (LV) elevados (limiar de anaerobiose – LV 1 e ponto de compensação respiratória – LV 2) são cruciais para um bom desempenho. Interessante destacar como esse entendimento é fulcral na reabilitação cardíaca, já que na maioria das vezes observamos elevação (retardo) do limiar de anaerobiose (LV 1) sem aumento no $VO_{2máx.}$ dos pacientes com cardiopatia. Portanto, esse é um parâmetro importante, mas por vezes esquecido, por ser um marcador de capacidade funcional. Uma

Questões Comentadas em Cardiologia do Exercício

biomecânica eficiente auxilia na redução do gasto energético do movimento, diminuindo a sensação de esforço, sendo também determinante na execução de uma prova de resistência. Por sua vez, a densidade elevada de mitocôndrias nos músculos esqueléticos e no músculo cardíaco melhora substancialmente a produção de energia aeróbica, afetando diretamente o desempenho. O único fator que não proporciona melhor desempenho em provas de *endurance* é o *drift* cardiovascular. O *drift* cardiovascular é caracterizado por aumento da frequência cardíaca decorrente de uma diminuição do volume sistólico de ejeção. O principal determinante para aumento do *drift* cardiovascular é a temperatura ambiente elevada. A sudorese é o mecanismo fisiológico que ajuda a manter em equilíbrio a temperatura corporal durante o exercício. Quando, durante o exercício, a temperatura ambiente estiver elevada, a sudorese se intensifica com concomitante redução da volemia, que, ao fim, reduz o volume sistólico de ejeção. Então, para se manter um débito cardíaco compatível com a intensidade do exercício, há elevação compensatória da frequência cardíaca. Por isso, em programas de reabilitação cardíaca é fundamental que exista uma climatização do local onde são realizadas as sessões. A maior influência do *drift* cardiovascular começa a ser visualizada a partir de 20 a 30 minutos de exercício, sendo o pico alcançado por volta de 90 minutos.

Questões relacionadas: 4, 41, 54, 56, 57, 65, 68, 72, 73, 90, 122, 128, 130, 131, 132, 134, 135, 138, 139, 140, 141, 142, 143, 146, 149, 195, 211 e 226.

Referência

1. Powers SK; Howley ET. Fisiologia do Exercício: teoria e aplicação ao treinamento físico. 2017. 9ª Edição. Barueri: Manole. Capítulo 9: Respostas circulatórias ao exercício. p. 188-217.

138

Resposta   B

Comentário: Entender as escalas de percepção de esforço é de fundamental importância ao profissional prescritor de exercício físico. Dentre elas se destaca a escala de Borg. Criada na década de 1980[1], essa ferramenta ainda é amplamente utilizada na prática como um recurso para a prescrição de exercício físico. Em sua versão mais antiga (Tabela 1), a escala é numerada a partir do número 6 com o máximo de 20. Assim, a percepção do esforço realizado pode ser demonstrada com um número. O repouso é referido como o número 6. Entre 7 e 10, o indivíduo estaria realizando um esforço leve. Os valores entre 11 e 12 representam a transição de um exercício de intensidade leve para moderada, sendo valores que podem refletir o limiar de anaerobiose. Entre 13 e 16, o exercício é considerado ligeiramente cansativo a cansativo, representando uma intensidade moderada de esforço. A partir de 17, o esforço se torna muito cansativo até alcançar a exaustão entre 19 e 20. Esta representa uma faixa de alta intensidade. Essa escala de percepção subjetiva apresenta uma correlação positiva com a frequência cardíaca (FC) e 6 representa uma FC de 60 bpm, e assim sucessivamente, até 20, que representa 200 bpm. No entanto, para indivíduos que utilizam betabloqueadores, essa correlação não ocorre de forma exata (acurada). Observem que para atender essa correlação basta acrescentar um zero após cada numeração. Mais recentemente foi desenvolvida uma tabela adaptada (Tabela 2) com valores entre 0 e 10 (Borg adaptada) para tentar facilitar o entendimento da escala. Vários estudos têm desenvolvido formas de balizar a intensidade do exercício por essa tabela e, assim, utilizá-la na prática de modo mais eficiente.

Tabela 1. Escala de Borg, versão original.

06	Repouso
07	Muito fácil
08	–
09	Fácil
10	–
11	Relativamente fácil
12	–
13	Ligeiramente cansativo
14	–
15	Cansativo
16	–
17	Muito cansativo
18	–
19	Exaustivo
20	–

Tabela 2. Escala de Borg adaptada.

Número (adaptação decimal)	Número tabela original × 10 BPM	Intensidade do esforço percebido
0	6	–
0,5	7	Muito fácil
1	8	–
2	9	Fácil
3	10	–
4	11	Relativamente fácil
5	12	–
6	13	Ligeiramente fácil
7	14	–
8	15	Cansativo
9	16	–
10	17	Muito cansativo
–	18	–
–	19	Exaustivo
–	20	–

Questões relacionadas: 4, 33, 41, 54, 56, 57, 65, 68, 72, 73, 90, 122, 128, 130, 131, 132, 134, 135, 137, 139, 140, 141, 142, 143, 146, 149, 195, 211 e 226.

Referência

1. Borg GA. Psychophysical bases of perceived exertion. Med Sci Sports Exerc. 1982; 14(5):377-81.

Questões Comentadas em Cardiologia do Exercício

139

Resposta A

Comentários: Durante a prática do exercício físico, o coração aumenta a sua contratilidade e ejeta mais sangue a cada sístole, principal fator determinante do incremento na pressão arterial sistólica. Essas respostas frente ao esforço podem alterar a forma que o sangue percorre os vasos. Em repouso, o sangue tem um fluxo laminar, quando mais próximo à parede dos vasos possui velocidade menor que o sangue que percorre no "meio" do vaso, similar a um rio. Durante o exercício, o fluxo sanguíneo deixa de ser laminar e passa a ser turbilhonado. Isso faz com que o sangue "se choque" contra a parede do vaso, aumentando o *shear stress* (força de cisalhamento). O aumento no *shear stress* eleva a atividade da enzima óxido nítrico sintase endotelial (eNOS). A eNOS produz o hormônio gasoso óxido nítrico (ON) a partir da L-arginina, que é oxidada em L-citrulina. O ON recém-produzido induz o relaxamento da musculatura lisa dos vasos arteriais, resultando na vasodilatação, que pode promover redução da pressão arterial diastólica. Cabe ressaltar que o ON é também considerado como uma espécie reativa de oxigênio (EROs). Além do ON, durante o exercício são produzidos outros tipos de EROs, como o íon superóxido. Em níveis ideais de treinamento físico, esse aumento transitório das EROs proporciona uma adaptação benéfica ao organismo: aumento da produção de antioxidantes, como a produção de glutationa pelo fígado e músculo esquelético, bem como a produção da superóxido dismutase e catalase, gerando um balanço oxidativo positivo.

Questões relacionadas: 4, 33, 41, 54, 56, 57, 65, 68, 72, 73, 90, 122, 128, 130, 131, 132, 134, 135, 137, 138, 140, 141, 142, 143, 146, 149, 195, 211 e 226.

Referência

1. Mooren FC, Völker K. Fisiologia Celular e Molecular do Exercício. 2012. 1ª Edição. Editora GEN. Capítulo 12: Exercício físico e endotélio. pp. 253-62.

140

Resposta D

Comentários: O músculo cardíaco, assim como ocorre com o músculo esquelético, é capaz de se adaptar a diferentes estímulos. Esses estímulos, que culminam na plasticidade do músculo cardíaco, podem ser oriundos de respostas fisiológicas, como o exercício físico, ou patológicas, no caso da hipertensão arterial sistêmica (HAS) e estenose/insuficiência valvar, por exemplo. Essas adaptações podem acarretar mudanças estruturais do coração. Exemplos de mudanças estruturais decorrentes dos estímulos podem incluir a hipertrofia concêntrica ou a hipertrofia excêntrica (mais corretamente chamada de dilatação). Em geral, sobrecargas por pressão, como no caso da HAS e de treinamento resistido em alta intensidade, aumentam acentuadamente a pós-carga ventricular. O aumento da pós-carga de modo contínuo estimula a hipertrofia concêntrica cardíaca (aumento da espessura parietal), podendo resultar na diminuição do tamanho da câmara. Já a hipertrofia excêntrica, resultante de uma sobrecarga de volume provocada pelo treinamento físico aeróbio de alto volume, é caracterizada por um aumento da câmara cardíaca sem modificação da espessura parietal. Importante ressaltar que na dilatação cardíaca, na qual também se observa aumento da câmara cardíaca, a espessura parietal diminui. Além disso, é observado um aumento acentuado, não tendo nenhuma relação com a prática de exercício.

Questões relacionadas: 4, 33, 41, 54, 56, 57, 65, 68, 72, 73, 90, 122, 128, 130, 131, 132, 134, 135, 137, 138, 139, 141, 142, 143, 146, 149, 195, 211 e 226.

Referência

1. Negrão CE, Barretto ACP, Rondon MUPB. Cardiologia do Exercício: do atleta ao cardiopata. 2019. 4ª Edição. Barueri: Manole. Capítulo 6: Aspectos moleculares da hipertrofia cardíaca dos músculos cardíaco e esquelético após o treinamento físico. p. 126-58.

141

Resposta E

Comentário: Prescrever o treinamento cíclico com base na frequência cardíaca (FC), juntamente com utilização da escala de percepção de esforço é uma das maneiras mais simples, barata e fidedigna para o controle da intensidade de treinamento. Umas das grandes vantagens por optar pelo uso da FC de reserva, com base na equação de Karvonen, é que são obtidos valores semelhantes de consumo de O_2 ($VO_{2máx.}$). A I Diretriz Brasileira de Prevenção Cardiovascular[1], em suas orientações para a prescrição do treinamento cíclico, recomenda a utilização de uma FC de reserva entre 50% e 80% da máxima, quando o objetivo for a realização do treinamento em intensidade moderada. Portanto, FC alvo = FC repouso + (FC pico − FC repouso) × porcentual de esforço. Colocando os valores da FC pico e de repouso na equação para um porcentual de esforço de 50% (0,5) e 80% (0,8), os valores correspondentes são 130 e 160 batimentos por minuto, respectivamente.

Questões relacionadas: 4, 33, 41, 54, 56, 57, 65, 68, 72, 73, 90, 122, 128, 130, 131, 132, 134, 135, 137, 138, 139, 140, 142, 143, 146, 149, 195, 211 e 226.

Referência

1. Simão AF, Precoma DB, Andrade JP, Correa Filho H, Saraiva JFK, Oliveira GMM et al. I Diretriz Brasileira de Prevenção Cardiovascular. Arq Bras Cardiol. [Internet]. 2013 Dec [cited 2020 Aug 06]; 101(6 Suppl 2):1-63. Disponível em: http://www.scielo.br/scielo.php?script=sci_arttext&pid=S0066-782X2013004500001&lng=en. https://doi.org/10.5935/abc.2013S012.

Questões Comentadas em Cardiologia do Exercício

142

Resposta E

Comentário: O volume sistólico de ejeção (VSE) representa o volume do fluxo anterógrado de sangue a cada batimento. Normalmente, quando se fala sobre VSE, fala-se sobre a ejeção de sangue oriundo do ventrículo esquerdo (VE). O VSE é basicamente regulado pela força de contração do ventrículo esquerdo, pela quantidade de sangue presente na câmara antes da sístole e pela resistência vascular periférica. Para entender as respostas ao exercício em relação ao VSE, é primeiro necessário entender as principais adaptações cardíacas desencadeadas pelo treinamento aeróbio. O treinamento físico pode aumentar o volume de plasma sanguíneo, fato que eleva a volemia. Essa adaptação ocorre pelo aumento na albumina sérica, sendo necessário um concomitante aumento do plasma sanguíneo para a manutenção da osmolaridade. O treinamento aeróbio também pode aumentar a complacência arterial, com melhora da função endotelial e concomitante redução da pós-carga, facilitando a ejeção sanguínea ventricular. Mais marcante ainda é que após um programa de treinamento aeróbio é possível observar aumento no volume da câmara cardíaca, comportando maior volume diastólico final e, consequentemente, proporcionando maior volume sanguíneo, que pode ser ejetado na sístole. O treinamento aeróbio pode tanto reduzir a atividade nervosa simpática quanto aumentar a atividade parassimpática, reduzindo a frequência cardíaca em repouso e no exercício. Essa adaptação proporciona maior tempo de enchimento ventricular, aumentando a pré-carga, o que promove maior força de contração ventricular. Por último, o exercício também é capaz de aumentar a força de contração da fibra muscular, melhorando o balanço de Ca^{2+} do retículo sarcoplasmático e do sarcoplasma. Apesar de a questão trazer a referência de 2011, referenciaremos a edição mais atual do livro *Fisiologia do exercício: nutrição, energia e desempenho humano*, publicada em 2016.

Questões relacionadas: 4, 33, 41, 54, 56, 57, 65, 68, 72, 73, 90, 122, 128, 130, 131, 132, 134, 135, 137, 138, 139, 140, 141, 143, 146, 149, 195, 211 e 226.

Referência

1. McArdle WD, Katch FI, Katch VL. Fisiologia do exercício: nutrição, energia e desempenho humano. 2016. 8ª Edição. Rio de Janeiro: GEN. Capítulo 17: Capacidade funcional do sistema cardiovascular. pp. 345-58.

143

Resposta A

Comentário: O duplo produto (DP) representa, indiretamente, o consumo de O_2 miocárdio (MVO_2). A sua medida é simples de ser realizada, seja em exercício ou em repouso. Para calcular o DP é preciso medir a pressão arterial sistólica (PAS) e multiplicar pela frequência cardíaca (FC). O valor achado é absoluto, não sendo utilizada unidade de medida.

264   Questões Comentadas em Cardiologia do Exercício

O MVO_2 tem íntima relação com o fluxo coronariano, uma vez que, com a obstrução dos vasos coronarianos, menos sangue perfunde o músculo cardíaco, consequentemente com menos O_2 disponível para o metabolismo energético. O DP é uma variável obtida principalmente durante testes de esforço máximo e utilizada na prescrição de exercícios para indivíduos com cardiopatia.

Questões relacionadas: 4, 33, 41, 54, 56, 57, 65, 68, 72, 73, 90, 122, 128, 130, 131, 132, 134, 135, 137, 138, 139, 140, 141, 142, 146, 149, 195, 211 e 226.

Referência

1. McArdle WD, Katch FI, Katch VL. Fisiologia do exercício: nutrição, energia e desempenho humano. 2016. 8ª Edição. Rio de Janeiro: GEN. Capítulo 17: Capacidade funcional do sistema cardiovascular. pp. 345-58.

144

Resposta   A

Comentários: A taquicardia catecolaminérgica é uma enfermidade desencadeada em momentos de esforços físicos intensos ou por questões emocionais, caracterizada por uma taquicardia ventricular polimórfica, que pode cursar com fibrilação ventricular e morte súbita. Pode acometer crianças e adultos jovens com corações estruturalmente normais. Os sintomas comuns incluem palpitações, tontura e síncope. A manifestação típica da doença é o surgimento de arritmias durante o esforço, mais comumente quando o coração alcança frequências entre 120 e 130 bpm. A Sociedade Brasileira de Cardiologia e a Sociedade Brasileira de Medicina do Exercício e Esporte, por meio da atualização da Diretriz em Cardiologia do Esporte e do Exercício[1], contraindica a participação de portadores de taquicardia catecolaminérgica em eventos esportivos competitivos, com grau de evidência C.

Questões relacionadas: 19, 20, 21, 36, 47, 48, 56, 57, 58, 59, 80 e 87.

Referência

1. Ghorayeb N, Stein R, Daher DJ, Silveira AD, Ritt LEF, Santos DFP et al. Atualização da Diretriz em Cardiologia do Esporte e do Exercício da Sociedade Brasileira de Cardiologia e da Sociedade Brasileira de Medicina do Exercício e Esporte – 2019. Arq Bras Cardiol. 2019; 112(3):326-68.

145

Resposta   E

Comentário: A ergoespirometria é um teste útil na avaliação da capacidade cardiorrespiratória, de fácil realização e altamente reprodutível. A ergoespirometria, além de coletar os dados do teste ergométrico tradicional – frequência cardíaca, pressão arterial, duplo

Questões Comentadas em Cardiologia do Exercício

produto e traçado eletrocardiográfico – também fornece informações de função pulmonar frente ao esforço, avalia o consumo de oxigênio (VO_2) e os limiares metabólicos de forma direta. O teste ergoespirométrico é útil na avalição do condicionamento físico em sujeitos saudáveis, bem como pode ser empregado para portadores de diversas enfermidades. Por exemplo, o teste ergoespirométrico é uma ferramenta útil para o prognóstico de portadores de insuficiência cardíaca (IC). Esses pacientes com IC apresentam intolerância ao esforço, aumento desproporcional na ventilação-minuto e têm seus limiares metabólicos apresentados mais precocemente. Importante notar que, em indivíduos em estágio avançado da IC, o teste ergoespirométrico pode ser utilizado para a seleção de pacientes candidatos a transplante cardíaco. A ergoespirometria se torna útil também para realização de diagnóstico diferencial de dispneia, uma vez que apresenta, concomitantemente, dados hemodinâmicos e de função pulmonar. Após a realização de uma ergoespirometria, os profissionais da reabilitação podem utilizar as variáveis coletadas para uma prescrição do exercício mais precisa, sobretudo em cardiopatas, obesos e pneumopatas. Além de orientar a prescrição do exercício físico, um segundo teste cardiopulmonar, realizado após um período de exposição ao exercício, permite verificar a evolução na condição do paciente, munindo o profissional com informações para a periodização do treinamento.

Questões relacionadas: 31, 32, 34, 40, 41, 44, 116, 123, 124, 125 e 148.

Referência

1. Negrão CE, Barretto ACP, Rondon MUPB. Cardiologia do Exercício: do atleta ao cardiopata. 2019. 4ª Edição. Barueri: Manole. Capítulo 9: Teste Ergométrico. p. 192-224.

146

Resposta C

Comentário: O treinamento neuromuscular, ou treinamento resistido, é uma modalidade de treinamento segura e eficaz, tanto para indivíduos saudáveis como para aqueles acometidos por afecções cardíacas. O treinamento neuromuscular é composto por variáveis de volume e intensidade. As variáveis de volume incluem: número de exercícios, número de séries por exercício, número de repetições por série e frequência semanal. Por sua vez, as variáveis de intensidade são: carga externa (massa a ser deslocada), velocidade de execução do movimento e intervalo entre as séries. Diferentes manipulações dessas variáveis interferem no treinamento neuromuscular e suas adaptações resultam em diferentes manifestações da força muscular, potência, resistência, resistência de força e hipertrofia. O livro *Cardiologia do exercício: do atleta ao cardiopata*[1] recomenda, de modo geral, a realização de 8 a 10 exercícios para grandes grupos musculares, iniciando com uma série e progredindo até 3, conforme a evolução clínica e funcional do paciente. Para cada série, sugere-se de 10 a 15 repetições, até a fadiga moderada. A carga sugerida fica entre 40% e 60% de uma contração voluntária máxima (CVM). Não é recomendada a realização de exercícios até a falha concêntrica, pelo menos nos primeiros estágios do treinamento. O intervalo preconizado entre as séries é entre 90 e 120 segundos, a serem realizados passivamente. Já a frequência semanal recomendada é entre 2 e 3 sessões por semana. Nessa prescrição discordamos da utilização, inicialmente, de grandes grupos musculares. Com base em nossa experiência em reabilitação cardíaca, indicamos iniciar o treinamento neuromuscular com grupos musculares pequenos, preconizando exercícios monoarticulares de forma unilateral, se necessário. Especialmente para pacientes com maior comprometimento cardíaco, isso aumenta a segurança do exercício por elevar menos o trabalho cardíaco, sem impactar negativamente no resultado benéfico do exercício. Além disso, por não ser um método prático, pouco utilizamos o porcentual de uma CVM para determinação da carga. Preferimos utilizar a escala de OMNI e Borg para determinar a intensidade (carga), com base no esforço percebido[2,3].

Questões relacionadas: 1, 4, 8, 11, 12, 14, 19, 23, 24, 33, 36, 39, 41, 42, 43, 46, 47, 48, 54, 56, 57, 58, 59, 61, 62, 63, 65, 68, 72, 73, 76, 89, 90, 94, 95, 99, 100, 102, 115, 116, 117, 120, 122, 128, 130, 132, 134, 135, 137, 138, 139, 140, 141, 142, 143, 149, 150, 157, 158, 161, 163, 165, 178, 181, 185, 187, 188, 193, 195, 211, 213, 215, 216, 217, 226 e 228.

Referências

1. Negrão CE, Barretto ACP, Rondon MUPB. Cardiologia do Exercício: do atleta ao cardiopata. 2019. 4ª Edição. Barueri: Manole. Capítulo 25: Prescrição do treinamento físico na prevenção e reabilitação cardiovascular. p. 541-60.
2. Jesus DS, MatiaerroB, Santos MC, Santa Cecília LM, Sacramento MS, Baptista Neto et al. Reabilitação cardiovascular na coronariopatia discreta com diminuição da capacidade funcional: relato de caso. Rev Bras Fisiol Exerc 2020; 19(1):64-73. DOI: https://doi.org/10.33233/rbfe.v19i1.3986.
3. Petto J, Oliveira EC, Almeida RVA, Oliveira AM, Amaral DSN, Pinna Jr, BJB. Reverse myocardial remodeling in hypertrophic cardiomyopathy: little explored benefit of exercise. Int J Exerc Sci. 2021; 14(2):1018-26.

147

Resposta D

Comentário: Conhecer o traçado do eletrocardiograma (ECG) e saber interpretá-lo é de suma importância para o profissional da reabilitação cardíaca. Uma vez em uso do monitor de ECG, o profissional tem, em tempo real, informações valiosas sobre a atividade elétrica do coração, podendo, inclusive, cessar o exercício caso necessário. Basicamente são observados no ECG 5 deflexões (ondas): a onda P, o complexo QRS (três ondas formando um complexo de ondas) e a onda T. Em alguns pacientes é apresentada também a onda U, que possivelmente representa a repolarização tardia dos músculos papilares. A onda P representa o momento da despolarização dos átrios, sendo a primeira metade da onda formada pela despolarização do átrio direito e a segunda metade, pela do átrio esquerdo. Após a onda P, observa-se um retorno do traçado à linha de base, o segmento PR, que corresponde ao momento em que o estímulo elétrico passa pelo nodo atrioventricular (AV) e sofre um retardo na condução do estímulo. Esse retardo é denominado atividade decremental. Após a passagem pelo nodo AV, a corrente elétrica inicia a despolarização ventricular, registrada no ECG pelo complexo QRS. Após esse complexo QRS, é de novo outro segmento (intervalo entre duas ondas), o segmento ST. Clinicamente, esse segmento é importante para o diagnóstico de isquemia e infarto agudo do miocárdio, caso esse segmento esteja com infra- ou supradesnivelamento. Após o segmento ST é observada a onda T, representando, então, a repolarização ventricular. Note que não há nenhuma onda representando a repolarização dos átrios. Isso é explicado pelo fato de que os átrios repolarizam no mesmo instante em que os ventrículos despolarizam. Os ventrículos com maior massa e maior atividade elétrica são os que têm a sua atividade elétrica registrada pelo ECG. A Figura 1 ilustra as ondas do traçado do ECG.

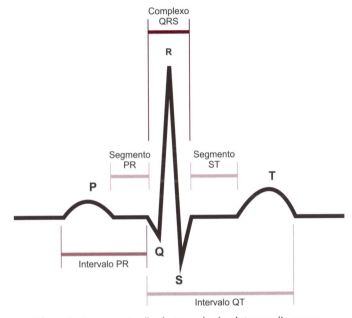

Figura 1. Representação do traçado de eletrocardiograma.

Questões relacionadas: 19, 35, 56, 57, 60, 67, 80, 102 e 206.

Referência
1. Thaler MS. ECG Essencial – Eletrocardiograma na Prática Diária. 2013. 7ª Edição. Barueri: Manole. Capítulo 1: Fundamentos. p. 9-60.

148

Resposta D

Comentário: O teste ergométrico (TE) é uma ferramenta útil para avaliação e prescrição do exercício físico. Pode ser utilizado para o rastreio precoce de doenças cardíacas, bem como para avaliar a aptidão física. Dentre os parâmetros avaliados no TE está a resposta cronotrópica. A resposta cronotrópica é uma das propriedades cardíacas que reflete a capacidade de o coração aumentar e reduzir a sua frequência frente às demandas metabólicas. De acordo com a Atualização da Diretriz em Cardiologia do Esporte e do Exercício da Sociedade Brasileira de Cardiologia e Sociedade Brasileira de Medicina do Exercício e Esporte, publicada em 2009[1], a incompetência cronotrópica indica prognóstico ruim. A mesma diretriz afirma que as principais causas da incompetência cronotrópica são: disfunção endotelial, piora na modulação autonômica, valores elevados nos marcadores de inflamação e doença arterial coronariana. Alguns relatos de casos publicados por nosso grupo de pesquisa mostram que alguns pacientes, após programas de reabilitação cardiovascular, reduziram a incapacidade cronotrópica e aumentaram a frequência cardíaca máxima, aumentando, assim, a reserva cronotrópica[2,3]. As possíveis explicações para estes achados podem ser explicadas pela melhora na função endotelial causada pelo exercício físico, melhora na sensibilidade barorreflexa, mecano e quimiorreflexos, melhora no balanço autonômico do sistema nervoso e redução de marcadores inflamatórios[2,3].

Questões relacionadas: 31, 32, 34, 40, 41, 44, 116, 123, 124, 125 e 145.

Referências

1. Nóbrega ACL et al. Diretriz em cardiologia do esporte e do exercício da Sociedade Brasileira de Cardiologia e da Sociedade Brasileira de Medicina do Esporte. Arquivos Brasileiros de Cardiologia, v. 100, n. 1, p. 1-41, 2013.
2. Jesus erro Matias JB, Santos MC, Santa Cecília LM, Sacramento MS, Baptista Neto et al. Reabilitação cardiovascular na coronariopatia discreta com diminuição da capacidade funcional: relato de caso. Rev Bras Fisiol Exerc. 2020; 19(1):64-73. DOI: https://doi.org/10.33233/rbfe.v19i1.3986
3. Petto, J. Efeito do exercício físico na remodelação miocárdica. Revista Brasileira de Fisiologia do Exercício, v. 8, n. 2, p. 95-8, 2009.

149

Resposta   B

Comentário: A pressão arterial (PA) pode ser regulada por diversos fatores. Em curto prazo, pode ser alterada pelo débito cardíaco e também pelo diâmetro da luz do vaso. De modo crônico, pode ser regulada pelo sistema renina-angiotensina-aldosterona. Existe também a regulação pelos barorreceptores e a sua resposta frente a alterações na PA. Uma vez que os níveis da PA aumentam, os barorreceptores aumentam a sua taxa de disparo. Os barorreceptores são receptores localizados na camada adventícia da artéria aórtica e na bifurcação das carótidas. Esses receptores se deformam a cada sístole e, assim, enviam informações em tempo real da deformação do vaso arterial, e indiretamente da PA ao núcleo do trato solitário (NTS). O NTS está situado no dorso caudal e dorsomedial do bulbo. Os barorreceptores localizados no arco aórtico realizam a aferência ao NTS através do nervo depressor aórtico e do nervo sinusal, os barorreceptores localizados na bifurcação carotídea enviam sinal aferente ao NTS através do nervo glossofaríngeo e nervo vago. Como demonstrado no livro *Cardiologia do exercício: do atleta ao cardiopata*[1], quando há elevação da PA, o estímulo aferente recebido pelo NTS estimula o núcleo ambíguo e o núcleo dorsomotor do vago, aumentando o tônus vagal, com consequente redução do cronotropismo e inotropismo.

Ao mesmo tempo em que ocorre ativação parassimpática, o NTS também pode estimular o bulbo ventrolateral caudal (BVLc), que, por sua vez, inibirá o bulbo ventrolateral rostral (BVLr). A inibição do BVLr, consequentemente, reduzirá o tônus simpático. Uma das alterações que podem levar ao desenvolvimento da hipertensão arterial sistêmica (HAS) é justamente uma redução da sensibilidade barorreflexa. Assim, níveis elevados de PA podem não ser "controlados" justamente porque toda a aferência para o NTS está dessensibilizada. Nesse cenário, o exercício físico aeróbio é uma ferramenta útil para a melhora da sensibilidade barorreflexa. A Figura 1 explicita esse controle autonômico barorreflexo.

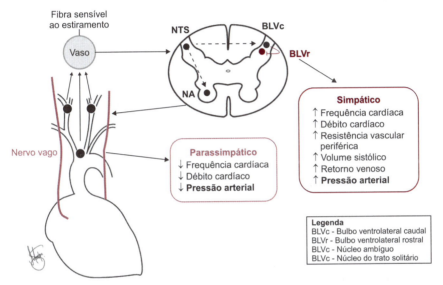

Figura 1. Controle autonômico da pressão arterial. BLVc: bulbo ventrolateral caudal; BLVr: bulbo ventrolateral rostral; NA: núcleo ambíguo; NTs: núcleo do trato solitário.

Questões relacionadas: 4, 33, 41, 54, 56, 57, 65, 68, 72, 73, 90, 122, 128, 130, 131, 132, 134, 135, 137, 138, 139, 140, 141, 142, 143, 146, 195, 211 e 226.

Referência

1. Negrão CE, Barretto ACP, Rondon MUPB. Cardiologia do Exercício: do atleta ao cardiopata. 2019. 4ª Edição. Barueri: Manole. Capítulo 20: Exercício Físico no Controle Autonômico em Pacientes com Insuficiência Cardíaca. p. 463-81.

150

Resposta E

Comentário: Pacientes portadores de cardiomiopatia podem se beneficiar com a prática regular de exercício físico, seja a cardiomiopatia de origem isquêmica, chagásica, hipertrófica ou dilatada[1]. Os benefícios do exercício físico para essa população incluem melhora na qualidade de vida, funcionalidade e capacidade funcional. A doença arterial periférica

(DAP) é caracterizada por um processo aterogênico, que, com a evolução da doença, acarreta um estreitamento do vaso com consequente diminuição do fluxo sanguíneo que ocorre na parte periférica do sistema cardiovascular em membros inferiores. Estima-se que após 5 anos do diagnóstico de DAP, cerca de 30% dos pacientes vão a óbito. Além disso, a DAP é responsável por um elevado número de amputações. Nesse cenário, a terapêutica mais assertiva é a realização de exercício físico. Diversos trabalhos mostram a importância do exercício físico para pacientes com DAP[2], uma vez que essa prática auxilia na arteriogênese (abertura da circulação colateral) e angiogênese (formação de novos capilares), o que, cronicamente, permite um restabelecimento do fluxo sanguíneo para regiões isquêmicas. Pessoas com doença renal em estágio terminal (DRET) podem usufruir dos benefícios do exercício físico[3]. Há duas possibilidades: o exercício físico realizado entre os dias das sessões de hemodiálise ou o exercício durante a hemodiálise. Apesar de os benefícios serem menores quando realizado entre as sessões, o exercício físico durante a hemodiálise pode ser benéfico no controle pressórico, o que pode acarretar diminuição do uso de medicações anti-hipertensivas, melhorar a variabilidade da frequência cardíaca e a capacidade funcional. Similar à patogênese da DAP, as artérias coronárias podem sofrer processos aterogênicos denominados doença arterial coronariana (DAC). Dentre o leque terapêutico utilizado para a DAC estão o exercício físico, medicação, cateterismo ou intervenção cirúrgica (angioplastia ou revascularização miocárdica). Na revascularização miocárdica são realizados enxertos com artérias (mamária e radial, por exemplo) ou veias (safena magna), de vasos pérvios até o local imediatamente posterior à lesão arterial (obstrução coronária). Pacientes submetidos a essa intervenção devem procurar serviços de reabilitação cardiovascular para a realização de exercício físico, pois evidências demonstram que pacientes que realizam exercício físico regular são menos propensos a terem reestenose dos enxertos, além de melhorar a vasculogênese cardíaca (arteriogênese e angiogênese). A angina *pectoris* é caracterizada por uma dor intensa na região precordial, que pode ter como causa a falta de oxigênio para o miocárdio. A angina pode ser classificada como estável ou instável. Na angina estável os sintomas estão associados à atividade física e são remissos ao retorno ao repouso, não havendo contraindicação absoluta para a realização do exercício físico. Para os pacientes que apresentem angina instável, a realização de exercício físico é contraindicada, já que a angina pode surgir até em repouso e o risco de intercorrências graves durante a prática de exercício é elevado[1]. Para esses pacientes é indicado que eles primeiramente procurem tratamento médico que estabilize o quadro anginoso antes de iniciar a reabilitação cardíaca.

Questões relacionadas: 1, 8, 11, 12, 14, 19, 23, 24, 36, 39, 42, 43, 46, 47, 48, 58, 59, 61, 62, 63, 76, 89, 94, 95, 99, 100, 102, 115, 116, 117, 120, 132, 146, 157, 163, 165, 181, 185, 187, 188, 193, 213, 215, 216, 217 e 228.

Referências

1. Negrão CE, Barretto ACP, Rondon MUPB. Cardiologia do Exercício: do atleta ao cardiopata. 2019. 4ª Edição. Barueri: Manole. Capítulo 9: Teste Ergométrico. p. 192-224.
2. Locatelli EC, Pelizzari S, Scapini KB, Leguisamo CP, Silva AB. Exercícios físicos na doença arterial obstrutiva periférica. J Vasc Bras. 2009; 8(3)247-54.
3. Lacerda FFR. Exercício físico em indivíduos em hemodiálise: benefícios e melhores indicações – revisão sistemática. Revista Pesquisa em Fisioterapia, 2018; 8(3):404-19.

Questões Comentadas em Cardiologia do Exercício

151

Resposta   A

Comentário: A intolerância ortostática, seja causada por síncopes reflexas (vasovagal, neurocardiogênica, neuromediada), por atrofia sistêmica múltipla, por síndrome postural ortostática taquicárdica ou falência autonômica pura, pode levar à perda de consciência. A perda de consciência é em decorrência de um hipofluxo cerebral transitório porque a interrupção no fluxo sanguíneo para o cérebro por 6 a 8 segundos já pode resultar em perda da consciência. Um dos testes mais utilizados na prática clínica para a análise da função hemodinâmica frente ao estresse postural é o teste de inclinação passiva *(Tilt Tablet Test)*. Nesse teste, o eletrocardiograma e a pressão arterial (PA) do paciente são monitorados em tempo real. Após 20 minutos com o paciente em decúbito dorsal, a maca se inclina rapidamente (em geral, em menos de 10 segundos) para 60°. O paciente continua sendo monitorado por mais 40 minutos ou até que surja um episódio de síncope. Como resposta fisiológica ao teste, ocorre sequestro de sangue para os membros inferiores, com consequente diminuição do retorno venoso e do débito cardíaco. A PA cai para valores abaixo de um limite aceitável, o que promove ativação dos barorreceptores aórticos e carotídeos que enviam estímulos excitatórios aferentes ao centro cardiovascular localizado no tronco encefálico (bulbo e ponte). Esses estímulos promovem uma descarga nervosa simpática, o que resulta em elevação da frequência cardíaca e vasoconstrição como mecanismo compensatório para manter o débito cardíaco. Em pacientes com síncopes vasovagais/neuromediadas, esse mecanismo fisiológico está afetado, e o que se observa é uma bradicardia associada à vasodilatação, mesmo frente a uma queda da PA.

Questões relacionadas: 96, 97, 98, 99, 100, 156 e 164.

Referência

1. Gardenghi G. Intolerância postural e intolerância ortostática: como diagnosticar e tratar. In: Associação Brasileira de Fisioterapia Cardiorrespiratória e Fisioterapia em Terapia Intensiva; Martins JA, Karsten M, dal Corso S. (Org.) PROFISIO Programa de Atualização em Fisioterapia Cardiovascular e Respiratória: Ciclo 1. Porto Alegre: Artmed; 2015. p. 93-126. (Sistema de Educação Continuada a Distância, v. 4.)

152

Resposta   D

Comentários: O sistema de condução elétrico do coração é formado pelo nodo sinusal, feixes internodais, nodo atrioventricular, feixe atrioventricular, com os ramos direito e esquerdo e, por fim, fibras subendocárdicas. O estímulo elétrico é gerado no nodo sinusal, este considerado o marca-passo cardíaco. Formada por células P, esta estrutura possui o menor limiar de disparo, iniciando a despolarização das outras células cardíacas. Após a geração do estímulo elétrico pelo nodo sinusal, o estímulo elétrico é conduzido pelos feixes internodais que despolarizam as células dos átrios esquerdo e direito e convergem o estímulo para o nodo atrioventricular. Há quatro feixes que compõem o feixe internodal: os feixes internodais anterior, médio e posterior, que estão no átrio direito, e também o feixe internodal esquerdo, conhecido como ramo de Bachmann no átrio esquerdo. Após a chegada do estímulo elétrico no nodo atrioventricular, este, composto por células P e T, retardará o estímulo elétrico. Esse efeito, denominado efeito decremental, é responsável por manter o correto sincronismo entre a contração de átrios e ventrículos. Além do nodo atrioventricular, o esqueleto fibroso cardíaco, formado pelo conjunto das valvas atrioventriculares e semilunares e do tecido conjuntivo que existe entre elas, é essencial para que o estímulo elétrico proveniente dos átrios não alcance os ventrículos antes do tempo. Todo o esqueleto fibroso não é excitável e atua, portanto, como um isolante elétrico entre os átrios e os ventrículos. O feixe atrioventricular é considerado a região penetrante do nodo atrioventricular e é responsável pelo início da condução elétrica para os ventrículos, onde transfere o impulso elétrico para os ramos esquerdo e direito, os principais responsáveis pela condução do estímulo elétrico para os ventrículos. Ambos os ramos possuem subdivisões. O ramo esquerdo é subdividido em três regiões: ramo divisional anterossuperior, anteromedial e posteroinferior. Por sua vez, o ramo direito apresenta apenas duas divisões: o ramo divisional anterossuperior e o posteroinferior. Por fim, as fibras subendocárdicas completam o sistema de condução cardíaco. Elas se infiltram em até 2/3 do endocárdio e estimulam eletricamente a região do ápice, as paredes livres e os músculos papilares do coração. A Figura 1 resume o sistema de condução cardíaco.

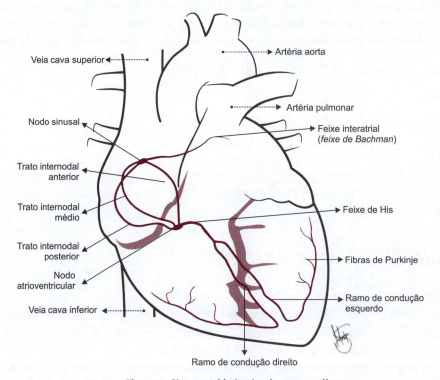

Figura 1. Sistema elétrico intrínseco cardíaco.

Questões Comentadas em Cardiologia do Exercício

273

Questões relacionadas: 2, 9, 10, 16, 17, 25, 26, 27, 49, 66, 67, 75, 84, 112, 118, 126, 136, 153, 177, 179, 180, 203 e 204.

Referência

1. Oliveira FTO, Peterro J, Gardenghi G. Exercício físico em pacientes com dispositivos cardíacos eletrônicos implantáveis. In: Associação Brasileira de Fisioterapia Cardiorrespiratória e Fisioterapia em Terapia Intensiva; Martins JA, Karsten M, dal Corso S. (Org.) PROFISIO Programa de Atualização em Fisioterapia Cardiovascular e Respiratória: Ciclo 2. Porto Alegre: Artmed; 2015. p. 33-78. (Sistema de Educação Continuada a Distância, v. 1.)

153

Resposta **E**

Comentário: Diversos fatores atuam na regulação do tônus do vaso sanguíneo. O controle encefálico é realizado exclusivamente pelo sistema simpático já que o parassimpático não atua sobre os vasos sanguíneos. O aumento do tônus simpático ao alcançar os receptores beta promove vasodilatação e a sinapse com receptores alfa ocasiona vasoconstrição. A alternativa não deixa claro a qual desses dois receptores ela se refere. Por sua vez, o ácido lático produzido pela glicólise anaeróbia é quase completamente tamponado em lactato. Essa molécula de 3 carbonos não apresenta propriedades de vasoconstrição. Alguns fármacos, como o lactato de milrinona, inclusive, podem causar vasodilatação. Esse medicamento, além de causar vasodilatação, também pode aumentar o inotropismo cardíaco, sendo chamado de medicamento inodilatador[1]. A concentração de oxigênio tecidual pode regular localmente o tônus do vaso. A hipóxia tecidual sistêmica induz a vasodilatação. Em contrapartida, no sistema pulmonar ocorre o inverso, a hipóxia do tecido pulmonar decursa em vasoconstrição (mecanismo compensatório de defesa). Se essa hipóxia for extensa, pode levar a um quadro de hipertensão pulmonar[2]. O exemplo mais clássico dessa situação é o "mal da altitude", quando os alpinistas desenvolvem hipertensão pulmonar aguda decorrente da hipóxia pulmonar pela baixa pressão de oxigênio em altitudes elevadas. Mas, novamente na alternativa, não fica explícito a qual das circulações (sistêmica ou pulmonar) ela se refere. O íon K^+, com maior concentração intracelular, quando ligeiramente elevado na corrente sanguínea, como, por exemplo, durante o exercício físico, pode hiperpolarizar as células musculares lisas dos vasos, causando vasodilatação[3]. Diante das opções, o candidato deve buscar a opção que lhe ofereça a menor margem de erro, que neste caso é a letra E, sendo justamente ela a opção que a comissão organizadora do concurso considerou correta.

Questões relacionadas: 2, 9, 10, 16, 17, 25, 26, 27, 49, 66, 67, 75, 84, 112, 118, 126, 136, 152, 177, 179, 180, 203 e 204.

Referências

1. Forister PE. Amrinone, milrinone e enoximone. In: Eny GA, Bressler R. eds. Cardiovascular Drugs and Management of Heart Disease, 2ª ed. New York: Raven Press, 1992: 83-8.
2. Leach RM, Treacher DF. Clinical aspects of hypoxic pulmonary vasoconstriction. Experimental Physiology: Translation and Integration 1995; 80(5):865-75.
3. Haddy FJ, Vanhoutte PM, Feletou F. Role of potassium in regulating blood flow and blood pressure. Am J Physiol Regul Integr Comp Physiol. 2006; 290:546-52.

154

Resposta   C

Comentários: O índice tornozelo-braquial (ITB) é um teste de fácil execução e replicação. É um teste bastante útil para o diagnóstico de DAOP. Para a sua realização é necessário apenas um esfigmomanômetro e um estetoscópio. Com o paciente em decúbito dorsal, mensura-se a pressão arterial sistólica (PAS) de membros superiores e inferiores. Após a mensuração da PAS, divide-se o valor encontrado no tornozelo pelo maior valor encontrado nos braços[1]. Por exemplo, para uma PAS de tornozelo direito de 150 mmHg e de tornozelo esquerdo de 110 mmHg e uma PAS de braço direito de 130 mmHg e de braço esquerdo de 120 mmHg, teríamos os seguintes cálculos: ITB de membro inferior direito: $150 \div 130 = 1,15$; ITB de membro inferior esquerdo: $110 \div 130 = 0,84$. Para o diagnóstico de DAOP em MMII, o ITB deve ser menor que 0,9. Os pacientes que apresentam um ITB de 0,71 a 0,9 têm uma alteração discreta, e os de 0,41 a 0,7, uma alteração moderada. Pacientes mais graves, com ITB com valores $\leq 0,4$, apresentam alteração importante[2]. Portanto, no exemplo dado, o indivíduo apresenta DAOP discreta de membro inferior esquerdo. Uma outra importância do ITB é que esse teste serve como indicador de doença aterosclerótica em outros territórios, incluindo as artérias coronárias. Também, o ITB funciona como um marcador prognóstico para eventos cardiovasculares, uma vez que pacientes com ITB $\leq 0,9$ apresentam mortalidade de 3 a 6 vezes maior quando comparados aos que têm ITB normal[2].

Questões relacionadas: 39, 45, 46, 227, 228 e 229.

Referências

1. Yao ST, Hobbs JT, Irvine WT. Ankle systolic pressure measurements in arterial disease affecting the lower extremities. Br J Surg. 1969; 56(9):676-9. doi:10.1002/bjs.1800560910
2. Newman AB, Shemanski L, Manolio TA, Cushman M, Mittelmark M, Polak JF, Powe NR, Siscovick D. Ankle-arm index as a predictor of cardiovascular disease and mortality in the Cardiovascular Health Study: the Cardiovascular Health Study Group. Arterioscler Thromb Vasc Biol. 1999; 19:538-45.

155

Resposta   A

Comentário: Didaticamente, o coração pode ser dividido em duas "bombas": a direita, onde o sangue é ejetado aos pulmões (pequena circulação), e a esquerda, em que o sangue é ejetado para todo o restante do corpo. Logo, a geometria dos ventrículos esquerdo (VE) e direito (VD) é diferente. Os cortes longitudinais e transversais mostram que o VD se assemelha a um fole de lareira, com uma área muito grande em relação ao seu volume. O VD se movimenta em dois planos para ejetar o sangue. Inicialmente, as trabéculas e os músculos papilares se contraem, o que faz com que haja um rebaixamento da válvula tricúspide. Após esse momento há um encurtamento circunferencial da parede do VD, que se move em direção ao septo interventricular, como observado na Figura 1. Interessante observar que há uma participação importante do VE na sístole do VD. Durante o período da contração do VE, fibras musculares circulares profundas acentuam ainda mais a conformação esférica do VE, que se move em direção ao VD, diminuindo ainda mais o espaço dessa câmara cardíaca. Caso o VD não consiga se contrair durante o ciclo cardíaco, o VE pode, sozinho, manter a circulação, observando-se apenas aumento na pressão venosa. Mas em situações como hipovolemia, exercício físico e hipertensão pulmonar, a contração do VD é essencial. O VE possui um padrão morfofuncional oposto ao do VD. Primeiramente é necessário observar que a câmara do VE se assemelha a uma elipse, e não a um fole de lareira. Então, quando há contração do VE é observado um encurtamento no eixo longitudinal dessa câmara em direção ao ápice do coração. E, como dito anteriormente, há também uma contração das fibras musculares circulares profundas, que além de contribuir para a sístole ventricular esquerda facilita a sístole do VD. A contração das fibras circulares profundas é responsável por 80% da ejeção de sangue a partir do VE, fazendo com que o VE durante a sístole tivesse uma confirmação mais esférica. Além desses mecanismos, o septo interventricular também contribui, de modo bem modesto, para a ejeção de sangue.

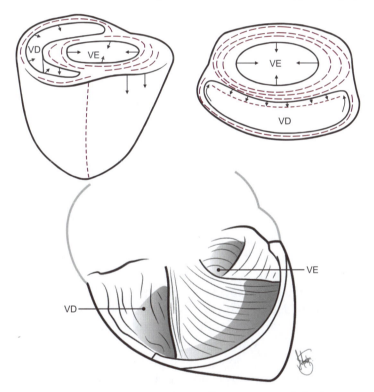

Figura 1. Organização geométrica dos ventrículos cardíacos. VD: ventrículo direito; VE: ventrículo esquerdo.

Questões relacionadas: 7, 18, 70, 75, 234, 235 e 236.

Referência
1. Gottschall CAM. Dinâmica Cardiovascular: do Miócito à Maratona. 2005. 1ª Edição. São Paulo: Atheneu. Capítulo 4: Arquitetura da Contração Cardíaca. p. 85-119.

156

Resposta C

Comentário: O exercício físico é uma ferramenta terapêutica útil no tratamento de pacientes com síncope neurocardiogênica. O principal motivo reside no aumento da sensibilidade barorreflexa (explicação detalhada desse mecanismo nas Questões 149 e 151). A melhora da sensibilidade barorreflexa está associada à redução dos episódios de síncope. Outras duas hipóteses que explicam a redução de síncopes nesses pacientes são: o aumento do volume sanguíneo e da massa muscular dos membros inferiores (facilita o retorno venoso).

Questões relacionadas: 96, 97, 98, 99, 100, 151 e 164.

Referência

1. Gardenghi G. Intolerância postural e intolerância ortostática: como diagnosticar e tratar. In: Associação Brasileira de Fisioterapia Cardiorrespiratória e Fisioterapia em Terapia Intensiva; Martins JA, Karsten M, dal Corso S. (Org.) PROFISIO Programa de Atualização em Fisioterapia Cardiovascular e Respiratória: Ciclo 1. Porto Alegre: Artmed; 2015. p. 93-126. (Sistema de Educação Continuada a Distância, v. 4.)

157

Resposta B

Comentário: Os exercícios cíclicos costumam utilizar grande quantidade de massa muscular e, em geral, o metabolismo aeróbio tem predominância nessa modalidade de treinamento. Simplificando, existem pelo menos três zonas de intensidade para a realização do treinamento cíclico, que compreendem a zona de intensidade leve, a moderada e a alta. A transição de cada fase é caracterizada pelos limiares, como o limiar de anaerobiose (1º limiar ventilatório) e o ponto de compensação respiratória (2º limiar ventilatório). Quando um paciente ou mesmo uma pessoa sem comorbidades se exercita acima do ponto de compensação respiratória, são recrutados os três tipos de fibras musculares (fibras tipo I, IIa e IIx). Assim, o indivíduo utiliza o metabolismo aeróbio das fibras tipo I e também o metabolismo anaeróbio das fibras tipo IIa e IIx, com produção de lactato, que, quando o esforço é realizado acima do ponto de compensação respiratória, não se estabiliza[1]. Esse efeito é caracterizado pela perda do equilíbrio dinâmico entre a produção e a utilização do lactato como substrato energético, ocorrendo acúmulo desse metabólico tanto no músculo ativo quanto na corrente sanguínea. No entanto, acima do ponto de compensação respiratória é possível observar um platô da frequência cardíaca (FC) quando é alcançada a FC máxima ou o consumo máximo de oxigênio[1]. A segunda situação é mais facilmente observada em atletas ou indivíduos bem treinados[1]. Por isso, a alternativa A está incorreta. Os exercícios acima do segundo limiar ventilatório não são completamente contraindicados para a reabilitação cardiovascular. A utilização de exercícios de alta intensidade depende especialmente do objetivo a ser alcançado, da condição clínica do paciente e dos meios que

Questões Comentadas em Cardiologia do Exercício

o profissional da reabilitação dispõe para a segurança do programa de exercício. Quando o exercício é realizado em baixa intensidade, abaixo do primeiro limiar ventilatório, apesar de ser seguro, este não promove adaptações metabólicas acentuadas, como, por exemplo, aumento no VO_{2pico}. Em programas de reabilitação cardíaca, normalmente os pacientes da fase 3 realizam o condicionamento entre o primeiro e o segundo limiar ventilatório, isso caso tenha sido realizado previamente ao programa um teste cardiopulmonar. Na ausência desse teste, outras opções podem ser utilizadas para determinar a intensidade do esforço, como escalas de percepção subjetiva ou o próprio teste de esforço convencional (FC variando entre 60% e 80% da FC de reserva)[2].

Questões relacionadas: 1, 8, 11, 12, 14, 19, 23, 24, 36, 39, 42, 43, 46, 47, 48, 58, 59, 61, 62, 63, 76, 89, 94, 95, 99, 100, 102, 115, 116, 117, 120, 132, 146, 150, 163, 165, 181, 185, 187, 188, 193, 213, 215, 216, 217 e 228.

Referências

1. Bertuzzi, R, Brum PC, Alves CRR, Lima-Silva AE. Aptidão Aeróbia: Desempenho Esportivo, Saúde e Nutrição. 2019. 1ª Edição. Barueri: Manole. Capítulo 7: Limiares Metabólicos. p. 87–97.
2. Negrão CE, Barretto ACP, Rondon, MUPB. Cardiologia do Exercício: Do atleta ao cardiopata. 2019. 4ª Edição. Barueri: Manole. Capítulo 25: Prescrição de Exercício Físico na Prevenção e Reabilitação Cardiovascular. p. 541–60.

158

Resposta   B

Comentário: O exercício resistido (ER) é um componente primordial nas sessões de reabilitação cardiovascular. Na reabilitação cardiovascular o ER se caracteriza como uma modalidade de treinamento segura e recomendada para pacientes com diferentes enfermidades cardiovasculares. Na literatura são bem conhecidos os efeitos do ER em ganhos de força e resistência muscular, no aumento da sensibilidade insulínica e no controle da composição corporal[1]. Nessa questão abordaremos as respostas agudas e as agudas tardias do ER sobre as variáveis hemodinâmicas. Inicialmente, cabe lembrar que há duas possibilidades de se realizar o ER: (i) com contrações isométricas e (ii) com contrações dinâmicas. Em ambas as situações é observado aumento na frequência cardíaca (FC), na pressão arterial sistólica (PAS) e na pressão arterial diastólica (PAD) durante a execução do exercício. Em ambos os tipos de contração, a restrição do fluxo sanguíneo ocasionado pela compressão da vasculatura arterial da musculatura ativa aumenta a resistência vascular periférica e, consequentemente, promove o aumento da PAS e PAD. Em geral, em contrações isométricas de membros inferiores é observada redução do retorno venoso e pode haver diminuição no volume sistólico ventricular. Já nas contrações dinâmicas, como há ciclos de contração e relaxamento, é observado maior retorno venoso e consequente aumento do volume sistólico de ejeção. Sobre as respostas hemodinâmicas pós-exercício, enquanto alguns estudos apontam que após uma sessão de ER isométrico pode haver manutenção da pressão arterial, outros relatam aumentos da pressão arterial logo após ou por 30 minutos após o exercício[2]. Já sobre o exercício resistido dinâmico, os estudos são convergentes em mostrar redução dos valores pressóricos, como descrito por Negrão, Barreto e Rondon[2]. No entanto, são carentes as evidências que tenham mostrado redução da pressão arterial na MAPA de 24 horas. Sobre a FC, é visto que após uma sessão de ER os seus valores decrescem devido ao aumento da atividade parassimpática e à maior sensibilidade barorreflexa.

Questões relacionadas: 8, 146, 161 e 178.

Referências

1. Zanuso S, Sacchetti M, Sundberg CJ, Orlando G, Benvenuti P, Balducci S. Exercise in type 2 diabetes: genetic, metabolic and neuromuscular adaptations. A review of the evidence. Br J Sports Med. 2017; 51(21):1533-8. doi: 10.1136/bjsports-2016-096724. Epub 2017 May 13.
2. Negrão CE, Barretto ACP, Rondon MUPB. Cardiologia do Exercício: do atleta ao cardiopata. 2019. 4ª Edição. Barueri: Manole. Capítulo 12: Sistema cardiovascular e exercícios resistidos. p. 259-78.

Resposta A

Comentários: A insuficiência cardíaca (IC) é uma síndrome clínica de prognóstico ruim, em que 50% dos pacientes vão a óbito após 5 anos do diagnóstico. Dentre os principais sintomas, a intolerância aos esforços se destaca. Esta pode ser explicada pela redução do débito cardíaco, aumento do metaborreflexo e quimiorreflexo, além de uma hiperatividade simpática que pode ocasionar degradação da massa muscular. Para o tratamento dessa síndrome, o exercício físico é terapêutica segura e eficaz, com a utilização do treinamento aeróbio, treinamento resistido e também do treinamento muscular inspiratório (TMI). Dentre os benefícios do TMI está o aumento da $PI_{máx}$, aumento da resistência dos músculos esqueléticos e também aumento da capacidade funcional. Concomitante a esses efeitos, é observada diminuição do metaborreflexo. O metaborreflexo é caracterizado pelo desvio de sangue da musculatura ativa para a musculatura inspiratória durante a realização do exercício físico. Como o TMI melhora a capacidade de extração e utilização do oxigênio sanguíneo pelos músculos ventilatórios, o metaborreflexo é diminuído. A diminuição da atividade desse mecanismo melhora a resistência dos músculos esqueléticos, já que menos sangue será desviado para a musculatura ventilatória e, por consequência, mais sangue sobrará para a musculatura esquelética ativa. Para a realização do TMI, os artigos preconizam o treinamento com uma intensidade equivalente a 30% da $PI_{máx}$, por períodos que podem variar de 15 a 90 minutos, com a maioria dos artigos realizando o protocolo de treinamento por 30 minutos. Também é recomendada a realização do TMI frequência semanal entre 5 e 7 dias. Apesar de o TMI acarretar todas essas melhoras citadas, ele pouco atua diretamente na função pulmonar.

Questões relacionadas: 182 e 205.

Referência

1. Cahalin LP, Arena R, Guazzi M, Myers J, Cipriano G, Chiappa G, Lavie CJ, Forman DE. Inspiratory muscle training in heart disease and heart failure: a review of the literature with a focus on method of training and outcomes. Expert Rev Cardiovasc Ther. 2013; 11(2):161-77. doi: 10.1586/erc.12.191. Erratum in: Expert Rev Cardiovasc Ther. 2013; 11(4):520.

160

Resposta D

Comentário: A escolha do DCEI está relacionada com o tipo de arritmia que o paciente apresenta e o risco de morte. Nos pacientes com disfunção do nodo sinusal, bloqueios atriais e/ou atrioventriculares e também bradiarritmias, o MP é o DCEI mais indicado. Esse equipamento normalmente é implantado na região torácica direita, acima ou abaixo do músculo peitoral maior. É de suma importância para o profissional da reabilitação cardíaca conhecer o funcionamento e o tipo do marca-passo que o paciente utiliza. Há MP com frequência cardíaca fixa, mesmo com o paciente em exercício físico. Assim, a frequência cardíaca não se torna útil para a prescrição do treinamento. Para monitorar de maneira direta a intensidade do esforço, o profissional poderá controlar a intensidade do treinamento pela pressão arterial sistólica, uma vez que, mesmo sem alteração da FC, a PAS se eleva proporcionalmente à intensidade do esforço físico. Como a FC é fixa, nesses pacientes há maior intolerância ao exercício físico. Em contrapartida, há MP em que a frequência cardíaca é variável. O CDI é indicado, principalmente, para os pacientes que possuem taquiarritmias ventriculares, destacando-se a taquicardia ventricular sustentada. Diferentemente do MP, o CDI não é acionado o tempo todo, e o ritmo cardíaco é intrínseco do coração do paciente. O CDI, então, tem a função de identificar a taquicardia ventricular sustentada, que pode culminar em fibrilação ou assistolia ventricular e realizar um "choque", que reverte (interrompe) a arritmia. Assim, com um choque apropriado, o CDI interrompe uma arritmia potencialmente fatal. Quando há erro de interpretação do ritmo pelo CDI, podem ocorrer choques inapropriados. Para o profissional que prescreve o exercício físico é importante saber que durante uma sessão de reabilitação cardiovascular o CDI pode gerar choques apropriados e inapropriados. Os aparelhos de CDI possuem uma FC para desencadear o choque; então, cabe ao profissional saber qual é esse valor, em geral encontrado na carteirinha do paciente. Porventura, em situações de exercício físico, o CDI pode disparar indiscriminadamente, em série. Para cessar essa atividade, o profissional que acompanha o paciente deverá colocar um ímã sobre o CDI, que inibirá a sua ação. Por fim, o ressincronizador é utilizado em pacientes cujos ventrículos se contraem de modo não sincronizado. O ressincronizador regula essa sincronização, melhorando consideravelmente a hemodinâmica cardíaca e, consequentemente, a capacidade funcional do paciente. A associação adequada entre o uso das DCEI e o exercício físico potencializa o prognóstico favorável dos pacientes com cardiopatias que afetem o complexo elétrico do coração.

Questões relacionadas: 14, 22, 23, 115, 116, 221 e 223.

Referência

1. Oliveira FTO, Petto J, Gardenghi G. Exercício físico em pacientes com dispositivos cardíacos eletrônicos implantáveis. In: Associação Brasileira de Fisioterapia Cardiorrespiratória e Fisioterapia em Terapia Intensiva. Martins JA, Karsten M, dal Corso S. (Org.) PROFISIO Programa de Atualização em Fisioterapia Cardiovascular e Respiratória: Ciclo 2. Porto Alegre: Artmed; 2015. p. 33-78. (Sistema de Educação Continuada a Distância, v. 1.)

161

Resposta D

Comentários: Durante o exercício resistido, algumas variáveis podem interferir no comportamento pressórico, como a quantidade de massa muscular envolvida no exercício, a carga aplicada, o tempo de manutenção do movimento e o intervalo entre as séries. No que se refere à massa muscular, quanto maior for a musculatura envolvida na execução do movimento resistido, maior será o incremento pressórico[1]. Portanto, quando se compara elevação pressórica de membros superiores e inferiores para a mesma carga relativa, o aumento da pressão é maior no exercício de membro inferior. Outra variável importante é o intervalo entre as séries. Essa é uma variável de intensidade importante na recuperação para o próximo estímulo. Em pacientes hipertensos, maior intervalo entre séries pode reduzir o efeito somatório da pressão arterial nas séries subsequentes (Figura 1). As evidências apontam que é seguro

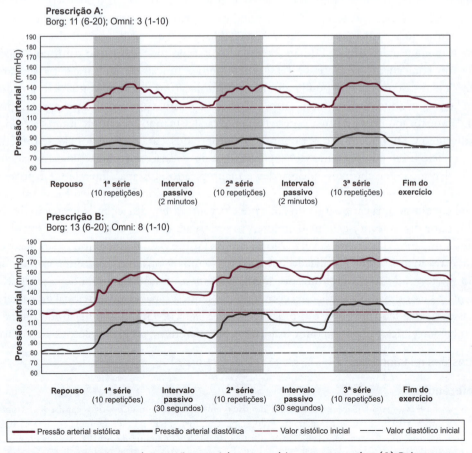

Figura 1. Comportamento da pressão arterial no exercício neuromuscular. (**A**) Baixa carga e longo intervalo de descanso. (**B**) Alta carga e curto intervalo de descanso.

Questões Comentadas em Cardiologia do Exercício

e indicado prescrever treinamento neuromuscular em pacientes com hipertensão arterial sistêmica, incluindo exercícios isométricos[2]. Dentre os maiores benefícios, estão a melhora da função endotelial com consequente produção de óxido nítrico, potente vasodilatador arterial e o principal responsável pela redução da pressão pós-exercício (efeito hipotensor).

Questões relacionadas: 8, 146, 158 e 178.

Referências

1. Negrão CE, Barretto ACP, Rondon MUPB. Cardiologia do Exercício: do atleta ao cardiopata. 2019. 4ª Edição. Barueri: Manole. Capítulo 12: Sistema Cardiovascular e Exercícios Resistidos. p. 259-78.
2. Cahu SLR, Farah BQ, Silva G, Correia M, Pedrosa R, Vianna L, Ritti-Dias RM. Vascular effects of isometric handgrip training in hypertensives. Clin Exp Hypertens. 2020; 42(1):24-30. doi: 10.1080/10641963.2018.1557683.

162

Resposta   C

Comentário: A atuação do fisioterapeuta e do profissional de educação física difere de acordo com o nível de atenção à saúde em que trabalha. Na atenção primária à saúde (APS), seja nas Unidades Básicas de Saúde (UBS) ou na estratégia de saúde da família (ESF), o principal foco é o cuidado centrado no usuário e com corresponsabilização do cuidado, utilizando-se tecnologia leve e leve-dura, visando à prevenção e promoção da saúde. Uma das atividades desenvolvidas por todos os profissionais de saúde são os grupos de educação em saúde. Nesses grupos de educação em saúde são tratados temas relevantes à saúde, principalmente da comunidade e do indivíduo, de acordo com as necessidades apresentadas com base no diagnóstico situacional da região adscrita da Unidade Básica de Saúde. Dentre as atividades de educação em saúde, pode ser ensinada a utilização da escala de Borg. Valores entre 11 e 13 são os indicados para os maiores ganhos de aptidão e condicionamento físico com segurança. Embora, em casos especiais, a educação individualizada possa ser feita, o que normalmente se preconiza são as ações em grupos. Por isso, a proposição B está errada.

Questões relacionadas: Nenhuma.

Referência

1. Merhy EE. Educação Permanente em Movimento – uma política de reconhecimento e cooperação, ativando os encontros do cotidiano no mundo do trabalho em saúde, questões para os gestores, trabalhadores e quem mais quiser se ver nisso. Saúde em Redes, 2015; 1(1):7-14.

163

Resposta   B

Comentários: O exercício físico pode promover uma série de adaptações no organismo benéficas aos pacientes com DAC. O exercício aumenta a eritropoiese (formação de

282 Questões Comentadas em Cardiologia do Exercício

glóbulos vermelhos) e também o volume plasmático. Além disso, o treinamento físico induz à proliferação celular de cardiomiócitos sadios[1]. No entanto, para a melhora da perfusão, o principal benefício do exercício é a abertura da circulação colateral e a angiogênese. Esses processos são estimulados pela hipóxia cardíaca transitória induzida pelo exercício, com ativação de moléculas que sinalizam para a formação de novos vasos, como, por exemplo, o fator induzido por hipóxia (HIF). O HIF regula uma série de genes pró-angiogênicos, como o fator de crescimento vascular endotelial (VEGF), as angiopoietinas 1 e 2 e o fator derivado de crescimento plaquetário, que ocasionam a formação de novos capilares (angiogênese) e a maturação de vasos sanguíneos arteriais preexistentes (abertura da circulação colateral)[2].

Questões relacionadas: 1, 8, 11, 12, 14, 15, 18, 19, 23, 24, 36, 39, 42, 43, 46, 47, 48, 55, 58, 59, 61, 62, 63, 64, 71, 76, 89, 94, 95, 99, 100, 102, 115, 116, 117, 120, 132, 146, 150, 157, 165, 174, 181, 185, 187, 188, 193, 213, 215, 216, 217 e 228.

Referências

1. Payan SM, Hubert F, Rochais F. Cardiomyocyte proliferation, a target for cardiac regeneration. Biochim Biophys Acta Mol Cell Res. 2020; 1867(3):118461. doi: 10.1016/j.bbamcr.2019.03.008.
2. Krock BL, Skuli N, Simon MC. Hypoxia-induced angiogenesis: good and evil. Genes Cancer. 2011; 2(12):1117-33. doi: 10.1177/1947601911423654.

164

Resposta   A

Comentário: Pacientes diagnosticados com síncope neuromediada devem ser educados para, ao primeiro sinal de perda da consciência, reconhecer os sintomas (pródomos) e realizar o procedimento de contramanobra. Apesar de benigna, a síncope neuromediada pode provocar traumas na cabeça, que podem, inclusive, deixar sequelas definitivas. Assim, ao início dos sintomas, que podem ser principalmente tontura, fraqueza nas pernas sem motivo aparente ou mesmo obnubilação, os pacientes devem, imediatamente, unir as mãos na altura do osso esterno, com os cotovelos na altura dos ombros e, então, com os dedos das mãos em gancho, realizar a contração isométrica (de medial para lateral). Este e outros exemplos estão representados na Figura 1. Essa manobra fará com que a pressão arterial sistêmica (PAS) se eleve, preservando o fluxo sanguíneo para o cérebro, uma vez que a pressão de perfusão cerebral é a diferença entre a pressão arterial média (PAM) subtraída a pressão intracraniana (PI). Ao realizar a manobra, os pacientes deverão manter a posição até a cessação dos sintomas.

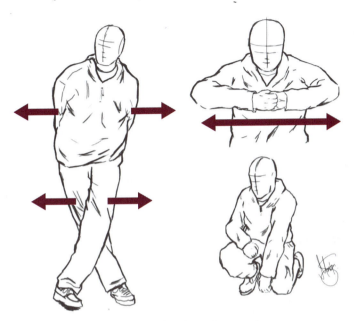

Figura 1. Exemplos de contramanobra.

Questões relacionadas: 96, 97, 98, 99, 100, 151, e 156.

Referência
1. Gardenghi G. Intolerância postural e intolerância ortostática: como diagnosticar e tratar. In: Associação Brasileira de Fisioterapia Cardiorrespiratória e Fisioterapia em Terapia Intensiva; Martins JA, Karsten M, dal Corso S. (Org.) PROFISIO Programa de Atualização em Fisioterapia Cardiovascular e Respiratória: Ciclo 1. Porto Alegre: Artmed; 2015. p. 93-126. (Sistema de Educação Continuada a Distância, v. 4.)

165

Resposta B

Comentários: Citocinas são moléculas sinalizadoras (proteínas) secretadas pelas células e que afetam o comportamento de outras células. Há diversos tipos de citocinas e, por isso, a célula-alvo precisa expressar o receptor para cada citocina específica. Essas citocinas podem ser classificadas como anti-inflamatórias, como, por exemplo, a adiponectina (produzida pelo tecido adiposo), ou pró-inflamatórias, como o fator de necrose tumoral alfa (TNF-α) (também produzido pelo tecido adiposo). Na insuficiência cardíaca (IC), que é a via final comum das doenças cardíacas, é observado um desbalanço neuro-humoral, em que há aumento da atividade nervosa simpática, podendo elevar a produção de espécies reativas de oxigênio (EROs). Nesse cenário elevam-se os níveis de citocinas pró-inflamatórias, como o TNF-α e a interleucina-6 (IL-6). Os níveis aumentados dessas citocinas, juntamente com a hiperatividade nervosa simpática, podem aumentar a disfunção endotelial, que resulta em menor fluxo sanguíneo para a musculatura. O baixo fluxo sanguíneo para a musculatura esquelética reduz a fosforilação oxidativa mitocondrial, o que leva à maior produção de EROs. Esses fatores podem ativar o fator de transcrição nuclear-kappa B (NF-κB), que por sua vez induz à proteólise pelo sistema ubiquitina-proteassoma do músculo esquelético. Outras alterações sistêmicas decorrentes do aumento da concentração de citocinas pró-inflamatórias são a redução na eritropoiese (o que pode causar anemia nos pacientes com IC) e a diminuição das atividades das enzimas removedoras de radicais livres, retroalimentando a cascata pró-inflamatória[1]. Nesse cenário, o exercício pode ser benéfico, reduzindo a atividade nervosa simpática, que por consequência aumenta o fluxo sanguíneo para o músculo, melhorando a função endotelial. O exercício ainda pode ser benéfico, pois o próprio músculo esquelético produz diversas citocinas (miosinas) que podem reduzir a inflamação. A miostatina é uma dessas citocinas, pois limita o crescimento muscular, reduzindo a atividade do sistema proteolítico ubiquitina-proteassoma[2].

Questões relacionadas: 1, 8, 11, 12, 14, 19, 23, 24, 36, 39, 42, 43, 46, 47, 48, 58, 59, 61, 62, 63, 76, 89, 94, 95, 99, 100, 102, 115, 116, 117, 120, 132, 146, 150, 157, 163, 165, 181, 185, 187, 188, 193, 213, 215, 216, 217 e 228.

Referências

1. Gardenghi G. Mecanismos sistêmicos de alteração da capacidade funcional nas doenças cardiovasculares. In: Associação Brasileira de Fisioterapia Cardiorrespiratória e Fisioterapia em Terapia Intensiva; Martins JA, Karsten M, dal Corso S. (Org.) PROFISIO Programa de Atualização em Fisioterapia Cardiovascular e Respiratória: Ciclo 1. Porto Alegre: Artmed; 2014. p. 9-35. (Sistema de Educação Continuada a Distância, v. 1.)
2. Carvalho LPC, Gomes MBC, Oliveira ICS, Santos PHS, Oliveira AC, Vitavar LMG et al. Respostas das concentrações de miocinas a partir do estímulo do exercício físico: uma revisão sistemática. Rev Bras Fisiol Exerc. 2020; 19(5):421-435. https://doi.org/10.33233/rbfex.v19i5.4393

166

Resposta C

Comentário: A CMH é uma doença genética autossômica dominante, caracterizada por uma hipertrofia concêntrica assimétrica das paredes ventriculares esquerda, sem aumento da câmara. Um importante exame que ajuda a fechar o diagnóstico da CMH é o ecocardiograma. Nele se observa espessura de parede posterior ou septal acima de 15 mm, de forma assimétrica. No entanto, somente esse achado não determina o diagnóstico que deve levar em consideração o histórico e a clínica do paciente, em especial a bagagem hereditária. Além disso, outras enfermidades devem ser excluídas, como hipertensão arterial sistêmica e estenose aórtica, pois essas duas condições elevam a sobrecarga pressórica e podem acarretar também hipertrofia ventricular esquerda concêntrica. O tratamento farmacológico para CMH pode incluir betabloqueadores e inibidores dos canais de Ca^{2+} com o intuito de reduzir a frequência cardíaca e aumentar o tempo de diástole, favorecendo maior enchimento ventricular. Já para os pacientes com obstrução da via de saída do ventrículo esquerdo e refratários ao tratamento farmacológico, a equipe médica que o acompanha pode sugerir dois procedimentos cirúrgicos: a ablação alcoólica no septo

Questões Comentadas em Cardiologia do Exercício

ou a miectomia septal. O primeiro procedimento consiste na inserção de um cateter no septo interventricular com a liberação de álcool. O álcool danificará a microcirculação, acarretando uma área isquêmica que necrosará, reduzindo a espessura septal. Por sua vez, a miectomia septal consiste na retirada cirúrgica de um pedaço do septo. Em ambas as alternativas é observada melhora dos sintomas pelos pacientes. Por mais paradoxal que seja, apesar de o exercício físico ser um gatilho para a morte súbita em pacientes com CMH (o que é um evento raro), o próprio exercício físico pode promover melhora na capacidade funcional e qualidade de vida nesses pacientes[1,2]. Durante a estratificação de risco de morte súbita na CMH, o profissional da reabilitação cardíaca deve ter em mente quais são os fatores que podem aumentar a chance de o paciente ocorrer um episódio de morte súbita durante a prática do exercício físico, como histórico familiar de morte súbita, espessura de parede ventricular acima de 30 mm (pois há mais probabilidades de arritmias fatais devido ao maior nível de fibrose) e taquicardia ventricular não sustentada (avaliada no Holter). A resposta pressórica anormal avaliada no teste ergométrico também pode ser um fator de risco, pois pacientes com CMH que apresentam elevação menor que 20 mmHg na pressão arterial sistólica (PAS) do repouso ao pico do esforço, bem como aqueles com queda da PAS, têm mais chances de morte súbita durante esforço[3].

Questões relacionadas: 13, 51, 52, 93, 94, 129 e 167.

Referências

1 Junior CVS, Timerman A, Stefanini E. Tratado de Cardiologia – SOCESP. 2009. 2ª Edição. Barueri: Manole. Seção 10, Capítulo 5: Cardiomiopatia hipertrófica. p. 1181-207.
2 Petto J, Oliveira EC, Almeida RVA, Oliveira AM, Amaral DSN, Pinna-Júnior BJB. Reverse myocardial remodeling in hypertrophic cardiomyopathy: little explored benefit of exercise. Int J Exerc Sci. 2021; 14(2):1018-26.
3. Sharma S, Firoozi S, McKenna WJ. Value of exercise testing in assessing clinical state and prognosis in hypertrophic cardiomyopathy. Cardiol Rev. 2001; 9(2):70-6. doi: 10.1097/00045415-200103000-00005

167

Resposta   D

Comentário: Em um estudo de revisão conduzido por Sharman *et al.*[1] foi evidenciado que pacientes com CMH apresentam o VO_{2pico} reduzido em comparação a sujeitos saudáveis, em que mais de 90% dos pacientes com CMH não alcançam os valores previstos para a sua idade. Essa acentuada redução na potência aeróbia pode ser recorrente de limitações centrais ou periféricas. Dentre as limitações centrais para a redução do VO_{2pico}, se destaca a incompetência cronotrópica, uma vez que 25% dos pacientes com CMH não alcançam 80% da frequência cardíaca máxima prevista para a sua idade, quando submetidos a teste ergométrico[1]. Outra limitação central ao exercício na CMH é a disfunção diastólica ventricular, tendo uma relação inversamente proporcional entre a disfunção diastólica e o VO_{2pico}: quanto maior é o grau de disfunção diastólica, menor é o VO_{2pico}[2]. Dentre as limitações periféricas em pacientes com CMH, destaca-se a alteração no gene MYH7, que acarreta aumento da beta-miosina de cadeia pesada (β-MHC) nas fibras musculares. Essa alteração leva à redução na densidade mitocondrial em fibras de contração lenta, no músculo estriado esquelético e, por consequência, diminuição da capacidade de utilizar o oxigênio[3]. Apesar das alterações centrais e periféricas que limitam a aptidão aeróbia nos pacientes com CMH, o exercício físico pode aumentar o VO_{2pico} nesses pacientes[4,5].

Questões relacionadas: 13, 51, 52, 93, 94, 129 e 166.

Referências

1. Sharma S, Firoozi S, McKenna WJ. Value of exercise testing in assessing clinical state and prognosis in hypertrophic cardiomyopathy. Cardiol Rev. 2001; 9(2):70-6. doi: 10.1097/00045415-200103000-00005.
2. Lele SS, Thomson HL, Seo H, Belenkie I, McKenna WJ, Frenneaux MP. Exercise capacity in hypertrophic cardiomyopathy. Role of stroke volume limitation, heart rate, and diastolic filling characteristics. Circulation. 1995; 92(10):2886-94. doi: 10.1161/01.cir.92.10.2886.
3. Cuda G, Fananapazir L, Zhu WS, Sellers JR, Epstein ND. Skeletal muscle expression and abnormal function of beta-myosin in hypertrophic cardiomyopathy. J Clin Invest. 1993; 91(6):2861-5. doi: 10.1172/JCI116530.
4. Saberi S, Wheeler M, Bragg-Gresham J, Hornsby W, Agarwal PP, Attili A et al. Effect of Moderate-Intensity Exercise Training on Peak Oxygen Consumption in Patients with Hypertrophic Cardiomyopathy: A Randomized Clinical Trial. JAMA. 2017; 317(13):1349-57. doi: 10.1001/jama.2017.2503. Erratum in: JAMA. 2017; 317(20):2134. PMID: 28306757; PMCID: PMC5469299.
5. Klempfner R, Kamerman T, Schwammenthal E, Nahshon A, Hay I, Goldenberg I, Dov F, Arad M. Efficacy of exercise training in symptomatic patients with hypertrophic cardiomyopathy: results of a structured exercise training program in a cardiac rehabilitation center. Eur J Prev Cardiol. 2015; 22(1):13-9. doi: 10.1177/2047487313501277.

168

Resposta B

Comentário: O exercício físico, quando bem prescrito, pode proporcionar diversos benefícios para a saúde global do indivíduo, bem como para a saúde cardiovascular, auxiliando no controle ponderal da massa, reduzindo a frequência cardíaca e a pressão arterial em repouso, aumentando a sensibilidade insulínica e auxiliando na manutenção do perfil lipídico. Mas, apesar dos benefícios proporcionados, o exercício físico em excesso, como observado em atletas, pode provocar alterações no funcionamento cardíaco[1]. Umas das alterações mais comuns em atletas de *endurance*, primeiramente nos de meia-idade (40 a 60 anos), são a fibrilação atrial (FA) e a doença do nodo sinusal. A literatura mostra que atletas de meia-idade, submetidos a treinamento de *endurance* durante muitos anos, têm 5 vezes mais chances de desenvolver FA quando comparados a pessoas sedentárias[2]. Soma-se também o tempo e a intensidade do treinamento, uma vez que atletas que treinaram por mais de 1.500 horas durante a vida e aqueles que treinam em alta intensidade por mais de 5 horas semanais também apresentam maiores incidências de FA[3,4]. Apesar de a fisiopatologia da FA induzida pelo treinamento físico não estar totalmente elucidada, alguns fatores, como o encurtamento do período refratário atrial, o aumento e a inflamação atriais, bem como

Questões Comentadas em Cardiologia do Exercício

a cicatriz nos átrios, podem explicar o surgimento dessa enfermidade nos atletas[4]. Por fim, atletas, quando comparados a não atletas, apresentam mais incidências de disfunção do nodo sinusal e bloqueios atrioventriculares de segundo e terceiro graus. Essas alterações podem ser decorrentes de alteração no balanço autonômico, com aumento da predominância parassimpática com redução da atividade nervosa simpática[5].

Questões relacionadas: 13, 35, 51, 58 e 59.

Referências

1. Sharma S, Merghani A, Mont L. Exercise and the heart: the good, the bad, and the ugly. Eur Heart J. 2015; 36(23):1445-53. doi: 10.1093/eurheartj/ehv090
2. Abdulla J, Nielsen JR. Is the risk of atrial fibrillation higher in athletes than in the general population? A systematic review and meta-analysis. Europace. 2009; 11(9):1156-9. doi: 10.1093/europace/eup197.
3. Drca N, Wolk A, Jensen-Urstad M, Larsson SC. Atrial fibrillation is associated with different levels of physical activity levels at different ages in men. Heart. 2014; 100(13):1037-42. doi: 10.1136/heart-jnl-2013-305304.
4. Mont L, Tamborero D, Elosua R, Molina I, Coll-Vinent B, Sitges M et al. Physical activity, height, and left atrial size are independent risk factors for lone atrial fibrillation in middle-aged healthy individuals. Europace. 2008; 10(1):15-20. doi: 10.1093/europace/eum263.
5. Baldesberger S, Bauersfeld U, Candinas R, Seifert B, Zuber M, Ritter M, Jenni R, Oechslin E, Luthi P, Scharf C, Marti B, Attenhofer Jost CH. Sinus node disease and arrhythmias in the long-term follow-up of former professional cyclists. Eur Heart J. 2008; 29(1):71-8. doi: 10.1093/eurheartj/ehm555.

169

Resposta C

Comentários: O coração e os rins trabalham de maneira conjunta e sinérgica para a manutenção da homeostasia. Em repouso, os rins recebem cerca de 20% a 25% de todo o débito cardíaco e as suas funções dependem, em boa parte, de um bom funcionamento miocárdico. Em contrapartida, os rins exercem a sua função no sistema cardiovascular regulando a pressão arterial, pelo controle da volemia, de solutos, regulando a excreção de sódio e também por meio do sistema renina-angiotensina-aldosterona. Quando o coração se torna insuficiente, um menor aporte sanguíneo é oferecido aos demais tecidos, e neste cenário há hiperativação da atividade nervosa simpática compensatória, tentando aumentar o débito cardíaco e causando vasoconstrição sistêmica. Na insuficiência cardíaca (IC), o fluxo sanguíneo renal (e consequente filtração glomerular) é mantido principalmente pela vasoconstrição eferente renal. É justamente essa vasoconstrição eferente que eleva a pressão intraglomerular e aumenta a fração de filtração, permitindo que a filtração glomerular se mantenha normal, mesmo com redução do fluxo sanguíneo para os rins. Essa resposta se deve à produção intraglomerular de angiotensina II que atua de maneira parácrina nos vasos pós-glomerulares. Quando o paciente alcança estágios avançados de IC, esses mecanismos compensatórios não são mais capazes de manter uma boa filtração glomerular. Por outro lado, em pacientes com doença renal crônica (insuficiência renal) podem ser observados aumentos na volemia e, consequentemente, a pressão arterial, acarretando aumentos simultâneos de pré- e pós-cargas, o que pode induzir hipertrofia cardíaca e disfunção ventricular. A Figura 1 esquematiza a dupla relação entre as doenças cardíacas que podem causar danos ao rim e como a doença renal pode causar efeitos deletérios ao coração[1]. Pacientes com doença renal crônica possuem maior mortalidade por doenças cardiovasculares. A mortalidade por doenças cardiovasculares está associada à menor taxa de filtração glomerular e, por isso, a um estágio mais avançado da doença renal crônica. Além disso, quanto pior for a taxa de filtração glomerular, maior a mortalidade por todas as causas e maior é a chance de internamento e hospitalização dos pacientes com doença renal crônica[2]. Os estágios da doença renal crônica são classificados de acordo com a taxa de filtração glomerular e estão apresentados na Tabela 1. Os pacientes que estão no estágio V (estágio terminal da doença) devem necessariamente, fazer terapia substitutiva renal (transplante, hemodiálise ou diálise peritoneal). O exercício físico durante a hemodiálise é uma estratégia segura e eficaz no paciente com doença renal crônica. Dentre os principais benefícios estão a manutenção da massa muscular, o controle pressórico, os aumentos na variabilidade da frequência cardíaca e a melhora no controle barorreflexo[3]. É importante ter em mente que o exercício também pode reduzir a monotonia da sessão de hemodiálise, na qual o paciente é dialisado por 4 horas consecutivas a uma frequência semanal de 3 ou 4 dias.

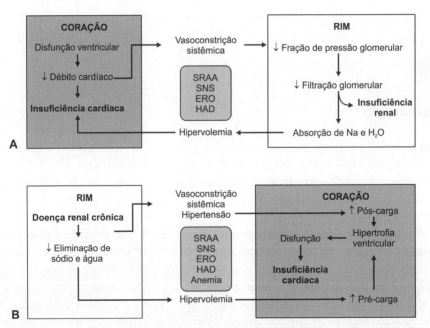

Figura 1. Mecanismos da síndrome cardiorrenal. ERO: espécies reativas de oxigênio; HAD: hormônio antidiurético; Na: sódio; SNS: sistema nervoso simpático; SRAA: sistema renina-angiotensina-aldosterona.

Questões Comentadas em Cardiologia do Exercício

Tabela 1. Classificação da doença renal crônica de acordo com o National Kidney Foundation Kidney Disease Outcomes Quality Initiative (KDOQI)[4]

Estágio I	Fatores de risco de doença renal crônica Doença renal crônica com função renal preservada Filtração glomerular: 130 a 90 mL/min/1,73 m²
Estágio II	Redução leve da função renal Filtração glomerular: < 90 a 60 mL/min/1,73 m²
Estágio III	Redução moderada da função renal Filtração glomerular: < 60 a 30 mL/min/1,73 m²
Estágio IV★	Redução acentuada da função renal Filtração glomerular: < 30 a 15 mL/min/1,73 m²
Estágio V★	Insuficiência renal em estágio final Filtração glomerular: < 15 mL/min/1,73 m²

★Aumento do risco de doença cardiovascular, nefropatia de meio de contraste, diálise e morte.

Questões relacionadas: Nenhuma.

Referências

1. Junior CVS, Timerman A, Stefanini E. Tratado de Cardiologia – SOCESP. 2009. 2ª Edição. Editora Manole. Seção 24, Capítulo 8: Cardiopatias e Doença Renal. pp. 2423-30.
2. Go AS, Chertow GM, Fan D, McCulloch CE, Hsu CY. Chronic kidney disease and the risks of death, cardiovascular events, and hospitalization. N Engl J Med. 2004; 351(13):1296-305. doi: 10.1056/NEJMoa041031. Erratum in: N Engl J Med. 2008; 18(4):4. PMID: 15385656.
3. Reboredo MM, Henrique DMN, Bastos MG, de Paula, RB. Exercício Físico em Pacientes Dialisados. Rev Bras de Med Esporte. 2007; 13(6):427-30.
4. Inker LA, Astor BC, Fox CH, Isakova T, Lash JP, Peralta CA et al. KDOQI US commentary on the 2012 KDIGO clinical practice guideline for the evaluation and management of CKD. Am J Kidney Dis. 2014; 63(5):713-35. doi: 10.1053/j.ajkd.2014.01.416.

170

Resposta B

Comentário: Doenças cardíacas e hepáticas frequentemente coexistem devido aos fatores de risco que causam acometimento a esses órgãos, como inflamação, uso abusivo de álcool e infecções, bem como pela complexa integração cardio-hepática. Desse modo, a disfunção cardíaca pode causar danos ao fígado, bem como danos hepáticos podem levar a alterações cardíacas. Doenças valvares, cardiomiopatia, insuficiência cardíaca esquerda e doença constritiva pericárdica podem levar a doenças congestivas no fígado, ao passo que a diminuição aguda de débito cardíaco pode levar o fígado à hepatite cardiogênica isquêmica. Por sua vez, um fígado doente, como acometido por cirrose, por exemplo, pode causar cardiomiopatia cirrótica, levando a um remodelamento da matriz de colágeno[1]. Em um trabalho conduzido por Mira *et al.*[2], foi observado que pacientes com doença hepática possuem respostas metaborreflexas alteradas. Neste estudo os autores avaliaram 11 pacientes com cirrose hepática e 15 sujeitos saudáveis. Os voluntários realizaram exercícios de *handgrip* a 30% da força de preensão manual máxima. Foram observados menores aumentos na pressão arterial nos pacientes com cirrose, sendo esses achados, em parte, explicados por ativação metaborreflexa muscular anormal[2]. Além disso, pacientes com doença hepática possuem maior atividade nervosa simpática em repouso, e, em consequência disso, possuem diminuição das reservas inotrópica e cronotrópica frente ao exercício, culminando em menor elevação do débito cardíaco durante a realização do exercício físico[3]. Também é visto que, concomitante à menor reserva cronotrópica (diferença entre a frequência cardíaca máxima alcançada e a FC de repouso), pacientes hepatopatas possuem como limitação central ao exercício físico o déficit cronotrópico, justificando, juntamente com a sarcopenia presente nesses pacientes, menor VO_{2pico} quando comparado a pessoas saudáveis[4]. Outros fatores podem contribuir para pior desempenho cardíaco frente ao esforço em pacientes com cirrose hepática, como espessamento do miocárdio e rigidez ventricular, que culminam com disfunção de relaxamento[4].

Questão relacionada: 176.

Referências

1. Xanthopoulos A, Starling RC, Kitai T, Triposkiadis F. Heart failure and liver disease: cardiohepatic interactions. JACC Heart Fail. 2019; 7(2):87-97. doi: 10.1016/j.jchf.2018.10.007.
2. Mira PAC, Falci MFA, Moreira JB, Guerrero RVD, Ribeiro TCDR, Barbosa KVBD et al. Blunted blood pressure response to exercise and isolated muscle metaboreflex activation in patients with cirrhosis. Appl Physiol Nutr Metab. 2021; 46(3):273-79. doi: 10.1139/apnm-2020-0407.
3. Henriksen JH, Ring-Larsen H, Christensen NJ. Sympathetic nervous activity in cirrhosis. A survey of plasma catecholamine studies. J Hepatol. 1985;1(1):55-65. doi: 10.1016/s0168-8278(85)80068-4.
4. Wong F, Girgrah N, Graba J, Allidina Y, Liu P, Blendis L. The cardiac response to exercise in cirrhosis. Gut. 2001; 49(2):268-75. doi: 10.1136/gut.49.2.268.

171

Resposta C

Comentários: O teste de caminhada de 6 minutos (TC6M) é um teste amplamente realizado, pois é simples, seguro e facilmente reprodutível. Para a sua realização são necessários um corredor com piso não escorregadio e dois cones, distantes 29 metros um do outro. O paciente deve ser orientado a caminhar (sem correr) o mais rápido possível durante 6 minutos e, ao fim do tempo, o avaliador contabilizará a distância percorrida. Apesar de ser um teste de fácil entendimento e execução, é necessário que o avaliador explique ao paciente como o teste funciona e faça pelo menos duas medidas para garantir a fidedignidade do resultado. Esse teste é validado para pacientes com doenças crônicas, como insuficiência cardíaca, doenças respiratórias, hepáticas e pacientes com câncer, não sendo recomendado para a população saudável, pois há testes funcionais específicos para essa população. É permitido durante o teste que o paciente altere o ritmo e, caso seja necessário, se sente, no

Questões Comentadas em Cardiologia do Exercício

entanto, o tempo continua a ser contado. Apesar de não haver medidas de taxa metabólica direta, como em testes cardiopulmonares de esforço, o TC6M pode fornecer informações importantes de capacidade funcional e tem relação com o VO_{2pico}[1].

Questão relacionada: 38.

Referência

1. Giannitsi S, Bougiouklis M, Bechlioulis A, Kotsia A, Michalis LK, Naka KK. 6-minute walking test: a useful tool in the management of heart failure patients. Ther Adv Cardiovasc Dis. 2019; 13:1753944719870084. doi: 10.1177/1753944719870084.

172

Resposta   B

Comentários: A caquexia cardíaca é uma condição na qual se observa uma importante redução da massa muscular esquelética e também uma perda de massa do próprio miocárdio. Essa condição caquética, por sua vez, pode induzir alterações sistêmicas no organismo. Para tentar compensar a ineficiência do coração em ejetar sangue (decorrente da insuficiência cardíaca), há aumento na atividade nervosa simpática, que, em suma, pode causar vasoconstrição sistêmica[1]. Essa vasoconstrição sistêmica diminui o fluxo sanguíneo para os músculos esqueléticos, reduzindo a biodisponibilidade de O_2 para a produção de energia de forma aeróbia. Uma vez reduzida a oferta de O_2, as mitocôndrias alteram o seu funcionamento, com redução da produção energética. Quando a mitocôndria reduz a sua capacidade de produzir a molécula de trifosfato de adenosina (ATP), devido à redução ao aporte sanguíneo (vasoconstrição sistêmica ou isquemia), aumenta-se a produção das espécies reativas de O_2, principalmente no complexo III mitocondrial, e isso ocorre devido ao "vazamento" de elétrons da cadeia de transporte de elétrons, a moléculas de O_2 ainda presentes na mitocondrial. O primeiro tipo de ERO formado é o íon superóxido (O_2^-), que, por sua vez, pode gerar peróxido de hidrogênio (H_2O_2)[2]. Esse aumento da produção de EROs pode causar danos no DNA mitocondrial (mtDNA), podendo ocasionar mais danos à produção energética, sinalizando autofagia dessa organela e apoptose da célula muscular[2]. Além disso, uma hiperatividade nervosa simpática pode provocar um *downregulation* (regulação negativa) dos receptores adrenérgicos no músculo esquelético. Nesse cenário, os receptores adrenérgicos são internalizados e degradados pelos lisossomos. Como a sinalização simpática é um dos fatores que regulam o trofismo muscular, a ausência dos receptores pode inibir a síntese proteica muscular[3]. Há evidências de que pacientes com caquexia cardíaca podem aumentar o trofismo muscular quando realizam terapia de reposição hormonal com testosterona se associado ao exercício físico cíclico[4]. Por fim, fatores como alimentação inadequada e inatividade física podem contribuir para a perda de massa muscular no paciente com caquexia cardíaca[5].

Questões relacionadas: 22, 23, 78, 79 e 106.

Referências

1. Palazzuoli A, Nuti R. Heart failure: pathophysiology and clinical picture. Contrib Nephrol. 2010; 164:1-10. doi: 10.1159/000313714.
2. Turrens JF. Mitochondrial formation of reactive oxygen species. J Physiol. 2003; 552(Pt 2):335-44. doi: 10.1113/jphysiol.2003.049478.
3. Bacurau AV, Cunha TF, Souza RW, Voltarelli VA, Gabriel-Costa D, Brum PC. Aerobic exercise and pharmacological therapies for skeletal myopathy in heart failure: similarities and differences. Oxid Med Cell Longev. 2016; 2016:4374671. doi: 10.1155/2016/4374671.
4. Santos MR, Sayegh AL, Bacurau AV, Arap MA, Brum PC, Pereira RM et al. Effect of exercise training and testosterone replacement on skeletal muscle wasting in patients with heart failure with testosterone deficiency. Mayo Clin Proc. 2016; 91(5):575-86. doi: 10.1016/j.mayocp.2016.02.014.
5. Gardenghi G. Mecanismos sistêmicos de alteração da capacidade funcional nas doenças cardiovasculares. In: Associação Brasileira de Fisioterapia Cardiorrespiratória e Fisioterapia em Terapia Intensiva; Martins JA, Karsten M, dal Corso S. (Org.) PROFISIO Programa de Atualização em Fisioterapia Cardiovascular e Respiratória: Ciclo 1. Porto Alegre: Artmed; 2014. p. 9-35. (Sistema de Educação Continuada a Distância, v. 1.)

173

Resposta   C

Comentário: A miosina é uma proteína contrátil sarcomérica, com atividade ATPásica que, de modo cíclico, interage com o sítio de ligação na actina promovendo geração de força e movimento. Estruturalmente, a molécula de miosina consiste em duas cadeias pesadas essenciais, conhecidas como miosina de cadeia pesada (MCP) e duas cadeias leves regulatórias, as miosinas de cadeia leve (MCL)[1]. As isoformas das cadeias pesadas de miosina são a alfa e a beta, que se dimerizam para formarem as MCP. Esses dímeros são chamados de V1, V2 ou V3. V1 e V3 são homodímeros, formados pelas isoformas alfa/alfa e beta/beta, respectivamente, enquanto V2 é um heterodímero, composto por alfa/beta. A alfa-MCP possui maior atividade ATPásica, apresentando tanto maior capacidade de contração quanto de encurtamento dos cardiomiócitos, quando comparada ao beta-MCP[2]. Nos ventrículos dos corações de seres humanos, a alfa-MCP é dominante no período fetal e transitoriamente após nascimento e, então, o gene da beta-MCP passa a ser expresso durante o decorrer da vida destes indivíduos, compreendendo cerca de 95% do total da miosina expressa nesse tecido (isoforma V3 da miosina). Já para os átrios, tanto nos seres humanos quanto em outros mamíferos, a alfa-MCP é dominante durante a vida[2]. Interessante observar que em mamíferos menores (camundongos) a expressão das isoformas é distinta dos seres humanos, com estes animais possuindo, predominantemente, a isoforma V3 na vida intrauterina e V1 após nascimento. No entanto, em situações patológicas, como na insuficiência cardíaca esses animais podem alterar a expressão gênica, fenômeno conhecido como reprogramação gênica fetal[2]. Em seres humanos, Miyata *et al.*[3] observaram maior expressão gênica de alfa-MCP em corações com insuficiência cardíaca.

Questão relacionada: 53.

Referências

1. Yin Z, Ren J, Guo W. Sarcomeric protein isoform transitions in cardiac muscle: a journey to heart failure. Biochim Biophys Acta. 2015; 1852(1):47-52. doi:10.1016/j.bbadis.2014.11.003
2. Negrão CE, Barretto ACP, Rondon MUPB. Cardiologia do Exercício: do atleta ao cardiopata. 2019. 4ª Edição. São Paulo: Manole. Capítulo 6: Aspectos moleculares da hipertrofia dos músculos cardíaco e esquelético após treinamento físico. pp. 126-58.
3. Miyata S, Minobe W, Bristow MR, Leinwand LA. Myosin heavy chain isoform expression in the failing and nonfailing human heart. Circ Res. 2000; 86(4):386-90. doi: 10.1161/01.res.86.4.386.

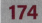

Resposta: C

Comentário: A doença arterial coronariana (DAC) é a principal causa de doença cardíaca isquêmica no Brasil, sendo caracterizada por uma obstrução no lúmen dos vasos, acarretando redução do fluxo sanguíneo e da oferta de oxigênio[1]. É observada, na fisiopatologia da DAC, redução na biodisponibilidade de óxido nítrico (ON), com concomitante aumento na produção nas espécies reativas de oxigênio (ERO), acarretando menor capacidade de vasodilatação, tanto em repouso como durante a prática de exercício físico[2]. A redução do fluxo sanguíneo não se limita apenas aos vasos coronarianos, sendo observada marcada redução de fluxo sanguíneo também para a musculatura periférica, o que, em suma, pode comprometer ainda mais a capacidade funcional do indivíduo[3]. Uma das explicações para a redução no fluxo sanguíneo periférico nesses pacientes é o fato de apresentarem hiperatividade nervosa simpática, que, por sua vez, causa vasoconstrição periférica, comprometendo o fluxo sanguíneo[4]. Em um trabalho clássico, Hambrecht et al.[5] observaram que a infusão crescente de acetilcolina (estimuladora da vasodilatação endotélio-dependente) não foi capaz de aumentar o lúmen das artérias coronarianas em pacientes com DAC, demonstrando que quando há lesão endotelial a vasodilatação mediada por endotélio é prejudicada. Apesar das alterações citadas, pacientes com DAC devem ser incentivados à prática regular de exercício físico, uma vez que com um correto controle de cargas, os pacientes podem obter uma redução acentuada na atividade nervosa simpática e melhora na função endotelial[6]. Além disso, o exercício físico regular é capaz de promover angiogênese e abertura da circulação colateral cardíaca. Essas adaptações melhoram o fluxo sanguíneo miocárdico com aumento da oferta de oxigênio a esse tecido, que, em conjunto com melhoras na função mitocondrial, aumentam o consumo máximo de oxigênio miocárdico (MVO_2)[1].

Questões relacionadas: 1, 11, 14, 15, 18, 23, 55, 62, 64, 71, 95, 120, 163 e 217.

Referências

1. Negrão CE, Barretto ACP, Rondon MUPB. Cardiologia do Exercício: do atleta ao cardiopata. 2019. 4ª Edição. São Paulo: Manole. Capítulo 18: Exercício Físico na Doença Arterial Coronariana. pp. 424-37.
2. Verma S, Anderson TJ. Fundamentals of endothelial function for the clinical cardiologist. Circulation. 2002; 105(5):546-9. doi: 10.1161/hc0502.104540.

3. Soares-Miranda L, Franco FG, Roveda F, Martinez DG, Rondon MU, Mota J, Brum PC, Antunes-Correa LM, Nobre TS, Barretto AC, Middlekauff HR, Negrão CE. Effects of exercise training on neurovascular responses during handgrip exercise in heart failure patients. Int J Cardiol. 2011; 146(1):122-5. doi: 10.1016/j.ijcard.2010.09.091.
4. Martinez DG, Nicolau JC, Lage RL, Toschi-Dias E, de Matos LD, Alves MJ, Trombetta IC, Dias da Silva VJ, Middlekauff HR, Negrão CE, Rondon MUPB. Effects of long-term exercise training on autonomic control in myocardial infarction patients. Hypertension. 2011; 58(6):1049-56. doi: 10.1161/HYPERTENSIONAHA.111.176644.
5. Hambrecht R, Fiehn E, Weigl C, Gielen S, Hamann C, Kaiser R et al. Regular physical exercise corrects endothelial dysfunction and improves exercise capacity in patients with chronic heart failure. Circulation. 1998;98(24):2709-15. doi: 10.1161/01.cir.98.24.2709.
6. Negrão CE, Middlekauff HR. Adaptations in autonomic function during exercise training in heart failure. Heart Fail Rev. 2008; 13(1):51-60. doi: 10.1007/s10741-007-9057-7.

175

Resposta   C

Comentários: Da classe das fluoropirimidinas, a 5-fluorouracil (5-FU) é um agente quimioterápico empregado no tratamento de vários tumores sólidos, como os de cabeça e pescoço e tumores gastrointestinais. Com meia-vida curta (menor que 30 minutos), a 5-FU atua como um antimetabólico, reduzindo a proliferação celular, bloqueando a enzima timidilato sintase que é necessária para a síntese de ácido desoxirribonucleico (DNA)[1]. Apesar de sua efetividade no tratamento de tumores sólidos, a 5-FU apresenta como efeitos colaterais cardiotoxicidade, figurando como o segundo medicamento mais cardiotóxico, atrás apenas das antraciclinas[2]. Dentre as principais manifestações de cardiotoxicidade induzida pela 5-FU, destacam-se a dor torácica, apresentando-se como dor torácica típica, angina em repouso ou exercício, síndrome coronariana aguda e até mesmo infarto agudo do miocárdio. Já as manifestações menos comuns são miocardite e pericardite, fibrilação atrial e insuficiência cardíaca[2]. É interessante notar que os sintomas de cardiotoxicidade são apresentados principalmente durante o primeiro ciclo de administração deste quimioterápico[3]. A cardiotoxicidade induzida pela 5-FU é causada por dano direto na célula devido ao metabolismo da 5-FU em fluoroacetato, ou por vasospasmo coronariano (para maior aprofundamento, ler referências 1 e 2). Apesar de haver relação entre 5-FU e cardiotoxicidade, pacientes com câncer de cólon que não são submetidos a tratamento quimioterápico podem desenvolver disfunções cardiovasculares, como demonstrado por Cramer *et al.*[4]. Ao avaliarem pacientes com câncer colorretal, esses pesquisadores observaram que, quando comparados a indivíduos saudáveis, essa população apresenta menor capacidade aeróbia, menor volume sistólico de ejeção e menor variabilidade da frequência cardíaca. Essas observações foram visualizadas em pacientes submetidos ou não à quimioterapia com fluoropirimidinas, comprovando que a própria doença oncológica impacta no sistema cardiovascular independentemente da cardiotoxicidade causada pela quimioterapia.

Questões relacionadas: 6, 127 e 133.

Questões Comentadas em Cardiologia do Exercício

Referências

1. Wigmore PM, Mustafa S, El-Beltagy M, Lyons L, Umka J, Bennett G. Effects of 5-FU. In: Raffa RB, Tallarida RJ (eds.). Chemo Fog Advances in Experimental Medicine and Biology. 2010; 678:157-64. Springer. https://doi.org/10.1007/978-1-4419-6306-2_20
2. Sara JD, Kaur J, Khodadadi R, Rehman M, Lobo R, Chakrabarti S et al. 5-fluorouracil and cardiotoxicity: a review. Ther Adv Med Oncol. 2018; 10:1758835918780140. doi: 10.1177/1758835918780140.
3. Meyer CC, Calis KA, Burke LB, Walawander CA, Grasela TH. Symptomatic cardiotoxicity associated with 5-fluorouracil. Pharmacotherapy. 1997; 17(4):729-36.
4. Cramer L, Hildebrandt B, Kung T, Wichmann K, Springer J, Doehner W et al. Cardiovascular function and predictors of exercise capacity in patients with colorectal cancer. J Am Coll Cardiol. 2014; 64(13):1310-9. doi: 10.1016/j.jacc.2014.07.948.

176

Resposta B

Comentários: Por se tratar de um órgão vital para a manutenção da homeostase, lesões no fígado comumente são acompanhadas por alteração no metabolismo de lipídios e carboidratos. Além disso, são observadas em pacientes com insuficiência hepática alterações hepatopulmonares e renais, além de maior propensão ao desenvolvimento de sarcopenia e fadiga crônica. No sistema cardiovascular, mais especialmente no coração, é visto que nesses pacientes há acentuada disfunção sistólica devido a uma exposição prolongada dos cardiomiócitos a elevados níveis de catecolaminas circulantes (comum na doença hepática, sobretudo cirrose) o que leva a um *downregulation* dos receptores β-adrenérgicos, reduzindo a força contrátil do coração. Disfunção diastólica também é observada, causada por um enrijecimento ventricular decorrente de acúmulo de colágeno do tipo I. Outras alterações observadas são aumento da atividade nervosa simpática, acompanhada de vasodilatação global, causando hipotensão e hipovolemia central. Quando em exercício físico esses pacientes não conseguem elevar de forma normal a pressão arterial e a frequência cardíaca, como comumente são esperadas. Dentre as alterações eletrocardiográficas mais observadas nesses pacientes, destaca-se um intervalo QT prolongado. Assim, fica evidente a importância de um conhecimento aprofundado das relações entre o sistema cardiovascular e demais sistemas, inclusive para a prescrição do exercício físico.

Questão relacionada: 170.

Referência

1. El Hadi H, Di Vincenzo A, Vettor R, Rossato M. Relationship between heart disease and liver disease: a two-way street. Cells. 2020; 9(3):567. doi: 10.3390/cells9030567.

177

Resposta B

Comentários: O nervo vago, décimo par de nervos cranianos, é um nervo parassimpático, que, além de inervar o coração, inerva os pulmões e o intestino. No coração, ao liberar

296

Questões Comentadas em Cardiologia do Exercício

o seu neurotransmissor acetilcolina (Ach) para os receptores muscarínicos, o nervo vago antagoniza as ações do sistema nervoso simpático. O seu principal sítio de ação é o nodo sinusal, responsável pelo cronotropismo cardíaco. Por uma ação envolvendo receptores acoplados à proteína G, a Ach promove diminuição da frequência cardíaca (redução do cronotropismo); além disso, a ação parassimpática inibe a liberação de noradrenalina para o nodo sinoatrial. Outro mecanismo associado à estimulação parassimpática é a abertura dos canais de K^+, promovendo o efluxo desses íons, acarretando um processo denominado hiperpolarização, que contribui para a redução da frequência cardíaca. A hiperpolarização também está envolvida em menor estímulo do nodo atrioventricular e redução da velocidade de condução dos feixes de His e fibras de Purkinje. A propriedade cardíaca associada à velocidade de condução do estímulo elétrico é denominada dromotropismo; logo, quando há maior atividade do nervo vago, é observada uma redução no dromotropismo. Além de atuar nos nodos sinusal e atrioventricular, nos ventrículos cardíacos também são encontrados receptores muscarínicos. No entanto, esses receptores são encontrados muito dispersos, e não em quantidade suficiente para reduzir de modo significativo a força de contração dos ventrículos (inotropismo), porém, tem a sua contribuição indireta na redução no inotropismo por um bloqueio no excesso de atividade nervosa simpática no coração. Por fim, a combinação da redução na frequência cardíaca e redução da força contrátil do miocárdio reduz o débito cardíaco (caracterizado pelo fluxo anterógrado de sangue do coração em um minuto) e, consequentemente, valores de pressão arterial. Apesar de não ser citada na questão, a atividade nervosa parassimpática também atua na circulação coronariana, aumentando o fluxo sanguíneo para o próprio miocárdio e também para a musculatura periférica, permitindo maior biodisponibilidade de óxido nítrico e, por consequência, facilitando a vasodilatação periférica, efeitos observados durante o repouso.

Questões relacionadas: 2, 9, 10, 16, 17, 25, 26, 27, 49, 66, 67, 75, 84, 112, 118, 126, 136, 152, 153, 179, 180, 203 e 204.

Referência

1. Gottschall CAM. Dinâmica Cardiovascular: do Miócito à Maratona. 2005. 1ª Edição. São Paulo: Atheneu. Capítulo 4: Controle Neural do Coração e da Circulação. p. 168-93.

178

Resposta   C

Comentário: Conhecer as respostas hemodinâmicas durante o exercício resistido (neuromuscular) é de fundamental importância para os profissionais que são responsáveis pela prescrição do exercício físico para cardiopatas. Como há um grande espectro de variáveis envolvidas no treinamento de força, como as variáveis de volume (número de séries e números de repetições), bem como as variáveis de intensidade (carga externa a ser vencida, velocidade de execução e intervalo entre séries), as respostas frente ao esforço podem variar bastante. No entanto, quando se objetiva favorecer hipertrofia muscular e aumento da força de resistência, uma das estratégias utilizadas é a realização de exercícios com intensidade de 70% de uma repetição máxima (RM), como apresentado no enunciado da questão[1]. Durante a realização de exercício resistido dinâmico e isométrico, há ativação do comando central do sistema nervoso autônomo, aumentando a atividade nervosa simpática e concomitantemente reduzindo a atividade nervosa parassimpática. Essa resposta, *per se*, induz aumento na frequência cardíaca (FC). Porém, diferentemente das respostas encontradas no exercício cíclico, em que é observada uma vasodilatação na musculatura periférica, durante o exercício resistido é visto que a musculatura em contração provoca diminuição do raio vascular por atividade mecânica (contração da musculatura que envolve a vasculatura arterial), aumentando a resistência vascular periférica (RVP). É visto que essa compressão arterial é gradual, iniciando-se já com cargas a 15% de 1 RM e oclusão total dos vasos quando se realiza exercícios a 70% de 1 RM[2]. Essa oclusão na vasculatura periférica favorece o acúmulo de metabólitos (lactato, hidrogênio, fosfato e adenosina), que por sua vez estimulam metaborreceptores locais, culminando também em um aumento da atividade nervosa simpática. Sobre o volume sistólico de ejeção (VSE), há marcadas alterações, dependendo do tipo de contração realizada, visto que exercícios isométricos dificultam o retorno venoso ao coração, o que, por consequência, reduz o VSE. Por sua vez, nos exercícios neuromusculares dinâmicos (períodos de contração e relaxamento), o fluxo sanguíneo pode ser mantido ou até mesmo aumentado. Assim, o VSE pode se manter ou aumentar. Além disso, durante os exercícios dinâmicos é possível que o VSE se eleve, pois as fibras sensoriais aferentes dos mecanorreceptores, localizados nos músculos e nas articulações, enviam impulsos ao centro cardiovascular, localizado no tronco encefálico, estimulando a descarga simpática, que, por sua vez, eleva o retorno venoso. Esse mecanismo não é observado durante a isometria devido ao fato de não haver movimentação articular. A Figura 1 esquematiza as respostas hemodinâmicas entre exercícios isométricos e dinâmicos. Apesar de não estar especificado no enunciado, para responder a essa questão, iremos assumir que o exercício em foco seja dinâmico. Por fim, em uma publicação de nosso grupo de pesquisa, não foram vistas diferenças nos valores pressóricos de indivíduos jovens que realizaram exercício dinâmico e isométrico a 70% de 1 RM[4].

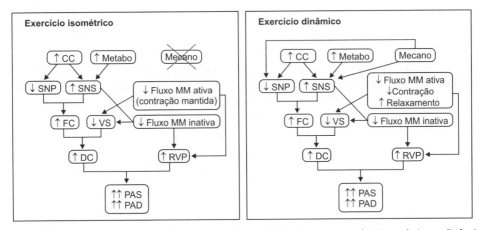

Figura 1. Esquema representativo das respostas hemodinâmicas ao exercício isométrico e dinâmico. Onde, CC: comando central; DC: débito cardíaco; FC: volume sistólico; Mecano: mecanorreflexo; Metabo: metaborreflexo; MM: massa muscular; PAD: pressão arterial diastólica; PAS: pressão arterial sistólica; RVP: resistência vascular periférica; SNP: sistema nervoso parassimpático; SNS: sistema nervoso simpático.

Questões relacionadas: 8, 146, 158 e 161.

Referências

1. Prestes P, Foschini D, Marchetti P, Charro, M, Tibana R. Prescrição e Periodização do Treinamento de Força em Academias. 2016. 2ª Edição. São Paulo: Manole. Capítulo 3: Prescrição do treinamento de força muscular. pp. 63-99.
2. Asmussen E. Similarities and dissimilarities between static and dynamic exercise. Circ Res. 1981; 48(6 Pt 2):I3-10.
3. Negrão CE, Barretto ACP, Rondon MUPB. Cardiologia do Exercício: do atleta ao cardiopata. 2019. 4ª Edição. São Paulo: Manole. Capítulo 12: Sistema cardiovascular e exercícios resistidos. pp. 259-78.
4. Diogo DP, Santos PHS, Nascimento HB, dos Santos AN, Ladeira ANT, Petto J. Do static contractions result in blood pressure levels higher than dynamic contractions in a resistance training? Open J Cardiol Heart Dis. 1(5). OJCHD.000525.2018. DOI: 10.31031/OJCHD.2018.01.000525

179

Resposta E

180

Resposta B

Comentários: A estrutura dos cardiomiócitos se assemelha à da fibra muscular esquelética, com poucas diferenças. Por exemplo, a localização do núcleo é nos cardiomiócitos, enquanto nas células esqueléticas eles estão localizados próximos ao sarcolema. Do ponto de vista morfológico, os sarcômeros (unidade funcional) tanto do tecido esquelético quanto do cardíaco apresentam diversas proteínas. Essas proteínas são organizadas de tal modo que, quando se olha pelo microscópio, é possível enxergar bandas claras e escuras, com aspecto de estriações, que dão origem aos termos músculo estriado cardíaco e estriado esquelético. Como observado na Figura 1, os sarcômeros são limitados em cada extremidade pelas linhas Z, na qual estão aderidos os filamentos finos de actina. Os filamentos grossos de miosina não tocam as linhas Z diretamente, estando ancorados no centro do sarcômero pela linha M (formado por proteína M), e nas extremidades ligam-se à titina, que por sua vez faz contato com as linhas Z[1]. A titina permite que o sarcômero se estenda durante a diástole, com aumento considerável nas câmaras cardíacas. Além destas, outras proteínas estão presentes no sarcômero, como a tropomiosina, que se estende sobre a actina, cobrindo assim o sítio de ligação da actina com a miosina. Há, também, sobre a tropomiosina, o complexo de outra proteína reguladora, a troponina, que é separada em três componentes: T, I, e C. Apesar de cada componente exercer uma atividade distinta, daremos foco sobre a troponina C (TnC), que, ao se ligar ao íon Ca^2, permite o processo de contração muscular[1]. (Para uma completa explicação acerca da função das outras proteínas contráteis, sugerimos a leitura do Capítulo 17 do livro *Fisiologia do Exercício: bioenergética e suas aplicações*[2].) Como já dito antes, vista do microscópio, a célula muscular apresenta estriações, sendo clara próximo às linhas Z, a região denominada banda I (I de isotrópica), composta apenas de filamentos finos. A região central, a banda A (A de anisotrópica), é constituída tanto de filamentos finos de actina quanto de filamentos grossos de miosina, sendo o meio da banda A (chamada de zona H), formada unicamente por filamentos de miosina. Para o início do processo de contração muscular, é necessário que haja um estímulo elétrico que despolarize a célula. Esse estímulo elétrico permite a abertura dos canais de rianodina (RyR) no retículo sarcoplasmático, facilitando a saída de Ca^{2+} dessa organela. Assim, a concentração citosólica de Ca^{2+} se eleva e esse íon se liga a TnC, que, então, altera a conformação da tropomiosina, permitindo a ligação da miosina à actina com consequente contração muscular. Após o processo contrátil, durante o relaxamento ou diástole, o Ca^{2+} deve retornar novamente ao retículo sarcoplasmático[1]. Por meio de um processo ativo, com gasto de energia, a sarco/endoplasmático retículo Ca^{2+}-ATPase (SERCA), o Ca^{2+} é transferido do citosol para o retículo sarcoplasmático, reduzindo a concentração citosólica desse íon e permitindo o relaxamento. No coração, a isoforma presente da SERCA é a SERCA 2, cuja atividade é regulada por uma outra proteína chamada fosfolamban[1]. Quando fosforilada, a fosfolamba ativa a SERCA 2, e esta, por sua vez, realiza a recaptação do Ca^{2+} para o retículo sarcoplasmático. Interessante observar que em modelos experimentais com insuficiência cardíaca, essas proteínas contráteis apresentam funcionamento alterado (diminuição da atividade de recaptação do Ca^{2+}). No entanto, Medeiros *et al.* observaram que o treinamento físico aeróbio conseguiu diminuir a disfunção na recaptação de Ca^{2+} em animais que realizaram esse treinamento previamente à indução da insuficiência cardíaca[3].

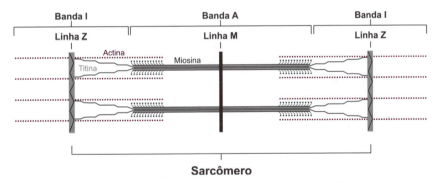

Figura 1. Esquema representativo do sarcômero cardíaco.

Questões relacionadas: 2, 9, 10, 16, 17, 25, 26, 27, 49, 66, 67, 75, 84, 112, 118, 126, 136, 152, 153, 177, 203 e 204.

Referências
1. Gottschall CAM. Dinâmica Cardiovascular: do Miócito à Maratona. 2005. 1ª Edição. São Paulo: Atheneu. Capítulo 4: Arquitetura da Contração Cardíaca. p. 85-119.
2. Brooks GA, Fahey, TH, Baldwin KM. Fisiologia do Exercício: Bioenergética e suas Aplicações. 2013. 4ª Edição. Editora Phorte. Capítulo 17: Estrutura do Músculo Esquelético e Suas Propriedades Contráteis. pp. 329-56.
3. Medeiros A, Rolim NP, Oliveira RS, Rosa KT, Mattos KC, Casarini DE, Irigoyen MC, Krieger EM, Krieger JE, Negrão CE, Brum PC. Exercise training delays cardiac dysfunction and prevents calcium handling abnormalities in sympathetic hyperactivity-induced heart failure mice. J Appl Physiol (1985). 2008; 104(1):103-9. doi: 10.1152/japplphysiol.00493.2007.

181

Resposta C

Comentário: Um programa de reabilitação bem estruturado é altamente indicado para pacientes com insuficiência cardíaca, demonstrando evidência nível I para atuação (decisão tomada a partir de ensaios clínicos randomizados). Nessa população, o exercício físico é capaz de aumentar a tolerância ao esforço, reduzir o risco de morte e o número de internações[1]. No entanto, na presença de doenças infecciosas do coração, o exercício recebe contraindicação absoluta, pois o aumento da atividade celular e a migração das células de defesa podem amplificar a ação citotóxica da imunidade inata, aumentando o potencial lesivo aos cardiomiócitos. A presença de extrassístole ventricular isolada, no repouso ou em exercício, não representa uma contraindicação, sendo permitida a realização do programa de RC sob supervisão, de preferência utilizando a monitorização eletrocardiográfica. As contraindicações absolutas para o exercício estão listadas na Tabela 1.

Tabela 1. Contraindicações absolutas para realização do exercício físico[2]

1. Infarto agudo do miocárdio muito recente (< 72 h)

2. Angina instável (< 72 h da estabilização)

3. Valvopatias graves sintomáticas com indicação cirúrgica – reabilitar somente após o procedimento cirúrgico

4. Hipertensão arterial descontrolada: pressão arterial sistólica > 190 mmHg e/ou pressão arterial diastólica > 120 mmHg

5. Insuficiência cardíaca descompensada

6. Arritmias ventriculares complexas, graves

7. Suspeita de lesão de tronco de coronária esquerda, instabilizada ou grave

8. Endocardite infecciosa, miocardite, pericardite

9. Cardiopatias congênitas graves não corrigidas, sintomáticas

10. Tromboembolismo pulmonar e tromboflebite – fase aguda

11. Dissecção de aorta – tipo A ou fase aguda do tipo B

12. Obstrução grave sintomática do trato de saída do ventrículo esquerdo com baixo débito esforço-induzido

13. Diabetes melito descontrolada

14. Todo quadro infeccioso sistêmico agudo

Questões relacionadas: 1, 8, 11, 12, 14, 19, 23, 24, 36, 39, 42, 43, 46, 47, 48, 58, 59, 61, 62, 63, 76, 89, 94, 95, 99, 100, 102, 115, 116, 117, 120, 132, 146, 150, 157, 163, 165, 185, 187, 188, 193, 213, 215, 216, 217 e 228.

Questões Comentadas em Cardiologia do Exercício

Referências

1. Rohde LEP, Montera MW, Bocchi EA, Clausell NO, Albuquerque DC, Rassi S et al. Diretriz Brasileira de Insuficiência Cardíaca Crônica e Aguda. Arq. Bras. Cardiol. 2018; 111(3):436-539. https://doi.org/10.5935/abc.20180190.
2. Herdy AH, López-Jiménez F, Terzic CP, Milani M, Stein R, Carvalho T et al. South American Guidelines for Cardiovascular Disease Prevention and Rehabilitation. Arq Bras Cardiol. 2014; 103(2Suppl1):1-31. https://doi.org/10.5935/abc.2014S003.

182

Resposta   D

Comentário: O treinamento muscular inspiratório (TMI) se baseia na imposição de cargas que restringem a entrada de ar nos pulmões. Para a execução do TMI é necessário, primeiro, coletar a $PI_{máx.}$ para que, com base no valor obtido, uma carga resistiva ao fluxo inspiratório seja estipulada. Normalmente, em cardiopatas, esse valor varia de 30% a 40%. Para a avaliação da $PI_{máx.}$, o paciente deve estar em sedestação, com uso de um clipe nasal e em posse do manovacuômetro. Ele deve ser orientado a realizar uma expiração liberando o ar dos pulmões até a chegada do volume residual funcional; em seguida executar uma inspiração máxima forçada. O resultado obtido deve ser registrado enquanto o paciente descansa por 1 minuto. As medidas devem ser repetidas por no mínimo 3 vezes, escolhendo-se o maior valor. Caso o maior valor seja o da última repetição, o teste deve ser realizado mais uma vez, e assim sucessivamente, até que o último valor seja igual ou menor que o da medida anterior. Isso porque valores de $PI_{máx.}$ progressivamente maiores representam adaptação ao teste. Tendo encontrado a medida de $PI_{máx.}$, a literatura aponta que um porcentual entre 30% e 40% desse valor pode ser utilizado como referência para a carga treino, como dito antes. Porém, nosso grupo de pesquisa já publicou um trabalho apontando que possivelmente é mais efetiva a realização de cargas próximas ao limiar de anaerobiose dos músculos inspiratórios. Isso se baseia no racional de que as fibras do diafragma são majoritariamente oxidativas[1]. Para maior aprofundamento no tema, indicamos a leitura dos artigos de Cordeiro et al.[2] e Oliveira et al.[3] Por fim, a adaptação da musculatura diafragmática ao TMI ocorre em torno de 2 semanas após o início do treinamento, precisando ser constantemente reavaliada.

Questões relacionadas: 159 e 205.

Referências

1. Montemezzo D, Jaenisch RB. Treinamento muscular inspiratório em doenças cardiovasculares. PROFISIO. Porto Alegre: Artmed, Ciclo 2, v. 3.
2. Cordeiro ALL et al. Inspiratory muscle training based on anaerobic threshold on the functional capacity of patients after coronary artery bypass grafting: clinical trial. Braz J Cardiovasc Surg. 2020; 35(6):942-9.
3. Oliveira FTO, Santos WM, Silva WS, Celestino VS, Petto J. Blood glucose threshold of the inspiratory muscles: is it possible to determine it by Borg? Rev Andal Med Deport. 2021; 14:165-70.

183

Resposta C

Comentário: O coração sofre regulação autonômica mediada pelo nervo vago (parassimpático) e fibras simpáticas. O nervo vago atua sobre o nodo sinusal e atrioventricular e o seu tônus aumentado é responsável pela redução da frequência cardíaca. Já as fibras simpáticas são responsáveis pelo aumento da força de contração miocárdica, do automatismo e da velocidade de condução do impulso elétrico. A variabilidade da frequência cardíaca pode ser mensurada por um cardiofrequencímetro com registro do intervalo entre cada batimento e, quanto maior a diferença entre o tempo de 3 ou mais batimentos consecutivos (intervalo R-R), maior a variabilidade. Há várias formas de analisar a VFC, dentre elas: o domínio do tempo, da frequência, do caos e da entropia de Shannon. As variáveis do domínio da frequência são: componente de alta frequência (*High Frequency* – HF), componente de baixa frequência (*low frequency* – LF) e componentes de muito baixa frequência (*very low frequency* – VLF). Destes, o LF demonstra a atividade simpática, o HF representa uma mistura entre atividade simpática e parassimpática, com predominância desta última. Já o VLF não possui discriminação exata na literatura. Quando a razão LF/HF estiver acima de 1 fica evidente a predominância simpática, que está relacionada com risco aumentado de acidente vascular encefálico, morte súbita e fibrilação atrial. Portanto, das medidas apresentadas, apenas o componente LF representa atividade autonômica isolada, neste caso, simpática.

Questão relacionada: 191.

Referência

1. Vanderlei LCM, Pastre CM, Hoshi RA, Carvalho TD, Godoy MF. Noções básicas de variabilidade da frequência cardíaca e sua aplicabilidade clínica. Rev Bras Cir Cardiovasc. 2009; 24(2):205-17. https://doi.org/10.1590/S0102-76382009000200018.

184

Resposta B

Comentário: As disposições das fibras cardíacas se apresentam em série e em paralelo. O ganho de fibras em série é responsável pelo aumento do comprimento do feixe muscular, portanto, associado à dilatação da câmara cardíaca, enquanto alterações no número de fibras paralelas definem a hiper- ou hipotrofia do músculo cardíaco. O remodelamento miocárdico (termo designado para se referir a uma alteração patológica na geometria cardíaca) é identificado por aumento da cavidade ventricular, atrofia ou hipertrofia miocárdica, áreas com cicatriz e fibrose da parede cardíaca. Em outras palavras, é uma afecção estrutural do músculo cardíaco que pode ocasionar uma redução na capacidade de trabalho do coração, incorrendo em uma diminuição do débito cardíaco. Diversos estímulos são responsáveis pela progressão da insuficiência cardíaca, dentre eles os mecanismos neuro-humorais, a se destacar, aumento da atividade simpática e sistema renina-angiotensina-aldosterona, que induzem hipertrofia celular e fibrose no coração, além do efeito citotóxico, sobrecarga hemodinâmica por retenção hídrica e vasoconstrição[1]. Cabe destacar que o remodelamento pode ocorrer de maneira concêntrica e/ou excêntrica. Sobrecargas pressóricas, como a hipertrofia concêntrica hipertensiva, são exemplo de um remodelamento concêntrico. Já a cardiopatia chagásica é um exemplo clássico de um remodelamento excêntrico (dilatação)[2]. A Figura 1 exemplifica esses dois casos.

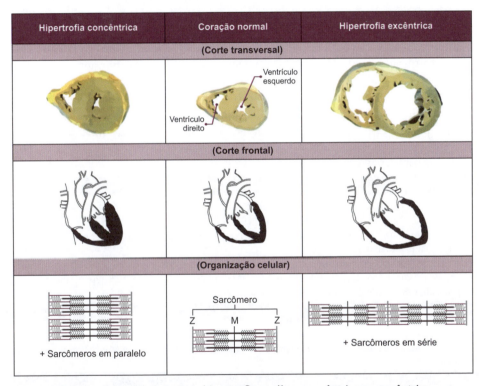

Figura 1. Comparação entre a hipertrofia cardíaca concêntrica e a excêntrica.

Questões relacionadas: 22, 23, 33, 78, 79, 106, 172, 184, 186, 189, 205 e 220.

Referências

1. Azevedo PS, Polegato BF, Minicucci MF, Paiva SAR, Zornoff LAM. Remodelação cardíaca: conceitos, impacto clínico, mecanismos fisiopatológicos e tratamento farmacológico. Arq Bras Cardiol. 2016; 106(1):62-9. https://doi.org/10.5935/abc.20160005.
2. Mil JG, Vassalo DV. Hipertrofia cardíaca. Rev Bras Hipertens. 2001; 18:63-75.

304

Questões Comentadas em Cardiologia do Exercício

185

Resposta B

Comentário: A Diretriz sugere apenas três categorias de risco: baixo, moderado e alto. Nas condições apresentadas, o paciente está na condição de risco baixo. O único confundidor é o valor do VO_2 máximo relativamente baixo (menor que 5 Mets). Esse cálculo é feito dividindo-se o VO_2 máximo pelo valor de 3,5, que corresponde a 1 Met. Portanto, 17 dividido por 3,5 é igual a 4,8 Mets. Observe na Tabela 1 que indivíduos com menos de 5 Mets de capacidade de esforço são categorizados como de alto risco. Porém, o uso isolado desse marcador para a classificação de risco, sem uma medida funcional, não é recomendado[1]. Apesar de a Diretriz não apontar quais devem ser utilizados como suporte diagnóstico, entendemos que o uso de testes, como o de caminhada de 6 minutos[2], teste de degrau de 6 minutos[3] (ou variações), teste de sentar e levantar[4], *Timed up and go*[5], dentre outros, podem ser utilizados. Testes funcionais validados são interessantes por apresentarem aplicação padronizada, valores de corte por idade ou condição, sensibilidade para risco (queda, morte etc.), além de permitirem a comparação do estado funcional do paciente com baixo custo financeiro. A aplicação do teste deve seguir as normas de execução. Como não seria possível explicar cada teste, separamos as referências de cada teste ao final desta questão.

Estratificação para risco de eventos segundo AACVPR[6]

Baixo risco
1. Sem disfunção significativa do ventrículo esquerdo (fração de ejeção > 50%)
2. Sem arritmias complexas em repouso ou induzidas pelo exercício
3. Infarto agudo do miocárdio; cirurgia de revascularização miocárdica, angioplastia coronária transluminal percutânea, não complicados
4. Ausência de insuficiência cardíaca congestiva ou sinais/sintomas que indiquem isquemia pós-evento
5. Assintomático, incluindo ausência de angina com o esforço ou no período de recuperação
6. Capacidade funcional igual ou > 7 METS (em teste ergométrico incremental)★

Risco moderado
1. Disfunção ventricular esquerda moderada (fração de ejeção entre 40% e 49%)
2. Sinais/sintomas, incluindo angina em níveis moderados de exercício (5 – 6,9 METS) ou no período de recuperação

Alto risco
1. Disfunção grave da função do ventrículo esquerdo (fração de ejeção menor que 40%)
2. Sobreviventes de parada cardíaca ou morte súbita
3. Arritmias ventriculares complexas em repouso ou com o exercício
4. Infarto de miocárdio ou cirurgia cardíaca complicadas com choque cardiogênico; insuficiência cardíaca congestiva e/ou sinais/sintomas de isquemia pós-procedimento
5. Hemodinâmica anormal com o exercício (especialmente curva deprimida ou queda da pressão arterial sistólica, ou incompetência cronotrópica não medicamentosa com o incremento da carga)
6. Capacidade funcional < 5 METS★
7. Sintomas e/ou sinais, incluindo angina a baixo nível de exercício (< 5 METS) ou no período de recuperação
8. Infradesnível do segmento ST isquêmico durante exercício (> 2 mm).
Considera-se de alto risco a presença de algum dos fatores de risco incluídos nesta categoria

★Medida deve ser acompanhada de algum teste funcional.

Questões Comentadas em Cardiologia do Exercício

Questões relacionadas: 1, 8, 11, 12, 14, 19, 23, 24, 28, 36, 39, 42, 43, 46, 47, 48, 58, 59, 61, 62, 63, 76, 89, 94, 95, 99, 100, 102, 115, 116, 117, 120, 125, 132, 146, 150, 157, 163, 165, 181, 187, 188, 193, 213, 215, 216, 217 e 228.

Referências

1. Herdy AH, López-Jiménez F, Terzic CP, Milani M, Stein R, Carvalho T, et al. South American guidelines for cardiovascular disease prevention and rehabilitation. Arq Bras Cardiol. 2014; 103(2Suppl1):1-31. https://doi.org/10.5935/abc.2014S003.
2. Soares MRP, Castro CA. Teste de caminhada de seis minutos: valores de referência para adultos saudáveis no Brasil. Jornal Brasileiro de Pneumologia [online]. 2011, v. 37, n. 5 [Acessado 20 Setembro 2021], pp. 576-583. Disponível em: <https://doi.org/10.1590/S1806-37132011000500003>. Epub 17 Nov 2011. ISSN 1806-3756. https://doi.org/10.1590/S1806-37132011000500003.
3. Pessoa BV et al. Validity of the six-minute step test of free cadence in patients with chronic obstructive pulmonary disease. Brazilian Journal of Physical Therapy [online]. 2014, v. 18, n. 03 [Acessado 20 Setembro 2021] , pp. 228-236. Disponível em: <https://doi.org/10.1590/bjpt-rbf.2014.0041>. ISSN 1809-9246. https://doi.org/10.1590/bjpt-rbf.2014.0041.
4. Araújo CGS. Teste de sentar-levantar: apresentação de um procedimento para avaliação em Medicina do Exercício e do Esporte. Rev Bras Med Esporte 1999; 5(5):179-82.
5. Podsiadlo D, Richardson S. The timed "Up & Go": a test of basic functional mobility for frail elderly persons. J Am Geriatr Soc. 1991; 39(2):142-8.
6. Piepoli MF, Hoes AW, Agewall S, Albus C, Brotons C, Catapano AL et al. 2016 European Guidelines on cardiovascular disease prevention in clinical practice. Eur Heart J. 2016; 37:2315-81.

186

Resposta C

Comentário: No paciente com insuficiência cardíaca, principalmente em graus mais avançados (NYHA III e IV[1] – ver Tabela 1), deve-se atentar para a perda de massa muscular por ser um evento deletério com alto risco de morbimortalidade. Nessa situação há aumento da liberação de citosinas pró-inflamatórias, como a interleucina 6 e o fator de necrose tumoral alfa (TNF-α), que elevam a taxa metabólica basal, além de reforçar o aumento da atividade simpática. O TNF-α, assim como as espécies reativas de oxigênio, é responsável por ativar o fator de transcrição do fator nuclear κb (NF-κB), cuja ação favorece a ativação da via sistema ubiquitina-proteassoma (SUP), uma das principais vias de catabolismo e atrofia muscular. Já o fator de crescimento semelhante à insulina (IGF-1), assim como a folistatina e insulina, é um antagonista da via SUP, tendo, ainda, relação com a presença de células-satélites musculares, cuja redução implica perda da capacidade de recuperação das fibras musculares. Ao pensar que o exercício físico regular permite a redução da inflamação subclínica, melhora da sensibilidade insulínica e aumento da síntese proteica da via-alvo da rapamicina em mamífero (m-TOR), o mesmo é claramente um potente recurso para a recuperação desses pacientes. Um aspecto multidisciplinar envolvido nessa condição é o domínio nutricional. O paciente em questão deve ser constantemente reavaliado do ponto de vista nutricional, pois condições como o uso de medicações (inibidores da ECA) podem reduzir o apetite e alterar o paladar. Ainda nesse sentido, a taxa

306 Questões Comentadas em Cardiologia do Exercício

Tabela 1. Classificação da insuficiência cardíaca.

Grau I	Assintomático. A atividade física normal não causa fadiga excessiva, palpitações, dispneia (falta de ar)
Grau II	Ligeira limitação. Confortável em repouso. A atividade física normal resulta em fadiga, palpitações, dispneia (falta de ar)
Grau III	Limitação acentuada da atividade física. Confortável em repouso. Atividades inferiores às diárias causam fadiga, palpitações ou dispneia
Grau IV	Incapacitante. Incapaz de realizar qualquer atividade física sem desconforto. Sintomas de insuficiência cardíaca em repouso. Se alguma atividade física for realizada, o desconforto aumenta

de absorção de nutrientes pode estar reduzida por um afastamento entre os capilares e os enterócitos, a hipomotilidade intestinal e a possível presença de hepatomegalia, capaz de emular a sensação de plenitude antecipada[2].

Questões relacionadas: 22, 23, 33, 78, 79, 106, 172, 184, 186, 189 e 220.

Referências

1. Bennett JA, Riegel B, Bittner V, Nichols J. Validity and reliability of the NYHA classes for measuring research outcomes in patients with cardiac disease. Heart Lung. 2002; 31(4):262-70. doi: 10.1067/mhl.2002.124554.
2. Gardenghi G. Mecanismos sistêmicos de alteração da capacidade funcional nas doenças cardiovasculares. In: Associação Brasileira de Fisioterapia Cardiorrespiratória e Fisioterapia em Terapia Intensiva; Martins JA, Karsten M, Dal Corso S. (Org.) PROFISIO Programa de Atualização em Fisioterapia Cardiovascular e Respiratória: Ciclo 1. Porto Alegre: Artmed; 2014. p. 1-8. (Sistema de Educação Continuada a Distância, v. 4.)

187

Resposta **B**

Comentário: Segundo a Diretriz Sul-Americana de Prevenção e Reabilitação Cardiovascular[1], as fases da reabilitação podem ser divididas em quatro etapas: Fase 1. intra-hospitalar; Fase 2. ambulatorial (paciente sem contato prévio com as atividades e/ou condições que exigem monitoração constante); Fase 3. ambulatorial (paciente habituado com o exercício, visando o controle de riscos cardiovasculares); Fase 4. manutenção tardia (feita com orientações a atividades domiciliares ou centros de treinamento). No presente caso, como o paciente não é habituado ao exercício, o mais indicado é que ele seja inserido inicialmente na Fase 2. A Diretriz Brasileira de Reabilitação Cardiovascular – 2020[2] destaca que o tempo de permanência em cada fase da reabilitação não deve ser interpretado de forma cartesiana, pois a presença de determinados agravos da saúde pode requisitar maior atenção e supervisão do profissional por tempo prolongado. Quanto às zonas de treinamento, os limites aproximados são 127 e 139 e podem ser verificadas nos cálculos a seguir:

Limite inferior

FC repouso + (0,6) × (FC máxima − FC repouso)
93 + (0,6 × 150-93) → 93 + (0,6 × 57) → 93 + 34,2 = 127,2 bpm.

Questões Comentadas em Cardiologia do Exercício

Limite superior

FC repouso + (0,8) × (FC máxima − FC repouso)

93 + (0,8 × 150-93) → 93 + (0,8 × 57) → 93 + 45,6 = 138,6 bpm.

Questões relacionadas: 1, 8, 11, 12, 14, 19, 23, 24, 36, 39, 42, 43, 46, 47, 48, 58, 59, 61, 62, 63, 76, 89, 94, 95, 99, 100, 102, 115, 116, 117, 120, 132, 146, 150, 157, 163, 165, 181, 185, 188, 193, 213, 215, 216, 217 e 228.

Referências

1. Herdy AH, López-Jiménez F, Terzic CP, Milani M, Stein R, Carvalho T, et al. South American Guidelines for Cardiovascular Disease Prevention and Rehabilitation. Arq. Bras. Cardiol. [Internet]. 2014; 103(2Suppl1):1-31. https://doi.org/10.5935/abc.2014S003.
2. Carvalho T, Milani M, Ferraz AS, Silveira AD, Herdy AH, Hossri CAC et al. Diretriz Brasileira de Reabilitação Cardiovascular – 2020. Arq Bras Cardiol. [Internet]. 2020; 114(5):943-87. https://doi.org/10.36660/abc.20200407.

188

Resposta A

Comentário: A Fase 4 da reabilitação cardíaca é caracterizada pelo seguimento das atividades sem acompanhamento presencial em ambulatório, por exemplo, devolvendo o paciente para atividades de manutenção do condicionamento em academia ou orientações para o exercício em ambiente domiciliar[1]. Muitos recursos podem ser aplicados para a monitoração desses pacientes, permitindo controle da intensidade do esforço em tempo real, como o cardiofrequencímetro de pulso, capaz de discriminar até o nível de atividade simpática e vagal, pela variabilidade da frequência cardíaca. Ao considerar pacientes com doença arterial coronariana que optam pelo tratamento conservador, não existe contraindicação desse grupo à Fase 4, de acordo com a Diretriz Sul-Americana de Prevenção e Reabilitação Cardíaca[1]. O cardiofrequencímetro de pulso é um recurso capaz de modular em tempo real a frequência cardíaca e alertar para uma zona de risco maior (limiar isquêmico). Outros recursos de baixo valor aquisitivo também podem ser utilizados em todas as fases da RC, como as escalas subjetivas de esforço, incluindo a de Borg, uma das mais conhecidas no Brasil. Ao longo da fase ambulatorial, o paciente irá se familiarizar com a escala e apresentar respostas mais fidedignas, permitindo o seu uso na Fase 4. Por ser um instrumento não invasivo, como os procedimentos para a checagem do limiar glicêmico ou de lactato, o mesmo é mais bem-aceito pelos pacientes pela ausência de desconforto. Além disso, permite a adaptação rápida da intensidade do exercício, sem maiores transtornos ao paciente e aumento do custo do programa de reabilitação. Quanto aos horários de atividade, estes precisam ser vistos com cautela, pois a escolha do momento para o exercício depende de variáveis como o pico de ação farmacológica, disponibilidade do paciente, sendo muito mais viável a padronização de horários para assegurar uma rotina de treinamento. Horários fixos não são barreiras à adesão à reabilitação cardiovascular, como já demonstrado pela literatura[2]. Por fim, é necessário conscientizar os pacientes antes da liberação à Fase 4, pois assim como um dos princípios da fisiologia do exercício indica perda dos benefícios obtidos com o programa ao retornar à inatividade ou redução das demandas metabólicas, exceder as medidas de treino alcançadas pode ser perigoso, seja com alto volume de treino ou intensidade[3].

Questões relacionadas: 1, 8, 11, 12, 14, 19, 23, 24, 36, 39, 42, 43, 46, 47, 48, 58, 59, 61, 62, 63, 76, 89, 94, 95, 99, 100, 102, 115, 116, 117, 120, 132, 146, 150, 157, 163, 165, 181, 185, 187, 193, 213, 215, 216, 217, 228.

Referências
1. Herdy AH, López-Jiménez F, Terzic CP, Milani M, Stein R, Carvalho T, et al. South American Guidelines for Cardiovascular Disease Prevention and Rehabilitation. Arq. Bras. Cardiol. [Internet]. 2014; 103(2 Suppl 1):1-31. https://doi.org/10.5935/abc.2014S003.
2. Petto G, Araújo PL, Garcia NL, Santos ACN, Gardenghi G. Fatores de impedimento ao encaminhamento para a reabilitação cardíaca supervisionada. Rev Bras Cardiol. 2013; 26(5):364-8.
3. Jonathan MP, James FM, Kazunori N, Truls R, Glenn DW, Vernon GC. Modulating exercise-induced hormesis: does less equal more? J. Appl. Physiol. 2015; 119(3):172-89. https://doi.org/10.1152/japplphysiol.01055.2014

189

Comentário: Uma das medidas para verificar o aumento na capacidade física é pelo consumo de oxigênio (VO_2), que pode ser mensurado pelo seu máximo (quando o teste permite identificar um platô e o participante é capaz de tolerar o esforço) ou pico (valor máximo antes da interrupção do teste incremental). A Figura 1 exemplifica as duas medidas. O VO_2 é calculado pela multiplicação do débito cardíaco × a diferença arteriovenosa de oxigênio e representa a capacidade que o organismo tem de captar (sistema respiratório), distribuir (sistema cardiovascular) e extrair e utilizar (sistema muscular) o oxigênio. Portanto, a avaliação do consumo de oxigênio mensura e qualifica a função da engrenagem entre esses três sistemas, como nos mostra a Figura 2. O exercício físico de forma crônica melhora essa função orgânica, como aponta a metanálise de Scribbans et al.[1] Sobre a sensibilidade dos barorreceptores arteriais, o estudo publicado por Gardenghi et al.[2] demonstrou que sessões de treinamento físico em bicicleta ergométrica prescrito 10% abaixo do ponto de compensação respiratória, durante 4 meses, 3 vezes por semana com duração de 1 hora/sessão foi capaz de alterar a sensibilidade barorreflexa de pacientes com síncope neuromediada, além aumentar o VO_{2pico}. Por fim, a variabilidade da frequência cardíaca (VFC), mensurada pelo nível de oscilação entre o tempo de cada segmento R-R no eletrocardiograma, demonstra a predominância simpática ou parassimpática sobre o coração, sendo a primeira responsável pelo aumento da força de contração miocárdica e a segunda, pela redução da frequência cardíaca. A análise da VFC determina que, quanto maior a diferença entre os intervalos R-R, maiores são a variabilidade e a atuação parassimpática, que demonstram respostas benéficas à saúde cardiovascular, enquanto a diminuição da VFC está associada a riscos de morte súbita e acidente vascular encefálico[3]. Nesse contexto, o exercício físico, principalmente quando realizado por meio de atividades como corrida e bicicleta ergométrica, apresenta como desfecho final o aumento da VFC[4].

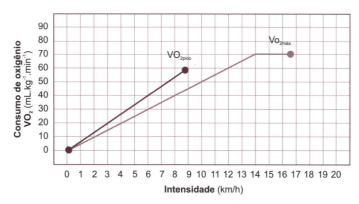

Figura 1. Representação do VO_2 máximo e VO_{2pico}.

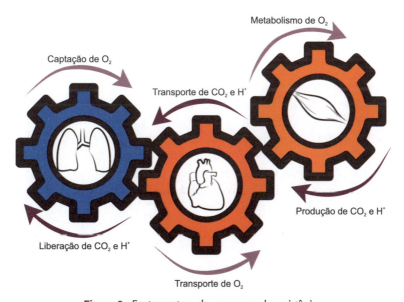

Figura 2. Engrenagem de consumo do oxigênio.

Questões relacionadas: 22, 23, 33, 78, 79, 106, 172, 184, 186, 205 e 220.

Referências

1. Scribbans TD, Vecsey S, Hankinson PB, Foster WS, Gurd BJ. The effect of training intensity on VO_{2max} in young healthy adults: a meta-regression and meta-analysis. Int J Exerc Sci. 2016;9(2):230-47.
2. Gardenghi G, Rondon MU, Braga AM et al. The effects of exercise training on arterial baroreflex sensitivity in neurally mediated syncope patients. Eur Heart J. 2007; 28(22):2749-55. doi:10.1093/eurheartj/ehm208
3. Agarwal SK, Norby FL, Whitsel EA, Soliman EZ, Chen LY, Loehr LR et al. Cardiac autonomic dysfunction and incidence of atrial fibrillation. J Am Coll Cardiol. 2017; 69(3):291-99.
4. Araújo WS, Sacramento MS, Lacerda LGL, Araújo JS, Ladeia AMT, Petto J. Exercício cíclico na saúde cardiovascular da mulher: uma análise pela variabilidade da frequência cardíaca. Fisioter Bras 2019; 20(6);798-808 https://doi.org/10.33233/fb.v20i6.2738

310 Questões Comentadas em Cardiologia do Exercício

190

Resposta B

Comentário: Por se tratar de uma condição debilitante, a situação pré-transplante já envolve hiperativação simpática, perda de massa muscular e óssea, tudo isso associado à diminuição da funcionalidade e aos efeitos adversos das medicações. Após a realização do transplante, outras preocupações estão envolvidas, como trauma tecidual do processo cirúrgico, deterioração da função pulmonar tanto pela cirurgia quanto pela ação da ciclosporina sobre os vasos pulmonares, e a denervação cardíaca. Esta resulta em uma frequência cardíaca de repouso aumentada e baixa resposta cronotrópica ao longo de um teste de exercício incremental. Em outras palavras, o coração não responde à intensidade da atividade de modo linear quando comparado ao VO_2, o que reduz a capacidade para execução do exercício e demanda cuidado do profissional para não impor cargas de trabalho que excedem a capacidade desses pacientes. A resposta ao exercício físico responde, em primeiro momento, a adaptações pela lei de Frank-Starling e, em seguida, pela ação das catecolaminas, apresentando aumento da frequência cardíaca mais atenuada, assim como o retorno lento após a finalização da sessão. Apesar de a recuperação da inervação pós-transplante levar até 15 anos, o exercício físico é um potencial acelerador desse processo; além disso, demonstra ação hipotensora mediada pela liberação de óxido nítrico e prostaciclinas decorrente do aumento da taxa de cisalhamento endotelial. A hipertensão arterial é um evento comum nesse grupo devido a aumento da sensibilidade dos receptores beta-adrenérgicos, que elevam a atividade simpática, e pela redução da sensibilidade barorreflexa, ambos contribuindo para a dificuldade do controle pressórico.

Questão relacionada: 192.

Referência
1. Veiga G, Bacal F, Pascoalino LN, Bocchi EA. Transplante de coração e exercício físico. In: Negrão CE, Barreto ACP, Rondon MUPB. Cardiologia do Exercício do Atleta ao Cardiopata. 4ª ed. São Paulo: Manole; 2019. pp. 493-505.

191

Resposta B

Comentário: O coração possui 6 propriedades que serão explicadas a seguir. O cronotropismo (propriedade elétrica) compreende a capacidade de o coração manter a própria contração de modo rítmico, sem a necessidade direta de outros órgãos. Contextualizando o tópico anterior, pode-se observar que apesar da intrínseca relação com o sistema nervoso autonômico, existe a manutenção da frequência cardíaca, mesmo após o transplante cardíaco com denervação completa. O dromotropismo (propriedade elétrica) é uma propriedade inerente às células musculares cardíacas que tornam possível a condução do

Questões Comentadas em Cardiologia do Exercício

estímulo elétrico para todas as fibras e a ação cardíaca como um sincício[1]. O batmotropismo (propriedade elétrica) corresponde à capacidade que todas as células musculares cardíacas têm de se autoexcitarem e de gerar o próprio estímulo elétrico para contração quando necessário. Um exemplo disso é na doença do nodo sinusal, quando a FC passa a ser comandada por outros sítios cardíacos). O inotropismo (propriedade mecânica), também denominada contratilidade, demonstra a capacidade das células musculares cardíacas realizarem a contração. Sobre esse mecanismo, cabe destacar que a sua atividade pode ser influenciada pelo aumento da sensibilidade das proteínas contráteis ao cálcio ou nível de estiramento (mecanismo de Frank-Starling) sem interferência da atividade parassimpática (descarga vagal). O lusitropismo (propriedade mecânica) é a capacidade de relaxamento do músculo cardíaco após uma contração, quando assume um estado de repouso decorrente da repolarização elétrica celular. Além das propriedades elétricas e mecânicas, o coração possui função endócrina, com atividade local e sistêmica através da secreção de algumas substâncias, como adrenomedulina, endotelina 1, folistatina 1, cromogranina A, fatores de crescimento de fibroblastos, peptídeo natriurético atrial (ANP) e peptídeo natriurético cerebral (BNP)[2]. O nervo vago, que é o 10º par de nervo craniano, atua no coração através da liberação da acetilcolina sobre o nodo sinusal (marca-passo cardíaco), cuja resposta é a redução da frequência cardíaca (FC) promovida pelo aumento do período refratário absoluto das células do nodo sinusal. O débito cardíaco (frequência cardíaca × volume sistólico de ejeção) sofre influência direta pela modificação de uma das suas variáveis. Mas, cabe ressaltar que, quando essas mudanças ocorrem por intervenção com o exercício físico, o débito cardíaco tende a ser mantido, mesmo com a redução da frequência cardíaca, por compensação do aumento do volume sistólico de ejeção. Além disso, a atividade vagal, ao diminuir a FC e a resistência vascular arterial, reduz a pressão arterial sistêmica[3,4].

Questão relacionada: 183.

Referências

1. Zhang Y, Mazgalev TN. Arrhythmias and vagus nerve stimulation. Heart Fail Rev. 2011; 16(2):147–61. doi:10.1007/s10741-010-9178-2.
2. Lugnier C, Meyer A, Charloux A, Andrès E, Gény B, Talha S. The endocrine function of the heart: physiology and involvements of natriuretic peptides and cyclic nucleotide phosphodiesterases in heart failure. J Clin Med. 2019; 8(10):1746. doi: 10.3390/jcm8101746.
3. Speer KE, Naumovski N, Semple S, McKune AJ. Lifestyle Modification for Enhancing Autonomic Cardiac Regulation in Children: The Role of Exercise. Children (Basel). 2019; 6(11):127. doi:10.3390/children6110127
4. Tsukiyama Y, Ito T, Nagaoka K, Eguchi E, Ogino K. Effects of exercise training on nitric oxide, blood pressure and antioxidant enzymes. J Clin Biochem Nutr. 2017; 60(3):180–86. doi:10.3164/jcbn.16-108

192

Resposta   B

Comentário: O transplante cardíaco é a última opção para o paciente com insuficiência cardíaca refratária, ou seja, funcionalmente acometido e sem resposta ao melhor tratamento disponível. O processo envolve um trauma torácico que interrompe a conexão

312 Questões Comentadas em Cardiologia do Exercício

autonômica cardíaca. Sobre esse último aspecto, cabe destacar que a atividade parassimpática sobre os nodos sinusal e atrioventricular promove a redução da frequência cardíaca (FC) de repouso e, considerando uma atividade com elevação da FC até 100 bpm, esta ocorre pela redução do tônus parassimpático, sem necessariamente envolver o aumento da atividade simpática. Logo, em um paciente transplantado, é de se esperar uma FC de repouso mais elevada. Outro aspecto fundamental a se observar nessa população é que tanto a elevação da FC durante a atividade física quanto a sua redução na interrupção do exercício ocorrem lentamente, pois dependem da sinalização adrenérgica mediada pela liberação de catecolaminas, como a adrenalina e a noradrenalina. Assim, um cuidado muito importante é o de não tentar submeter o paciente a uma intervenção calculada a partir da FC máxima predita. No entanto, apesar da limitação causada pela denervação cardíaca completa, o paciente transplantado é capaz de manter o débito satisfatório nos momentos iniciais da atividade com o uso do mecanismo de Frank-Starling, ativado pelo aumento do retorno venoso e, em seguida, pela sinalização adrenérgica. O quadro geral pode envolver sarcopenia e osteopenia prévias, que restringem ainda mais as suas atividades de vida diária. Nesse contexto, o exercício físico regular é de fundamental importância, pois, além de recuperar a mineralização óssea e favorecer o ganho de massa muscular, atua como regulador da pressão arterial sistêmica, dislipidemia, vasculopatias e disfunção endotelial, que são reações adversas decorrentes do uso da medicação imunossupressora (ciclosporina A). Portanto, devido a todas essas especificidades inerentes a essa população, o exercício físico deve ser prescrito de maneira justa e personalizada, além de, incialmente, a reabilitação cardiovascular ser realizada sob supervisão.

Questão relacionada: 190.

Referência

1. Veiga G, Bacal F, Pascoalino LN, Bocchi EA. Transplante de coração e exercício físico. In: Negrão CE, Barreto ACP, Rondon MUPB. Cardiologia do Exercício do Atleta ao Cardiopata. 4ª ed. Barueri: Editora Manole; 2019. pp. 493-505.

193

Resposta C

Comentário: O exercício físico cíclico é um importante aliado para o manejo de doenças cardiovasculares e pode auxiliar no controle pressórico pelo aumento na liberação de óxido nítrico, um potente vasodilatador. O exercício neuromuscular apresenta vários resultados conflitantes na literatura sobre a resposta hipotensora. No entanto, o exercício neuromuscular é recomendado na hipertensão arterial por promover hipertrofia ventricular com ganho de força e preservação do volume diastólico, e controle de variáveis metabólicas, como o perfil lipídico. Um dos aliados à prescrição do exercício cíclico é o teste ergométrico. Para a execução do teste ergométrico objetivando o diagnóstico clínico é solicitada a remoção dos medicamentos para o controle pressórico, pois permitem, dentre

Questões Comentadas em Cardiologia do Exercício

outros aspectos, a identificação clara de isquemia cardiovascular e a intensidade relativa do exercício para a doença arterial coronariana. Do contrário, medicamentos da classe dos bloqueadores de canais de cálcio e betabloqueadores podem interferir na frequência cardíaca máxima e no relaxamento dos vasos[1]. No entanto, para fins de prescrição do exercício físico, os autores deste livro recomendam a execução do teste ergométrico em uso da medicação vigente; afinal, a terapia farmacológica fará parte da rotina do nosso paciente e a sua ação pode aumentar a janela de possibilidades na prescrição do exercício, por exemplo, retardando a presença de isquemia miocárdica e permitindo o aumento da intensidade do esforço. Na ausência de um teste ergométrico, outras medidas podem ser implementadas, como o teste de interrupção da fala durante o exercício contínuo, que serve para identificar o primeiro limiar de anaerobiose, ou aplicação de cargas progressivas para a identificação do limiar glicêmico ou de lactato, ou ainda, o uso de escalas subjetivas de esforço (Borg ou Omni)[2]. Outra medida é o cálculo da frequência cardíaca máxima com base na equação de Karvonen (220-idade), porém, essa medida pode incorrer na subestimação da FC de jovens e na superestimação da FC de idosos[3]. Quanto às restrições para a realização do exercício físico, de acordo com a Diretriz Sul-Americana de Reabilitação, os critérios são: PAS > 190 mmHg e/ou PAD > 120 mmHg[4]; no entanto, é comum verificar as contraindicações para PAS > 160 mmHg e/ou PAD > 105 mmHg no discurso de muitos profissionais, mesmo sem um respaldo justificável na literatura.

Questões relacionadas: 1, 8, 11, 12, 14, 19, 23, 24, 36, 39, 42, 43, 46, 47, 48, 58, 59, 61, 62, 63, 76, 89, 94, 95, 99, 100, 102, 115, 116, 117, 120, 132, 146, 150, 157, 163, 165, 181, 185, 187, 188, 213, 215, 216, 217 e 228.

Referências

1. Meneghelo RS, Araújo CGS, Stein R, Mastrocolla LE, Albuquerque PF, Serra SM. III Diretrizes da Sociedade Brasileira de Cardiologia sobre Teste Ergométrico. Arquivos Brasileiros de Cardiologia. 2010; 95(5 Suppl.1):1-26. https://doi.org/10.1590/S0066-782X2010000800001
2. Silva AC, Dias MRC, Bara-Filho M, Lima JRP, Damasceno VO, Miranda H, et al (2011). Escalas de Borg e OMNI na prescrição de exercício em cicloergômetro. Rev Bras de Cineantropometria e Desempenho Hum. 2011; 13(2):117-123. https://dx.doi.org/10.5007/1980-0037.2011v13n2p117
3. Camarda SRA, Tebexreni AS, Páfaro CN, Sasai FB, Tambeiro VL, Juliano Y et al. Comparação da freqüência cardíaca máxima medida com as fórmulas de predição propostas por Karvonen e Tanaka. Arq Bras Cardiol. 2008; 91(5):311-4. https://dx.doi.org/10.1590/S0066-782X2008001700005
4. Herdy AH, López-Jiménez F, Terzic CP, Milani M, Stein R, Carvalho T, et al. South American Guidelines for Cardiovascular Disease Prevention and Rehabilitation. Arq Bras Cardiol. 2014; 103(2Suppl.1):1-31. https://doi.org/10.5935/abc.2014S003.

194

Resposta   C

Comentário: Alguns determinantes da função cardiovascular são fundamentais para a compreensão do estado de cada indivíduo que será submetido ao exercício físico, assim como as repercussões de cada tipo de exercício sobre o sistema cardiovascular. A realização do

314

Questões Comentadas em Cardiologia do Exercício

treinamento com isometria (*hand grip*) aumenta o trabalho cardíaco por elevar a resistência vascular periférica e, consequentemente, aumenta a pós-carga. Ainda, tanto o volume sistólico de ejeção quanto a fração de ejeção do ventrículo esquerdo (FEVE) não se elevam durante a execução do *hand grip* em indivíduos não treinados, podendo até reduzir a FEVE em 7% comparada ao repouso, porém o resultado oposto foi encontrado em indivíduos treinados, sendo sugerida uma adaptação pelo exercício físico[1]. Outro aspecto sobre a FEVE, que é um dos determinantes da insuficiência cardíaca (IC), é que essa variável pode se elevar após um programa de exercício físico em pacientes com alguma cardiopatia como a própria IC, mas essa medida não se altera em pessoas ditas saudáveis[2]. Por fim, a elevação da frequência cardíaca para a mesma intensidade de trabalho deve ser avaliada com cautela, pois representa um dos marcadores do trabalho cardíaco e sugere redução do condicionamento físico e piora no estado geral de saúde, sendo necessário rever a estratégia de prescrição[1].

Questões relacionadas: 2, 9, 10, 16, 17, 25, 26, 27, 49, 66, 67, 75, 84, 112, 112, 118, 118, 126, 136, 152, 153, 177, 179, 180, 203, 204 e 209.

Referências

1. Jordão CP, Vieira MLC, Salemi VMC. Função cardíaca e exercício. In: Negrão CE, Barreto ACP, Rondon MUPB. Cardiologia do Exercício do Atleta ao Cardiopata. 4ª ed. Barueri: Manole; 2019. p.159-73.
2. Haddadzadeh MH, Maiya AG, Padmakumar R, Shad B, Mirbolouk F. Effect of exercise-based cardiac rehabilitation on ejection fraction in coronary artery disease patients: a randomized controlled trial. Heart Views. 2011; 12(2):51-7. doi: 10.4103/1995-705X.86013.

195

Resposta D

Comentário: O programa de exercício físico regular, principalmente quando é composto de atividades cíclicas, é capaz de promover a redução da atividade simpática e aumento da parassimpática[1]. Por muito tempo foi aventado que a bradicardia de repouso em atletas seria resultante, exclusivamente, do tônus parassimpático elevado, porém, diversos estudos refutam essa hipótese, atribuindo o evento a uma possível adaptação de canais iônicos do nodo sinusal[2-4]. O estudo de D'Souza *et al.*[3] demonstrou, *in vivo* (ratos), que, após a realização de treino de corrida em inclinação, 1 hora por sessão, 5 vezes na semana, os ratos treinados apresentaram bradicardia de repouso. Para verificar a adaptação do nodo sinusal sem a influência direta do sistema nervoso autônomo foi realizada denervação completa do nodo sinusal, verificando-se intervalos RR mais longos em roedores treinados quando comparados aos sedentários. Dentre outras adaptações, a que mais se destaca é a redução na expressão da proteína HNC4, responsável por permitir o fluxo de íons de sódio e potássio para o nodo sinusal, aumentando o número de disparos por minuto e, consequentemente, aumentando o tempo da corrente If do nodo sinusal. Isso simula o efeito da medicação ivabradina. Sobre a frequência cardíaca máxima, alguns trabalhos questionam a estimativa baseada em fórmulas, como (220 – idade), por apresentarem erros graves em suas medidas,

Questões Comentadas em Cardiologia do Exercício

mesmo após o ajuste desses valores ao erro padrão. Além disso, tem-se como pressuposto que a $FC_{máx.}$ não se altera com o exercício, sendo esta a afirmativa errada entre as opções, mas cabe ressaltar alguns pontos pertinentes sobre essa questão. Inúmeros fatores podem confundir o resultado; por exemplo, o teste ergoespirométrico pode ser interrompido antes dos pacientes alcançarem os valores máximos da FC, como é o caso da falta de condicionamento, causando a falsa impressão de aumento na frequência cardíaca máxima no momento em que os mesmos estão mais adaptados após o programa de exercício físico[5]. Outra causa é a própria doença arterial coronariana, na qual um evento anginoso mais precoce pode limitar o resultado do teste de esforço, e nesse caso o programa de treinamento bem estruturado pode resultar em aumento da circulação colateral, permitindo alcançar uma frequência cardíaca muito maior, abrindo uma das várias exceções à regra[6]. Quanto aos valores de volume diastólico final (VDF), um estudo comparativo entre praticantes de natação e não praticantes de exercício físico demonstrou que o primeiro grupo apresentou VDF maior[7]. No entanto, ao compararmos atletas de alto rendimento nas modalidades de corrida e levantamento de peso, não há uma diferença acentuada entre os dois grupos para a mesma variável, o que significa que apesar de praticantes de exercício apresentarem normalmente um VDF aumentado em comparação a sedentários, não existe diferença do VDF entre diferentes modalidades de exercício, pois a hipertrofia concêntrica promovida pelo exercício resistido de altas carga, embora promova hipertrofia concêntrica, não reduz o VDF[8]. Portanto, a resposta a essa questão poderia ser as alternativas B ou D. Como a resposta B se refere a exceções, ficamos com a alternativa D.

Questões relacionadas: 4, 33, 41, 54, 57, 65, 68, 72, 73, 90, 122, 128, 130, 131, 132, 134, 135, 137, 138, 139, 140, 141, 142, 143, 146, 149, 211 e 226.

Referências

1. Araújo WS, Sacramento MS, Lacerda LGL, Araújo JS, Ladeia AMT, Petto J. Exercício cíclico na saúde cardiovascular da mulher: uma análise pela variabilidade da frequência cardíaca. Fisioter Bras. 2019; 20(6);798-808 https://doi.org/10.33233/fb.v20i6.2738
2. Boyett MR, Wang Y, Nakao S, Ariyaratnam J, Hart G, Monfredi O et al. Point: Exercise training-induced bradycardia is caused by changes in intrinsic sinus node function. J Appl Physiol. (Bethesda, Md. : 1985) 2017;123(3):684-5. https://doi.org/10.1152/japplphysiol.00604.2017
3. Bahrainy S, Levy WC, Busey JM, Caldwell JH, Stratton JR. Exercise training bradycardia is largely explained by reduced intrinsic heart rate. Int J Cardiol Heart Vasc. 222:213-6. https://doi.org/10.1016/j.ijcard.2016.07.203
4. D'Souza A, Bucchi A, Johnsen AB, Logantha SJRJ, Monfred O, Yanni J et al. Exercise training reduces resting heart rate via downregulation of the funny channel HCN4. Nat Commun. 2014; 5:3775. doi:10.1038/ncomms4775
5. Sarzynski MA, Rankinen T, Earnest CP, Leon AS, Rao DC, Skinner JS et al. Measured maximal heart rates compared to commonly used age-based prediction equations in the Heritage Family Study. Am J Hum Biol. 2013; 25(5):695-701. doi: 10.1002/ajhb.22431.
6. Bruning RS, Sturek M. Benefits of exercise training on coronary blood flow in coronary artery disease patients. Prog Cardiovasc Dis. 2015;57(5):443-53. doi: 10.1016/j.pcad.2014.10.006.
7. Lee BA, Oh DJ. The effects of long-term aerobic exercise on cardiac structure, stroke volume of the left ventricle, and cardiac output. J Exerc Rehabil. 2016; 12(1):37-41. doi: 10.12965/jer.150261.
8. Silva DV, Waclawovsky G, Kramer AB, Stein C, Eibel B, Grezzana GB et al. Comparison of cardiac and vascular parameters in powerlifters and long-distance runners: comparative cross-sectional study. Arq Bras Cardiol. [Internet]. 2018; 111(6):772-81. https://doi.org/10.5935/abc.20180167.

196

Resposta B

Comentário: A ausculta cardíaca permite identificar os sons ou as bulhas, originados pelo fechamento das suas valvas, atrioventriculares (tricúspide e bicúspide) e semilunares (pulmonar e aórtica) (Figura 1). A primeira bulha é originada pelo fechamento das valvas atrioventriculares e a segunda bulha, pelo fechamento das valvas semilunares. É possível também auscultar uma terceira bulha fisiológica, originada pelo choque do sangue contra a parede ventricular no início da diástole (fase de enchimento rápido), sobretudo em crianças e durante ou logo após o exercício físico. A quarta bulha cardíaca é sempre patológica e é originada pelo refluir do sangue na cavidade atrial.

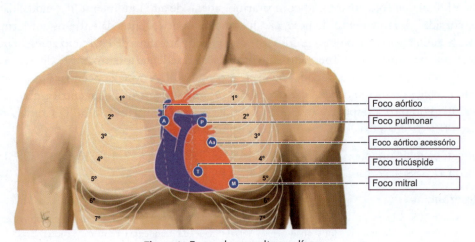

Figura 1. Focos de ausculta cardíaca.

Questões relacionadas: 227, 230, 239 e 240.

Referência
1. Pelech AN. The physiology of cardiac auscultation. Pediatr Clin North Am. 2004; 51(6):1515-viii. doi:10.1016/j.pcl.2004.08.004

197

Resposta B

Comentário: O envelhecimento é um processo fisiológico inerente a todo ser vivo, que pode estar ou não associado a eventos patológicos. Em geral, caracteriza-se como indivíduo idoso a pessoa acima dos 60 anos e a medida cronológica é uma maneira simples de categorização, que permite a tomada de decisões em sistemas de organização social, como

Questões Comentadas em Cardiologia do Exercício

os limites para aposentadoria, planos do sistema de saúde e a própria estratificação de risco cardiovascular[1]. No entanto, o processo de envelhecimento ocorre de modo diferente em cada indivíduo e é influenciado por fatores como a alimentação e a prática de exercício físico regular, sendo a avaliação mais fidedigna para o envelhecimento celular a medida do tamanho dos telômeros[2]. No sistema cardiovascular, o envelhecimento é capaz de promover tanto a substituição dos cardiomiócitos por tecido conjuntivo fibroso quanto a fibrose das células especializadas cardíacas no nodo sinusal e dos ramos de condução do estímulo elétrico, favorecendo o surgimento de arritmias. Além disso, o ventrículo esquerdo pode cursar com hipertrofia concêntrica pelo aumento da resistência vascular periférica, associada à fibrose da parede cardíaca, sem perda da função sistólica, que configura uma insuficiência cardíaca com fração de ejeção preservada, por causa da diminuição do relaxamento da câmara[1].

Questões relacionadas: 198 e 199.

Referências

1. Azevedo LF, Ueno-Pardi LM, Alonso DO, Reis SF, Melo RC. Envelhecimento e exercício físico. In: Negrão CE, Barreto ACP, Rondon MUPB. Cardiologia do Exercício do Atleta ao Cardiopata. 4 ed. Barueri: Manole; 2019. p. 649-66.
2. Aubert G, Lansdorp PM. Telomeres and aging. Physiol Rev. 2008;88(2):557-579. doi:10.1152/physrev.00026.2007

198

Resposta   B

Comentário: Com o envelhecimento, há uma elevação da pressão arterial sistólica pela substituição de tecido elástico pelo tecido conjuntivo fibroso na parede das artérias, depósito de cálcio e aumento da espessura do tecido muscular nas arteríolas, fatores que reduzem a luz do vaso e aumentam a resistência vascular periférica. A pressão diastólica não costuma se alterar com a idade; no entanto, a mudança na morfologia arterial pode diminuir a função barorreflexa, resultando em eventos como a hipotensão ortostática. A variabilidade da frequência cardíaca (VFC) está diminuída em idosos tanto pela redução da função vagal quanto pelo aumento da função simpática, que eleva o risco de doenças cardiovasculares a longo prazo. Estas estão intimamente relacionadas ao aumento da inflamação sistêmica, resistência insulínica[1] e perda de massa muscular por ativação da via sistema ubiquitina-proteassoma[2]. Do ponto de vista prático, a VFC diminuída nessa população também representa diminuição da reserva cronotrópica, vital no desempenho físico. Apesar da ressalva, esse é o melhor tipo de intervenção para aumento da atividade vagal[1].

Questões relacionadas: 197 e 199.

Referências

1. Azevedo LF, Ueno-Pardi LM, Alonso DO, Reis SF, Melo RC. Envelhecimento e exercício físico. In: Negrão CE, Barreto ACP, Rondon MUPB. Cardiologia do Exercício do Atleta ao Cardiopata. 4 ed. Barueri: Editora Manole; 2019. p. 649-66.
2. Wang J, Maldonado MA. The ubiquitin-proteasome system and its role in inflammatory and autoimmune diseases. Cell Mol Immunol. 2006; 3(4):255-61.

318 Questões Comentadas em Cardiologia do Exercício

199

Resposta D

Comentário: O exercício físico bem prescrito é um recurso com potencial para melhorar a qualidade de vida de idosos. Já foi constatado que os benefícios podem ser alcançados por idosos que nunca praticaram exercício físico, alcançando até mesmo uma bradicardia de repouso. Sabe-se que a perda de condicionamento com a idade avançada é um evento comum e isso está relacionado a múltiplos aspectos. A redução do consumo máximo de oxigênio por idosos pode ser influenciada por alguns fatores, como a diminuição do débito cardíaco, da diferença arteriovenosa de oxigênio e dos volumes pulmonares, limitação da resposta da frequência cardíaca às catecolaminas e diminuição da massa muscular. Outros aspectos relacionados à saúde do idoso que devem ser observados pelos profissionais que trabalham com o movimento humano são a condição óssea e a perda de massa muscular esquelética (sarcopenia). A osteopenia e a sarcopenia são achados que alteram por completo o cuidado com a prescrição do exercício. No caso da osteopenia, pode estar presente uma diminuição no metabolismo do Ca^{++} por alterações hormonais. Enquanto a diminuição do trofismo muscular pode estar associado à perda de motoneurônios das fibras do tipo II, que podem assumir a configuração de fibras tipo I pela reinervação, como os motoneurônios vizinhos das fibras do tipo I. Nesses casos, deve-se priorizar o trabalho neuromuscular com cargas progressivas a fim de aumentar a mineralização óssea e favorecer a síntese proteica. Apesar desses benefícios, não há ainda evidências conclusivas de que o exercício neuromuscular melhore a função autonômica cardíaca, medida pela variabilidade da frequência cardíaca, sendo as atividades cíclicas as mais recomendadas para o aumento da variabilidade da frequência cardíaca (aumento do tônus vagal).

Questões relacionadas: 197 e 198.

Referência

1. Azevedo LF, Ueno-Pardi LM, Alonso DO, Reis SF, Melo RC. Envelhecimento e exercício físico. In: Negrão CE, Barreto ACP, Rondon MUPB. Cardiologia do Exercício do Atleta ao Cardiopata. 4 ed. Barueri: Editora Manole; 2019. p. 649-66.

200

Resposta C

Comentário: A anemia falciforme é uma doença genética que afeta majoritariamente a população afrodescendente e resulta em uma hemoglobina S (HBS). Essa alteração da hemoglobina promove um comportamento diferenciado da hemácia após a desoxigenação que resulta em uma hemácia com formato de foice. Essa característica que nomeia a doença é responsável pela redução da capacidade para o exercício devido ao atraso na receptação de oxigênio pelas células falcimerizadas e a presença de crises vasoclusivas. A disfunção endotelial é um achado presente nesse grupo, seja pelo aumento da taxa de hemólise intravascular, que reduz a biodisponibilidade de óxido nítrico, ou mesmo pela atividade inflamatória elevada, que gera um ciclo que se retroalimenta positivamente (Figura 1).

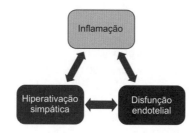

Figura 1. Ciclo de retroalimentação positiva.

Questão relacionada: 201.

Referência

1. Pinto DMR, Sacramento MS, Santos PHS, Silva WS, Oliveira EC, Gardenghi, Ladeia AMT, Petto J. Physical exercise in sickle cell anemia: a systematic review. Hematol Transfus Cell Ther. 2021; 43(3):324-31. DOI: 10.1016/j.htct.2020.06.018

201

Resposta B

Comentário: A anemia falciforme traz limitações para a realização de atividades extenuantes, observadas desde a infância. As crises vaso-oclusivas resultam em eventos dolorosos e, por vezes, internamentos, além de constante lesão de órgãos, como o encéfalo e os rins. A taxa de falcimerização aumenta exponencialmente quando existe extração em demasia de O_2 da hemoglobina; portanto, a literatura não recomenda atividades de alta intensidade para esses pacientes. Durante a condução da revisão sistemática sobre exercício físico e anemia falciforme, o nosso grupo não identificou qualquer estudo a respeito do exercício neuromuscular nessa população e embora o treinamento muscular inspiratório seja um importante instrumento para melhorar a capacidade funcional, ainda não foram publicados trabalhos capazes de imputar causalidade entre o uso do TMI e o ganho de condicionamento. Por fim, apesar de a literatura científica ser escassa sobre o tema, a maior parte do que foi publicado relata resultados positivos no aumento da tolerância à carga de trabalho, com a realização de atividades de moderada intensidade ou mesmo de baixa intensidade (50% a 100% do primeiro limiar).

Questão relacionada: 200.

Referência

1. Pinto DMR, Sacramento MS, Santos PHS, Silva WS, Oliveira EC, Gardenghi, Ladeia AMT, Petto J. Physical exercise in sickle cell anemia: a systematic review. Hematol Transfus Cell Ther. 2021; 43(3):324-31. DOI: 10.1016/j.htct.2020.06.018

202

Resposta E

Comentário: O controle barorreflexo depende diretamente da comunicação dos receptores no arco aórtico e bifurcação das carótidas, com o sistema nervoso, através do núcleo do trato solitário (NTS). As terminações nervosas presentes nas estruturas vasculares, citadas antes são estimuladas pela distensão vascular, um estímulo mecânico e, por isso, são denominadas mecanorreceptores. Esse sinal mecânico estimula o influxo de cálcio e potássio na fibra nervosa, através dos canais iônicos DEG/ENaC, até que se alcance o ponto de despolarização que levará a informação até o NTS. A resposta é a redução da resistência vascular periférica (vasodilatação) e a diminuição da frequência cardíaca e da contratilidade miocárdica. Essa sinalização ocorre pela comunicação do NTS com núcleo do dorso motor do nervo vago (DMV), núcleo ambíguo (estimulação parassimpática) e do NTS para o bulbo ventrolateral caudal (BVLc), que inibe o bulbo ventrolateral rostral (BVLr) (inibição simpática). Nesse cenário, cabe destacar que o momento da sístole ventricular é o ponto principal para ativação dos mecanorreceptores. Por outro lado, a queda da pressão arterial tem repercussão oposta, com inibição das vias parassimpáticas já citadas e a liberação do BVLr, com aumento da frequência e da força de contração cardíaca e vasoconstrição. A Figura 1 resume as interações supracitadas.

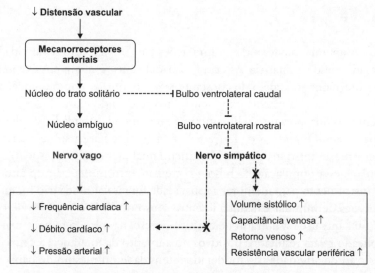

Figura 1. Controle barorreflexo arterial.

Questão relacionada: 98.

Referência

1. Exercício no controle autonômico em pacientes com insuficiência cardíaca. In: Negrão CE, Barreto ACP, Rondon MUPB. Cardiologia do Exercício do Atleta ao Cardiopata. 4 ed. Barueri: Manole; 2019. p. 464-66.

Questões Comentadas em Cardiologia do Exercício

321

203

Resposta | **C**

Comentário: O controle neural da pressão arterial envolve um sistema de resposta imediata pela sinalização do núcleo do trato solitário, que regula a tensão vascular, frequência e força de contração cardíaca a cada batimento[1]. O sistema renina–angiotensina–aldosterona (SRAA) é um potente regulador pressórico. A sua ativação ocorre, dentre outras formas, pela diminuição da concentração de sódio na mácula densa ou hipovolemia. Tem início com a secreção de renina, que sinalizará a clivagem do angiotensinogênio do fígado em angiotensina 1, e que posteriormente será convertida em angiotensina 2 (ANG 2) pela enzima conversora de angiotensina (ECA). A ANG 2, ao se ligar a receptores AT1, estimula a vasoconstrição arterial, aumenta a retenção de sódio e água nos túbulos contorcidos proximais, e junto com a ECA1 promove a depleção de bradicinina (vasodilatador). Além disso, a produção de aldosterona, estimulada pela ANG 2 no córtex da suprarrenal, aumenta a retenção de sódio e excreção de potássio no túbulo contorcido distal e ducto coletor[2]. O coração possui uma organização própria para o controle da pressão arterial por meio do peptídeo natriurético atrial (PNA). Após a distensão da parede atrial direita do coração, secreta o PNA, cuja sinalização é capaz de aumentar a secreção de sódio e água na filtração glomerular por inibir a ação da aldosterona, promove vasodilatação e aumento da permeabilidade vascular, que permite a migração de proteínas para o espaço intersticial, reduzindo o volume sanguíneo e, consequentemente, os valores pressóricos[3]. A norepinefrina é um potente vasoconstritor, com modesta atividade inotrópica. A ligação entre a norepinefrina e os receptores alfa 1 mimetiza a atividade simpática, promovendo vasoconstrição sistêmica, que eleva a resistência vascular periférica, a pressão arterial diastólica e a pressão arterial sistólica, esta última como mecanismo de resposta a pré- e pós-carga mais elevadas. Quanto à função inotrópica, a norepinefrina atua de modo limitado sobre os receptores beta 1, não sendo responsável pelo aumento da contratilidade especificamente no ventrículo direito[4]. Por fim, o sistema arginina-vasopressina regula a osmolaridade pela liberação de vasopressina, conhecida como hormônio antidiurético (ADH). A sua atuação sobre os receptores V1, V2 e V3 regula a vasoconstrição e a reabsorção de água nos rins pelos canais de aquaporina, elevando a pressão arterial[5].

Questões relacionadas: 2, 9, 10, 16, 17, 25, 26, 27, 49, 66, 67, 75, 84, 112, 118, 126, 136, 152, 153, 177, 179, 180 e 204.

Referências

1. Exercício no controle autonômico em pacientes com insuficiência cardíaca. In: Negrão CE, Barreto ACP, Rondon MUPB. Cardiologia do Exercício do Atleta ao Cardiopata. 4 ed. Barueri: Manole; 2019. p. 464-6.
2. Fountain JH, Lappin SL. Physiology, Renin Angiotensin System. In: StatPearls. Treasure Island (FL): StatPearls Publishing; 2020.
3. Curry FR. Atrial natriuretic peptide: an essential physiological regulator of transvascular fluid, protein transport, and plasma volume. J Clin Invest. 2005; 115(6):1458-61. doi:10.1172/JCI25417
4. Overgaard CB, Dzavík V. Inotropes and vasopressors: review of physiology and clinical use in cardiovascular disease. Circulation. 2008;118(10):1047-56. doi: 10.1161/CIRCULATIONAHA.107.728840
5. Treschan TA, Peters J. The vasopressin system: physiology and clinical strategies. Anesthesiology. 2006; 105(3):599-640. doi:10.1097/00000542-200609000-00026

204

Resposta A

Comentário: O peptídeo natriurético atrial (PNA) é um hormônio produzido pela musculatura lisa dos átrios após a distensão da câmara atrial direita. Uma das funções do PNA é sinalizar para o aumento da taxa de excreção hídrica pelos rins pela diminuição na retenção de água e sódio. No entanto, este não é seu único efeito. Em uma revisão, Curry[1] nos traz um pensamento interessante acerca das repercussões do PNA sobre o controle pressórico e recomendamos a leitura completa do seu artigo. Podemos destacar três pontos de ação do PNA: 1. aumento da taxa de filtração glomerular e sinalização para excreção renal de sódio e água, que reduz o volume sanguíneo; 2. vasodilatação pelo aumento da GMPc, que inibe a liberação de cálcio da musculatura lisa[2]; 3. aumento da permeabilidade endotelial, em que as vias de sinalização dependentes de PNA regulam a translocação de proteínas plasmáticas circulantes nos vasos para o interstício. Esta última ação pouco conhecida é fundamental porque a diminuição do volume sanguíneo pela excreção hídrica, de modo isolado, resultaria em aumento da concentração de proteínas intravasculares que elevariam a osmolaridade sanguínea e provocariam a reabsorção de água por difusão do meio externo para o vaso. Ainda sobre o PNA, em condições crônicas de hipertensão e hipervolemia, a sua produção regula negativamente a hipertrofia cardíaca ventricular, ou seja, favorece o remodelamento miocárdico (dilatação)[3].

Questões relacionadas: 2, 9, 10, 16, 17, 25, 26, 27, 49, 66, 67, 75, 84, 112, 118, 126, 136, 152, 153, 177, 179, 180 e 203.

Referências

1. Curry FR. Atrial natriuretic peptide: an essential physiological regulator of transvascular fluid, protein transport, and plasma volume. J Clin Invest. 2005; 115(6):1458-61. doi:10.1172/JCI25417.
2. Winquist RJ, Hintze TH. Mechanisms of atrial natriuretic factor-induced vasodilation. Pharmacol Ther. 1990; 48(3):417-26. doi:10.1016/0163-7258(90)90058-a
3. Sabrane K, Kruse MN, Fabritz L, Zetsche B, Mitko D, Skryabin BV et al. Vascular endothelium is critically involved in the hypotensive and hypovolemic actions of atrial natriuretic peptide. J Clin Invest. 2005; 115(6):1666-74. doi: 10.1172/JCI23360.

205

Resposta E

Comentário: A insuficiência cardíaca pode ser definida como a incapacidade de o coração manter a irrigação adequada de órgãos e tecidos, seja em repouso ou exercício físico. Nesse cenário, a perda de força muscular é comum e não está restrita à musculatura apendicular, podendo afetar, inclusive, a musculatura ventilatória. Essa perda conjunta tem impacto negativo sobre a capacidade cardiorrespiratória, capacidade funcional e curva de sobrevida. O treinamento muscular inspiratório (TMI) é uma modalidade capaz de melhorar o desempenho dos músculos ventilatórios, seja no cardiopata, no indivíduo saudável e até mesmo em atletas, reduzindo o metaborreflexo, que na IC está hiperativado[1]. O metaborreflexo muscular inspiratório consiste em uma adaptação fisiológica para o redirecionamento sanguíneo periférico ao diafragma e ocorre a partir da sinalização metabólica (lactato, potássio, fosfato, adenosina, bradicinina e ácido araquidônico) que ativa as fibras aferentes do grupo IV no nervo frênico, que promoverão uma descarga simpática sobre os vasos da musculatura apendicular, com consequente vasoconstrição nessa região[2,3]. A Figura 1 resume os eventos listados.

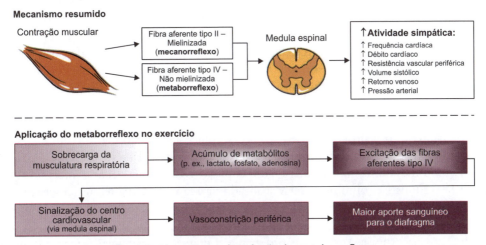

Figura 1. Mecanismos de indução do metaborreflexo.

Questões relacionadas: 22, 23, 33, 78, 79, 106, 159, 172, 182, 184, 186, 189 e 220.

Referências

1. Lin SJ, McElfresh J, Hall B, Bloom R, Farrell K. Inspiratory muscle training in patients with heart failure: a systematic review. Cardiopulm Phys Ther J. 2012; 23(3):29-36.
2. Harms CA. Insights into the role of the respiratory muscle metaboreflex. J Physiol. 2007; 584(Pt 3):711. doi: 10.1113/jphysiol.2007.145540.
3. Murphy MN, Mizuno M, Mitchell JH, Smith SA. Cardiovascular regulation by skeletal muscle reflexes in health and disease. Am J Physiol Heart Circ Physiol. 2011; 301(4):H1191-204. doi: 10.1152/ajpheart.00208.2011.

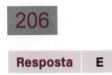

Resposta E

Comentário: A bradicardia é uma adaptação comum em atletas decorrente do aumento da função vagal e adaptações do nodo sinusal (já explorado na Questão 195)[1]. A repolarização precoce e outras alterações da condução elétrica podem ser explicadas pelas mudanças nas correntes iônicas, que são moduladas por mecanismos físicos, elétricos e químicos. A despolarização ventricular ocorre no sentido endocárdio-epicárdio, enquanto a repolarização se manifesta no sentido epicárdio-endocárdio. Na repolarização precoce, as fibras endocárdicas são as primeiras a sofrerem repolarização. Isso pode ocorrer por influência da corrente Ito que promove o efluxo de potássio e possui maior predominância em região epicárdica[2]. O bloqueio atrioventricular de 1º grau pode estar presente em 35% dos atletas e representa um atraso na condução do estímulo elétrico dos átrios para os ventrículos, resultante da atuação parassimpática ou mesmo pelo remodelamento ventricular. O ritmo atrial ectópico representa uma geração de estímulo elétrico não originado pelo nodo sinusal, mas em qualquer outro lugar dos átrios. É um ritmo não taquicárdico, com uma onda P para cada QRS. Porém, essas ondas apresentam morfologia e orientação distintas das ondas sinusais. O ritmo atrial ectópico é causado pelo aumento da descarga parassimpática sobre o nodo sinusal, suprimindo a atividade de *overdrive supression* do nodo sinusal, permitindo que outras células atriais assumam o comando de marca-passo. Portanto, não representa uma alteração patológica e é comum em atletas, ao contrário de outras manifestações atriais ectópicas, como fibrilação atrial e *flutter* atrial[1]. A pré-excitação ventricular é um dos sinais da síndrome de Wolff-Parkinson-White, em que uma via acessória comunica o átrio com o ventrículo, carregando o estímulo elétrico no mesmo sentido. Nessa situação, o intervalo PR está reduzido (< 120 ms★), uma onda delta se apresenta logo após a onda P ou mesmo ligando a onda P ao complexo QRS (onda delta) e intervalo QRS longo (> 120 ms★)[3], como pode ser visualizado na Figura 1. Uma ressalva a ser feita é a pré-excitação ventricular decorrente de via acessória intranodal, conhecida como síndrome de Lown-Ganong-Levine. Esta, diferentemente da síndrome de Wolff-Parkinson-White, é benigna e, na maioria das vezes, não restringe a prática de exercícios físicos, mesmo os competitivos. No entanto, não há evidências científicas robustas de que o exercício competitivo seja um fator que provoque o surgimento da pré-excitação de Lown-Ganong-Levine.

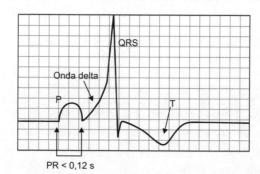

Figura 1. Traçado eletrocardiográfico representativo da pré-excitação ventricular de origem extranodal. Segmento PR suprimido com visualização da onda delta, característica da síndrome de Wolff-Parkinson-White.

Questões relacionadas: 19, 35, 56, 57, 60, 67, 80, 102 e 147.

★ Todas as medidas são baseadas em adultos.

Questões Comentadas em Cardiologia do Exercício

Referências

1. Ghorayeb N, Stein R, Daher DJ, Silveira AD, Ritt LEF, Santos DFP et al. Atualização da Diretriz em Cardiologia do Esporte e do Exercício da Sociedade Brasileira de Cardiologia e da Sociedade Brasileira de Medicina do Esporte – 2019. Arq Bras Cardiol. 2019; 112(3):326-68.
2. Barbosa EC, Benchimol-Barbosa PR, Bomfim AS, Rocha PJ, Ginefra P. Repolarização precoce no eletrocardiograma do atleta: bases iônicas e modelo vetorial. Arq Bras Cardiol. [Internet]. 2004;82(1):103-107. https://doi.org/10.1590/S0066-782X2004000100011.
3. Pastore CA, Pinho JA, Pinho C, Samesima N, Pereira Filho HG, Kruse JCL et al. III Diretrizes da Sociedade Brasileira de Cardiologia sobre Análise e Emissão de Laudos Eletrocardiográficos. Arq Bras Cardiol. [Internet]. 2016;106(4Suppl1):1-23. https://doi.org/10.5935/abc.20160054.

207

Resposta   E

Comentário: A síndrome de apneia obstrutiva do sono é um distúrbio respiratório com prevalência de aproximadamente 33% em brasileiros com idade entre 50 e 70 anos. O sexo masculino é o mais afetado e idade avançada, tabagismo, obesidade e alterações craniofaciais são fatores de risco, sendo a obesidade o maior deles. A presença de hipoxemia noturna e microdespertares durante a noite afetam a qualidade do sono e prejudicam o sistema cardiovascular pelo aumento da produção de espécies reativas de oxigênio, que favorecem a disfunção endotelial; o surgimento da doença arterial coronariana; o desenvolvimento da hipertensão arterial sistêmica; e a hipertrofia ventricular esquerda. Além disso, a atividade simpática está aumentada nesse grupo, o que gera redução da variabilidade da frequência cardíaca, condição que está associada a risco de morte aumentado. A atividade inflamatória também está elevada e pode ser uma das respostas para a resistência insulínica apresentada nessa população.

Questão relacionada: 208.

Referência

1. Trimer R, Silva ALG, Goulart CL, Silva AB. Distúrbios respiratórios do sono no contexto das doenças cardiovasculares. In: Karsten M, Dal Corso S, Martins JA. Programa de Atualização em Fisioterapia Cardiovascular e Respiratória. Porto Alegre: Artmed; 2017. p. 1-13.

208

Resposta   C

Comentário: O exame padrão-ouro para o diagnóstico da síndrome de apneia obstrutiva do sono é a polissonografia e o tratamento envolve o uso de pressão positiva (CPAP), apesar de encontrarmos benefícios relatados na literatura com a aplicação de exercícios resistidos e cíclicos. Alterações na qualidade do sono trazem repercussões diretas sobre a qualidade de vida e abordaremos algumas delas a seguir. A interrupção do sono reparador (sono REM – *Rapid Eye Moviment*) pode resultar em fadiga e sonolência diurna e está associada à maior irritabilidade, dor de cabeça matinal e depressão. Uma pesquisa com 9.714 participantes nos EUA demonstrou que na população geral os parâmetros para a depressão estavam mais elevados para pessoas que declaravam ter a SAOS[1]. Além disso, o Wisconsin Sleep Cohort Study, de Peppard *et al*.,[2] nos traz uma relação de dose-resposta entre os níveis de depressão e a gravidade da SAOS. A literatura também fornece dados relevantes sobre a aplicação da pressão positiva (CPAP) na SAOS, com resultados positivos de redução da depressão[3]. Distúrbios psiquiátricos, como a depressão, são condições em que a hiperatividade simpática está presente, com consequente redução da variabilidade da frequência cardíaca (VFC)[4]. Se pensarmos que as doenças cardiovasculares, como a DAC, medram na inflamação, e a SAOS pode contribuir para a disfunção endotelial e amplificar tanto a inflamação quanto a atividade simpática, este passa a ser um aspecto crucial do ponto de vista do acompanhamento e, principalmente, da montagem do programa de treinamento, tendo em vista que o volume de treino elevado pode aumentar as espécies reativas de oxigênio, retroalimentar a cascata de inflamação e lesão endotelial[5]. Por fim, a náusea é o único aspecto não relacionado diretamente com a SAOS.

Questão relacionada: 207.

Referências

1. Wheaton AG, Perry GS, Chapman DP, Croft JB. Sleep disordered breathing and depression among U.S. adults: National Health and Nutrition Examination Survey, 2005-2008. Sleep. 2012; 35(4):461-7. doi:10.5665/sleep.1724
2. Peppard PE, Szklo-Coxe M, Hla KM, Young T. Longitudinal association of sleep-related breathing disorder and depression. Arch Intern Med. 2006; 166(16):1709-15. doi:10.1001/archinte.166.16.1709
3. Means MK, Lichstein KL, Edinger JD et al. Changes in depressive symptoms after continuous positive airway pressure treatment for obstructive sleep apnea. Sleep Breath. 2003; 7(1):31-42. doi:10.1007/s11325-003-0031-x
4. Alvares GA, Quintana DS, Hickie IB, Guastella AJ. Autonomic nervous system dysfunction in psychiatric disorders and the impact of psychotropic medications: a systematic review and meta-analysis. J Psychiatry Neurosci. 2016; 41(2):89-104. doi: 10.1503/jpn.140217. PMID: 26447819; PMCID: PMC4764485.
5. Zembron-Lacny A, Tylutka A, Zeromska A, Kasperska A, Wolny-Rokicka E. Does high volume of exercise training increase aseptic vascular inflammation in male athletes? Am J Mens Health. 2019; 13(3):1557988319858838. doi: 10.1177/1557988319858838.

Resposta C

Comentário: O ciclo cardíaco apresenta fases e subfases que serão apresentadas partindo dos movimentos atriais para os ventriculares. Com as duas câmaras em repouso após um batimento cardíaco, os átrios continuam recebendo sangue das veias enquanto as valvas atrioventriculares e semilunares estão fechadas. Após a queda da pressão ventricular, inicia-se a fase de "enchimento rápido", que ocorre pela diferença de pressão entre átrios e ventrículos com deslocamento da coluna de sangue nesse sentido. Ao final dessa etapa, pode-se auscultar a terceira bulha cardíaca (B3). O sangue atrial continua a desembocar nos ventrículos de forma passiva (enchimento lento), até que a despolarização do nodo sinusal origina a contração atrial (P), que contribui com cerca de 20% do enchimento dos ventrículos. Antes de iniciar a ejeção ventricular, o coração realiza uma contração isovolumétrica, cujo tensionamento ventricular junto com o choque do sangue contra as valvas atrioventriculares permitem auscultar o som da primeira bulha cardíaca (B1), onde se atribui a primeira fase da sístole ventricular[1]. Em seguida inicia-se a segunda fase da sístole ventricular, com a ejeção rápida, quando a pressão nos ventrículos consegue abrir as valvas semilunares e um alto volume de sangue passa pelas artérias, e logo em seguida, após a elevação da pressão na artéria aorta e demais vasos, pela distensão do componente elástico arterial, inicia-se a fase de ejeção lenta[2]. Cabe ressaltar que durante esse evento, no momento em que a pressão dos átrios se torna menor que a das veias, passa a ocorrer a fase de enchimento atrial, com retenção sanguínea nessa câmara, já que as atrioventriculares estão fechadas. Quando a pressão nos ventrículos se torna inferior à das artérias, ocorre o fechamento das valvas semilunares por diferença de pressão, que gera a segunda bulha cardíaca (B2). No entanto, em comparação com os átrios, os ventrículos ainda possuem pressão maior durante alguns instantes, o que permite relaxamento dessa câmara sem aumento do volume sanguíneo, denominado relaxamento isovolumétrico[1,2]. Em seguida, o ciclo se repete. O diagrama de Wiggers ilustrado na Figura 1 apresenta todas as fases citadas.

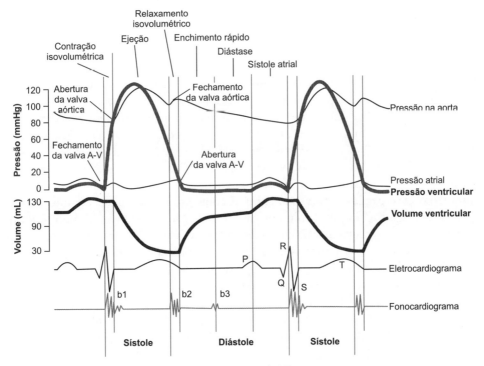

Figura 1. Diagrama de Wiggers.

328

Questões Comentadas em Cardiologia do Exercício

Questões relacionadas: 2, 9, 10, 16, 17, 25, 26, 27, 49, 66, 67, 75, 84, 112, 112, 118, 118, 126, 136, 152, 153, 177, 179, 180, 203 e 204.

Referências

1. Fukuta H, Little WC. The cardiac cycle and the physiologic basis of left ventricular contraction, ejection, relaxation, and filling. Heart Fail Clin. 2008; 4(1):1-11. doi: 10.1016/j.hfc.2007.10.004.
2. Opie LH. Mechanisms of Cardiac Contraction and Relaxation. In: Braunwald, Zippes, Libby – A Heart Disease. A Textbook of Cardiovascular Medicine. 6th Ed. HIE/Saunders 2001. Cap. 14, p. 462-65.

210

Resposta   E

Comentário: Todo profissional de saúde deve ter conhecimento das etapas básicas do suporte de vida, em especial aqueles que trabalham com o exercício físico em cardiopatas. Após constatar um quadro de parada cardiorrespiratória sem resposta do paciente aos estímulos (sonoro, tátil e doloroso) e ausência de pulso radial e ou carotídeo e movimentos da caixa torácica, devem-se iniciar os procedimentos de avaliação e reanimação cardiopulmonar, solicitando o contato com o serviço de emergências enquanto aguarda a montagem do desfibrilador externo automático (DEA). Já posicionado em decúbito dorsal em superfície plana, o paciente será preparado para a ventilação (verificação da permeabilidade da via aérea superior). Na ausência do aparelho de ventilação (Ambu ou qualquer interface respiratória), o profissional não é obrigado a realizar a respiração boca a boca. Nesse caso, pode-se adaptar o protocolo para 2 minutos de massagem cardíaca e retorno para avaliação das funções vitais e, na ausência de resposta, reiniciar a massagem. Na presença de dois ou mais profissionais, um pode realizar as compressões enquanto o segundo insufla o balão de ar, obedecendo a 30 compressões separadas por 2 ventilações e aplicação do DEA assim que disponível. Preconizam-se de 100 a 120 compressões por minuto, pois um número excedente pode prejudicar a qualidade da massagem cardíaca. Quanto à profundidade, recomenda-se que a compressão reduza 1/3 da altura da caixa torácica, ou entre 5 e 6 cm. Valores maiores que esses já foram constatados como resultantes de pior desfecho, sendo esse um dos pontos na atualização do Colégio Americano de Cardiologia de 2015. O DEA realizará a verificação do momento ideal para a execução do choque; enquanto isso, devemos continuar com as compressões e ventilações por 2 minutos, ou até a chegada da equipe de suporte ou que surja uma movimentação voluntária do paciente. Após a sinalização para o choque, continue com o mesmo e reinicie as compressões até receber a sinalização para verificação do ritmo (dada pelo aparelho), ou a chegada da equipe de suporte ou a movimentação voluntária do paciente. Uma variação a essa situação seria a do paciente apresentar pulso radial sem ventilação. Nesse caso realiza-se a ventilação com frequência de 10 a 12 vezes por minuto ou a cada 5 ou 6 segundos. Em caso de ventilação e pulso normais, mantém-se o paciente em decúbito dorsal sob monitorização até a chegada da equipe de suporte de emergência.

Questões relacionadas: 20, 185 e 186.

Referência

1. American Heart Association. Destaques das Diretrizes da American Heart Association 2015 para RCP e ACE. Edição em português: Hélio Penna Guimarães. EUA: American Heart Association, 2015.

Questões Comentadas em Cardiologia do Exercício

211

Resposta E

Comentário: Existem algumas formas de calcular a frequência de treinamento a partir do teste de esforço. Pela equação de Karvonen (220-idade) é possível estimar a frequência cardíaca máxima ($FC_{máx.}$) do paciente. No entanto, falhas na equação podem apresentar valores superestimados de FC para jovens e subestimados em indivíduos mais velhos[1]. Na proposição I, a frequência cardíaca máxima foi determinada em 168. Pela equação de Karvonen (reserva), o cálculo é: [FC de repouso + % × ($FC_{máx.}$ – $FC_{rep.}$)]. Como na proposição a $FC_{máx.}$ é de 168 e a de repouso 78 temos uma FC de reserva de 90 (168 – 78 = 90 bpm). Logo, utilizando-se a equação [FC de repouso + % × ($FC_{máx.}$ – $FC_{rep.}$)] para 60% de intensidade, o valor da FC treino é de 132 bpm [78 + 0,6 × (168 – 90)]. Durante a prescrição do exercício, muitos outros aspectos devem ser observados para modular a carga de treinamento, inclusive traçando-se uma estratificação do risco de maneira individualizada. Ao realizar uma prescrição até o primeiro limiar apontado no teste ergométrico, como referido na proposição II, dificilmente teremos intercorrências causadas pela intensidade e, de modo geral, trarão benefícios ao paciente; no entanto, os resultados podem ser aquém do esperado. Variáveis, como o volume de treino semanal elevado, podem trazer prejuízos ao paciente[2]. O treinamento neuromuscular com carga apresenta benefícios como a melhora da relação massa magra/massa gorda, ganho de força, além de impactarem positivamente na independência funcional. Sua frequência semanal, em geral, pode ser de 2 a 5 vezes por semana. No entanto, é importante ressaltar que cada grupo muscular não seja exercitado mais do que 2 a 3 vezes por semana, obedecendo a um descanso mínimo de 48 horas para a recuperação muscular[3]. Do mesmo modo, o exercício cíclico, quando realizado em alto volume, pode aumentar as espécies reativas de oxigênio, aumentando a lesão endotelial e atividade inflamatória que, nesses pacientes, de modo geral, já é elevada, causando assim um balanço oxidativo negativo[4]. Por fim, uma prescrição entre 60-80% da FC máxima obtida no teste ergométrico, assim como 50-70% da FC de reserva, é considerada uma atividade de moderada intensidade. A Tabela 1 expressa a relação entre as intensidades e a prescrição em cada modelo.

Tabela 1. Mensuração da intensidade de esforço cardiorrespiratório por diferentes recursos[5].

Intensidade	Limiares	$\%FC_{máx.}$	$\%FC_{reserva}$	$VO_{2máx.}$	Borg (6-20)
Leve	< LA	50-59	50-69	40-60%	6-11
Moderada	LA-PCR	70-89	70-85	60-85	12-16
Alta	> PCR	> 90	> 85	> 85%	17-20

% $FC_{predita}$: porcentual da frequência cardíaca de predita pela equação de Karvonen; % $FC_{reserva}$: porcentual da frequência cardíaca de reserva; LA: limiar de anaerobiose, também conhecido como primeiro limiar; PCR: ponto de compensação cardiorrespiratória ou segundo limiar; FC_{TEM}: frequência cardíaca obtida em teste de esforço físico máximo. Borg: escala subjetiva de esforço de Borg; $VO_{2máx.}$: consumo máximo de oxigênio.

Questões relacionadas: 4, 33, 41, 54, 57, 65, 68, 72, 73, 90, 122, 128, 130, 131, 132, 134, 135, 137, 138, 139, 140, 141, 142, 143, 146, 149, 195 e 226.

Referências

1. Camarda SRA, Tebexreni AS, Páfaro CN, Sasai FB, Tambeiro VL, Juliano Y et al. Comparação da freqüência cardíaca máxima medida com as fórmulas de predição propostas por Karvonen e Tanaka. Arq. Bras. Cardiol. [Internet]. 2008; 91(5):311-4. https://doi.org/10.1590/S0066-782X2008001700005.
2. Zembron-Lacny A, Tylutka A, Zeromska A, Kasperska A, Wolny-Rokicka E. Does High Volume of Exercise Training Increase Aseptic Vascular Inflammation in Male Athletes? Am J Mens Health. 2019; 13(3):1557988319858838. doi: 10.1177/1557988319858838.
3. Thomas K, Brownstein CG, Dent J, Parker P, Goodall S, Howatson G. Neuromuscular Fatigue and Recovery after Heavy Resistance, Jump, and Sprint Training. Med Sci Sports Exerc. 2018; 50(12):2526-35. doi:10.1249/MSS.0000000000001733
4. He F, Li J, Liu Z, Chuang CC, Yang W, Zuo L. Redox Mechanism of Reactive Oxygen Species in Exercise. Front Physiol. 2016;7:486. doi: 10.3389/fphys.2016.00486.
5. Pescatello LS, Arena R, Riebe D, Thompson PD. Diretrizes do ACSM para os Testes de Esforço e Sua Prescrição. Rio de Janeiro: Guanabara Koogan; 9ª Edição.

212

Resposta E

Comentário: Pré-condicionamento isquêmico (PCI) é o nome dado às modificações fisiológicas teciduais que ocorrem em função de processos de isquemia local. Quando as repercussões desse evento, induzido ou não, são verificadas em outro local, atribui-se o nome de pré-condicionamento isquêmico remoto (PCIR). O primeiro estudo que abordou esse tema foi conduzido por Murry et al.[1], em 1986, com aplicação de isquemia intervalada no coração de cães. Foi verificado que aqueles que passaram por esse protocolo apresentaram área de lesão 75% menor após 40 minutos de isquemia ininterrupta quando comparados aos cães sem PCI. Esse achado nos remonta a uma segurança promovida pela técnica com aplicação prática, principalmente para pacientes com doença arterial coronariana. Têm-se relatado melhora da função endotelial pelo aumento da vasodilatação mediada por fluxo e contagem de células progenitoras endoteliais, redução de marcadores de isquemia cardíaca (troponina I), atuação sobre o funcionamento mitocondrial com aumento da expressão gênica, redução dos estímulos para apoptose celular e efeito anti-inflamatório[2]. Porém, quando observamos a relação entre o uso do PCI remoto e ganho de desempenho, os dados na literatura são ainda divergentes, como Salvador et al.[3] demonstraram em uma revisão sistemática com metanálise. Apesar desse ponto, os benefícios descritos já trazem forte relação custo/benefício para a aplicação na rotina da reabilitação cardiovascular em pacientes com doença arterial coronariana, inclusive previamente a sessões de exercício físico.

Questão relacionada: 213.

Referências

1. Murry CE, Jennings RB, Reimer KA. Preconditioning with ischemia: a delay of lethal cell injury in ischemic myocardium. Circulation. 1986; 74(5):1124-36. doi:10.1161/01.cir.74.5.1124

Questões Comentadas em Cardiologia do Exercício

2. Martinez DG. Implicações clínicas do pré-condicionamento isquêmico. In: Karsten M, Dal Corso S, Martins JA. Programa de Atualização em Fisioterapia Cardiovascular e Respiratória. 3 ed. Porto Alegre: Artmed; 2018. p. 1-21.
3. Salvador AF, De Aguiar RA, Lisbôa FD, Pereira KL, Cruz RS, Caputo F. Ischemic preconditioning and exercise performance: a systematic review and meta-analysis. Int J Sports Physiol Perform. 2016; 11(1):4-14. doi:10.1123/ijspp.2015-0204

213

Resposta   D

Comentário: A aplicação do pré-condicionamento isquêmico remoto (PCIR) é uma medida de baixo custo e deve ser aplicada no início da terapia, pois, assim, confere-se maior segurança durante o momento do exercício, por exemplo, pela vasodilatação induzida pelo aumento da taxa de cisalhamento durante o período de oclusão[1]. A metanálise conduzida por Wever et al.[2] demonstrou que nos estudos com animais o efeito protetor foi mais presente quando a intervenção foi realizada pelo menos 45 minutos antes do evento, o que sustenta a aplicação antes do exercício físico (momento de maior estresse cardiovascular). Para a execução da técnica é necessário que o paciente esteja em sedestação e, após 5 minutos de repouso, será mensurada a sua pressão arterial sistêmica. Em seguida manteremos o tensiômetro insuflado na medida da pressão arterial sistólica + 20 mmHg. Deve-se ficar atento à calibração do aparelho e ao uso do tensiômetro referente à circunferência do braço, e checar regularmente as medidas para que elas não se reduzam antes do tempo correto, podendo ser reinsuflado para manter os níveis de tensão. O protocolo envolve 4 a 5 momentos de isquemia alternados por reperfusão, com tempo que varia de 3 a 5 minutos de oclusão, com 2 a 3 minutos de reperfusão. Aqui cabe destacar que existem variações na literatura e explicaremos por que assumimos a sequência anterior. Com base em outros estudos, o trabalho de Martinez[1] recomenda uma pressão de 200 mmHg no tensiômetro; no entanto, há trabalhos que demonstram benefício com 20 mmHg acima da sistólica[3]. Do ponto de vista prático, também reconhecemos que tensões mais altas, como 200 mmHg para um paciente com PAS de 120 mmHg, podem gerar um desconforto desnecessário e afastá-lo da intervenção. Logo, preconizamos o uso de 20 mmHg acima da PAS como um fator de segurança para a manutenção da oclusão[4]. Quanto ao local de aplicação, o protocolo padrão envolve a utilização do manguito no braço sobre a artéria braquial. No entanto, outras abordagens, como a aplicação sobre a artéria poplítea, são observadas na literatura objetivando melhor resposta local e tolerância ao esforço em pacientes com doença arterial periférica[5].

Questões relacionadas: 1, 8, 11, 12, 14, 19, 23, 24, 36, 39, 42, 43, 46, 47, 48, 58, 59, 61, 62, 63, 76, 89, 94, 95, 99, 100, 102, 115, 116, 117, 120, 132, 146, 150, 157, 163, 165, 181, 185, 187, 188, 193, 212, 215, 216, 217, 228.

Referências

1. Martinez DG. Implicações clínicas do pré-condicionamento isquêmico. In: Karsten M, Dal Corso S, Martins JÁ. Programa de Atualização em Fisioterapia Cardiovascular e Respiratória. 3 ed. Porto Alegre: Artmed; 2018. p. 1-21.

2. Wever KE, Hooijmans CR, Riksen NP, Sterenborg TB, Sena ES, Ritskes-Hoitinga M, Warlé MC. Determinants of the efficacy of cardiac ischemic preconditioning: a systematic review and meta-analysis of animal studies. PLoS One. 2015; 10(11):e0142021. doi: 10.1371/journal.pone.0142021.
3. Wang X, Kong N, Zhou C, Mungun D, Iyan Z, Guo Y, Yang Z. Effect of remote ischemic preconditioning on perioperative cardiac events in patients undergoing elective percutaneous coronary intervention: a meta-analysis of 16 randomized trials. Cardiology Research and Practice. 2017; 6907167. https://doi.org/10.1155/2017/6907167
4. Clínica Actus Cordios de Reabilitação Cardiovascular, Respiratória e Metabólica. Disponível em: www.actuscordios.com
5. Balin M, Kıvrak T. Effect of repeated remote ischemic preconditioning on peripheral arterial disease in patients suffering from intermittent claudication. Cardiovasc Ther. 2019; 2019:9592378. doi: 10.1155/2019/9592378

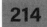

Resposta B

Comentário: A TOF ocupa cerca de 10% das cardiopatias congênitas e foi descrita pela primeira vez por Etiene Fallot, em 1888. A doença conta com quatro malformações cardíacas que resultam em dificuldade para a manutenção da oxigenação tecidual, que são visíveis desde o nascimento. As malformações são: dextroposição aórtica, um deslocamento para a direita da artéria aorta, que, em conjunto com a comunicação interventricular, favorecem o deslocamento de sangue não oxigenado para a circulação sistêmica. A estenose de valva pulmonar, que representa um estreitamento da via de saída do ventrículo direito, contribui tanto para uma diminuição do sangue direcionado aos pulmões quanto ao estímulo para o remodelamento do ventrículo direito (hipertrofia concêntrica do ventrículo direito). Apesar de a comunicação interatrial ser uma anomalia cardíaca congênita, esta não faz parte da composição clássica da tetralogia de Fallot.

Questões relacionadas: 81, 82, 83, 85, 86, 88, 89, 90 e 91.

Referência
1. Bailliard F, Anderson RH. Tetralogy of Fallot. Orphanet J Rare Dis. 2009; 4:2. doi:10.1186/1750-1172-4-2

Resposta D

Comentário: As cardiopatias congênitas podem se apresentar com repercussões acianóticas e cianóticas, esta última também chamada de cardiopatia congênita crítica. Afeta em torno de 9 a cada 1.000 nascidos vivos e ocupa 35% das causas de morte entre crianças. Alguns aspectos observados nessa condição são: baixo ganho de peso, letargia e demanda de maior tempo para amamentação. Todas podem repercutir diretamente sobre o desenvol-

Questões Comentadas em Cardiologia do Exercício

vimento da criança, inclusive apresentando intolerância ao exercício quando mais velhos. Para facilitar a organização, apresentaremos uma tabela com a categorização de algumas cardiopatias congênitas cianóticas e acianóticas.

Cianóticas	
Doença	**Características**
Tetralogia de Fallot	A principal cardiopatia congênita cianótica é caracterizada por 4 alterações: dextroposição aórtica, obstrução de saída do ventrículo direito, comunicação interventricular, hipertrofia do ventrículo direito
Transposição de grandes artérias	Condição na qual a saída dos grandes vasos está invertida. A artéria aorta sai do ventrículo direito enquanto a pulmonar sai do esquerdo
Atresia pulmonar	Atresia representa a não abertura ou inexistência da valva pulmonar, sendo a criança dependente do canal arterial entre a artéria aorta e a pulmonar, podendo vir a óbito no momento do fechamento desse canal
Atresia tricúspide	Nesta situação não há comunicação entre o átrio e o ventrículo direito, seja pela não abertura ou inexistência da valva tricúspide
Dupla via de saída do ventrículo direito	As artérias aorta e pulmonar se originam do ventrículo direito
Tronco arterioso comum	Um único vaso dá origem às artérias aorta e pulmonar
Anomalia de Ebstein	Traz uma anomalia na valva tricúspide que apresenta cúspides mais alongadas e área de ventrículo reduzida, com refluxo sanguíneo para o átrio direito, que resulta em dilatação dessa câmara
Drenagem anômala das veias pulmonares	As veias pulmonares se comunicam com o átrio direito ou com as próprias veias cavas

Acianótica	
Doenças	**Características**
Comunicação interatrial	Defeito no septo atrial com desvio do sangue da câmara esquerda para a direita
Comunicação interventricular	Presença de um ou mais orifícios no septo ventricular, que aumentam o fluxo para o ventrículo direito, assim como o fluxo capilar pulmonar
Persistência do canal arterial	Esse canal deve se fechar em torno do 3º mês de vida, em caso de continuidade, tem-se um hiperfluxo pulmonar
Estenose pulmonar	A fusão dos folhetos da valva pulmonar reduz o fluxo de sangue em direção aos pulmões e aumenta o trabalho do ventrículo esquerdo
Coarctação aórtica	Coarctação é um estreitamento da artéria, e neste caso pode ocasionar hipertrofia, dilatação de ventrículo esquerdo e futura insuficiência cardíaca
Estenose valvar aórtica	A fusão dos folhetos da valva aórtica reduz o fluxo sistêmico e aumenta o trabalho do ventrículo esquerdo.

Questões relacionadas: 1, 8, 11, 12, 14, 19, 23, 24, 36, 39, 42, 43, 46, 47, 48, 58, 59, 61, 62, 63, 76, 89, 94, 95, 99, 100, 102, 115, 116, 117, 120, 132, 146, 150, 157, 163, 165, 181, 185, 187, 188, 193, 213, 216, 217 e 228.

Referência

1. Nozawa E, Abud KCO. Abordagem fisioterapêutica nas cardiopatias congênitas. In: Martis JA, Ribeiro SNS, Schivisnki CIS. PROFISIO Fisioterapia Pediátrica e Neonatal: Cardiorrespiratória e Terapia Intensiva. 2012; 1(3):63-106.

216

Resposta D

Comentário: Durante o exercício físico, o débito cardíaco (DC), que representa a quantidade de sangue bombeada por minuto, aumenta proporcionalmente a intensidade do esforço, afinal, a equação é: DC = frequência cardíaca (FC) × volume sistólico de ejeção. Já a equação para o cálculo do DP é: DP = FC × pressão arterial sistólica, e traduz o trabalho do músculo cardíaco. O aumento do DP em comparação entre o dia de treino anterior e o atual, para a mesma carga de trabalho, pode significar uma diminuição do condicionamento e não um condicionamento do sistema cardiovascular. De modo crônico, espera-se que o trabalho cardíaco diminua para as mesmas cargas, com redução do DP[1]. No entanto, destacamos que em casos de pacientes com capacidade inotrópica comprometida, após um período de treinamento, o DP para uma mesma carga pode aumentar e, neste caso, reflete uma melhora da função cardíaca. No paciente pós-infarto agudo do miocárdio alguns cuidados são cruciais, como a monitoração pelo eletrocardiograma durante o esforço. Esse recurso nos traz segurança para aplicar o exercício em intensidades que não excedam as cargas suportadas por um coração que já sofreu lesão, evitando, por exemplo, o surgimento de isquemia das fibras subendocárdicas, caracterizadas pelo infradesnivelamento do segmento ST no traçado eletrocardiográfico. Ainda sobre esse aspecto, as arritmias tendem a manifestar-se com mais ênfase durante o esforço, mas, se as mesmas são minimizadas durante a atividade, isso representa maior segurança para execução. Por fim, a estratificação de risco é um dos pontos principais para o direcionamento da atenção e dos recursos do serviço para o paciente. Os critérios para estratificação do risco de acordo com a Diretriz Brasileira de Reabilitação Cardiovascular de 2020[2] são:

	Risco		
Característica	Alto	Intermediário	Baixo
Evento cardiovascular, intervenção cardiovascular ou descompensação clínica	Inferior a 12 semanas	Superior a 12 semanas	Superior a 6 meses
Capacidade funcional	TE: < 5 MET TCPE: Weber C/D ou VO_{2pico} < 60% do predito	TE: 5 a 7 MET TCPE: Weber B ou VO_{2pico} de 60% a 85% do predito	TE: > 7 MET TCPE: Weber A ou VO_{2pico} > 85% do predito
Sinais e sintomas de isquemia miocárdica (limiar isquêmico)	Em baixas cargas TE: abaixo de 6 MET TCPE: abaixo de 15 mL.kg^{-1}.min^{-1}	TE: acima de 6 MET TCPE: acima de 15 mL.kg^{-1}.min-1	Ausente
Sintomatologia	IC: CF III e IV Angina: CF III e IV	IC: CF I a II Angina: CF I e II	Ausente
Outras características clínicas	IRC dialítica; queda da saturação de oxigênio em esforço; arritmia ventricular complexa	De acordo com o julgamento clínico na avaliação médica pré-participação	De acordo com o julgamento clínico na avaliação médica pré-participação

CF: classe funcional; IC: insuficiência cardíaca; IRC: insuficiência renal crônica; MET: equivalente metabólico; TCPE: teste cardiopulmonar de exercício; TE: teste ergométrico; VO_2: consumo de oxigênio.

Questões Comentadas em Cardiologia do Exercício

Questões relacionadas: 1, 8, 11, 12, 14, 19, 23, 24, 36, 39, 42, 43, 46, 47, 48, 58, 59, 61, 62, 63, 76, 89, 94, 95, 99, 100, 102, 115, 116, 117, 120, 132, 146, 150, 157, 163, 165, 181, 185, 187, 188, 193, 213, 215, 217 e 228.

Referências

1. Monteiro MF, Sobral Filho DC. Exercício físico e o controle da pressão arterial. Rev Bras Med Esporte [Internet]. 2004; 10(6):513-6. https://doi.org/10.1590/S1517-86922004000600008.
2. Carvalho T, Milani M, Ferraz AS, Silveira AD, Herdy AH, Hossri CAC et al. Diretriz Brasileira de Reabilitação Cardiovascular – 2020. Arq Bras Cardiol. [Internet]. 2020;114(5):943-987. https://doi.org/10.36660/abc.20200407.

217

Resposta   D

Comentário: O exercício físico é uma terapêutica adjuvante no manejo da DAC e traz repercussões, principalmente na capacidade física, diminuição da necessidade de re-hospitalizações e custos de saúde. A capacidade física, que é um fator independente para mortalidade, está limitada no paciente com DAC que chega a um evento cardiovascular, como o infarto agudo do miocárdio, seja pelo aspecto funcional cardíaco ou pela restrição comportamental. Nesse contexto, profissionais e serviços de reabilitação capazes de conduzir a melhora do condicionamento minimizando os riscos são de fundamental importância. Além disso, o treinamento físico regular pode melhorar a função endotelial, com repercussões sobre as artérias coronarianas, que passam a apresentar maior diâmetro e melhor resposta à liberação de óxido nítrico. O endotélio pós-exercício passa a apresentar um menor número de receptores da angiotensina 1 (AT1), culminando em menor atividade das espécies reativas de oxigênio. No entanto, a manutenção desses benefícios depende da continuidade do treinamento. Sugere-se ainda uma redução ou manutenção do tamanho da placa de ateroma quando o exercício está associado a uma dieta controlada. Essas medidas apresentam, ainda, um risco 2 vezes menor de eventos cardiovasculares dentro de 5-6 anos. Sobre os vasos colaterais, os mesmos tendem a se abrir durante a formação da placa, pelo aumento da pressão contra o vaso. Ainda nesse sentido, o estudo EXCITE demonstrou que o exercício de moderada intensidade apresenta maior porcentual de abertura dos vasos colaterais (41%). Porém, os dados sobre angiogênese são controversos na literatura científica.

Questões relacionadas: 1, 8, 11, 12, 14, 15, 18, 19, 23, 24, 36, 39, 42, 43, 46, 47, 48, 55, 58, 59, 62, 63, 64, 71, 76, 89, 94, 95, 99, 100, 102, 115, 116, 117, 120, 132, 146, 150, 157, 163, 165, 174, 181, 185, 187, 188, 193, 213, 215, 216 e 228.

Referência

1. Rondon MUPB, Santos LF Martinez DG, Kalil Filho R. Exercício físico na doença arterial coronariana. In: Negrão CE, Barreto ACP, Rondon MUPB. Cardiologia do Exercício do Atleta ao Cardiopata. 4 ed. Barueri: Manole; 2019. p. 227-30.

336

Questões Comentadas em Cardiologia do Exercício

218

Resposta   C

Comentário: O choque circulatório pode ter várias classificações, mas possui em comum a oferta insuficiente de sangue aos tecidos corporais. Pode ocorrer por falha no mecanismo de bomba cardíaca (choque cardiogênico), pela redução do volume sanguíneo (choque hipovolêmico), pela distribuição inadequada (choque distributivo) ou por uma obstrução de grandes vasos ou do próprio coração (choque obstrutivo). Em todos os casos, o profissional deve estar atento para prestar o atendimento imediato, pois uma das repercussões pode ser a morte súbita. O choque não está relacionado com uma falha na irrigação do músculo cardíaco, mas com a chegada de sangue aos tecidos, que pode resultar, inclusive, em uma lesão neurológica.

Questões relacionadas: 26, 27, 29, 113 e 114.

Referência

1. Standl T, Annecke T, Cascorbi I, Heller AR, Sabashnikov A, Teske W. The nomenclature, definition and distinction of types of shock. Dtsch Arztebl Int. 2018; 115(45):757-68. doi: 10.3238/arztebl.2018.0757.

219

Resposta   C

Comentário: A valva mitral, ou bicúspide, está localizada entre o átrio e o ventrículo esquerdo e é responsável por impedir o refluxo sanguíneo em direção ao átrio esquerdo e aos pulmões. O processo de estenose, muito relacionado a doenças reumáticas e ao envelhecimento, reduz a passagem de sangue dos átrios para os ventrículos, neste caso, impedindo parte do sangue oxigenado de fluir para o ventrículo esquerdo[1]. Nessa situação, o átrio esquerdo passa a necessitar de maior força de contração e pode cursar com hipertrofia e/ou dilatação da câmara[2]. Como o compartimento pós-capilar pulmonar tende a reter sangue, a pressão no capilar aumenta, podendo ser observada hipertensão pulmonar em pacientes com estenose mitral[1]. Essa condição a médio e a longo prazos favorece o remodelamento do ventrículo direito (hipertrofia concêntrica ou dilatação), que, nessa condição, pode demonstrar a gravidade da doença valvar[2].

Questões relacionadas: 3, 5 e 7.

Referências

1. Chandrashekhar Y, Westaby S, Narula, J. Mitral stenosis. The Lancet 2009; 374(9697):1271-83. doi:10.1016/s0140-6736(09)60994-6
2. Deniz A, Tüfenk M, Acartürk E. Electrocardiographic right ventricular hypertrophy predicts the severity of pulmonary hypertension in patients with mitral stenosis. Turk Kardiyol Dern Ars. 2012; 40(5):405-8. doi:10.5505/tkda.2012.24306

Questões Comentadas em Cardiologia do Exercício

220

Resposta A

Comentário: A insuficiência cardíaca congestiva (ICC) pode ocorrer de forma aguda e crônica. A aguda está mais associada a mecanismos vasculares, que ocorre subitamente por aumento da resistência periférica (exemplo: descarga simpática). Na ICC de repercussão crônica costuma-se observar uma alteração cardíaca, como a função de sístole deprimida, que repercutirá com possível aumento de retenção de líquido na periferia e nos pulmões (edema pulmonar cardiogênico). Logo, podemos evidenciar um coração com câmaras dilatadas (cardiomegalia) após sucessivos mecanismos de compensação neuro-humoral da função cardíaca. A resistência vascular pulmonar estará aumentada (> 18 mmHg), com possível edema pulmonar identificado por telerradiografia de tórax, que surge pela incapacidade de o ventrículo esquerdo enviar sangue de modo satisfatório para a periferia[1]. Nessa situação, a complacência pulmonar, que representa a capacidade do mesmo insuflar, está diminuída pelo edema, o que eleva a resistência da via aérea. Outro achado que pode ser observado no exame de imagem do tórax (telerradiografia e tomografia computadorizada) do paciente com ICC é o derrame pleural (majoritariamente bilateral)[2].

Tabela 1.   Valores hemodinâmicos da circulação pulmonar*[3]

Variável	Repouso	Exercício
Pressão sistólica da artéria pulmonar (mmHg)	20–25	30–35
Pressão média da artéria pulmonar (mmHg)	14–18	20–25
Pressão diastólica da artéria pulmonar (mmHg)	10–12	11–14
Resistência vascular (U Wood)	0,70–0,95	0,60–0,90
Pressão atrial direita (mmHg)	4–6	6–8
Pressão capilar pulmonar (mmHg)	6–9	10–12

*Valores ao nível do mar.

Questões relacionadas: 22, 23, 33, 78, 79, 106, 172, 184, 186, 189 e 205.

Referências

1. Scott MC, Winters ME. Congestive Heart Failure. Emergency Medicine Clinics of North America. 2015; 33(3):553-62. doi:10.1016/j.emc.2015.04.006
2. Porcel JM. Pleural effusions from congestive heart failure. Semin Respir Crit Care Med. 2010;31(6):689-97. doi:10.1055/s-0030-1269828
3. Fishman AP. Fishman's Pulmonary Disease and Disorders. 3rd ed. New York: McGraw-Hill, 1998; 1233-96.

338   Questões Comentadas em Cardiologia do Exercício

221

Resposta   **E**

Comentário: São critérios com recomendação classe I para implante do marca-passo definitivo:

- Disfunção do nodo sinusal: que pode se apresentar como: bradicardia do nodo sinusal, parada sinusal, bloqueio sinoatrial, taquicardia supraventricular alternada com bradicardia sinusal ou assistolia (síndrome braditaquicardia).

- Bloqueio intraventricular: alterações que podem retardar ou interromper a condução do estímulo elétrico nos ventrículos. Exemplo: bloqueio de ramo direito ou esquerdo. A maior recomendação é para bloqueio de ramo bilateral alternante documentado com síncopes, pré-síncopes ou tonturas recorrentes.

- Bloqueio atrioventricular: bloqueio ou retardo do estímulo dos átrios para os ventrículos. Podem ser classificadas em BAV de 1º, 2º ou 3º grau, de acordo com o nível de retardo ou interrupção.

- Síndrome neuromediada ou vasovagal: representa eventos hipotensores por redução da tensão vascular e da frequência cardíaca, que podem resultar em acidentes como queda da própria altura. O marca-passo é indicado como último recurso para esses pacientes, devendo priorizar as medidas como o treinamento postural, condicionamento, dieta e uso de contramanobras.

- Síndrome do seio carotídeo: traduz uma resposta exacerbada à estimulação do seio carotídeo, que pode resultar em síncope ou pré-síncope por atuação parassimpática no nodo sinusal e/ou vasodepressora. Nesse caso, o implante do marca-passo cardíaco pode reduzir o número de quedas por essas causas, principalmente em idosos.

- Cardiomiopatia hipertrófica obstrutiva: a hipertrofia de septo ventricular pode obstruir a saída do ventrículo esquerdo. Essa condição tem baixo nível de recomendação, sendo indicada quando o paciente é sintomático, com obstrução à saída de VE, sem respostas ao tratamento farmacológico e sem indicação para aplicação de cardiodesfibrilador implantável.

- A síndrome de Brugada é recomendada para o implante do cardiodesfibrilador implantável em função do risco de parada cardíaca. Trata-se de uma doença hereditária com alteração do gene SCN5A, que modifica a subunidade alfa do canal de sódio dependente de voltagem no coração. É uma doença predominantemente masculina (90%), caracterizada pelo bloqueio de ramo direito e supradesnivelamento do segmento ST.

Questões relacionadas: 14, 22, 23, 115, 116, 160 e 223.

Referência

1. Martinelli Filho M, Zimerman LI, Lorga AM, Vasconcelos JTM, Rassi A Jr. Guidelines for implantable electronic cardiac devices of the Brazilian Society of Cardiology. Arq Bras Cardiol. 2007; 89(6):e210-e238.

Questões Comentadas em Cardiologia do Exercício

339

222

Resposta   A

Comentário: A semiologia é fundamental para a compreensão do estado de saúde e doença, e permite ao profissional estratificar os riscos de desfechos negativos para paciente em repouso ou no esforço, evitando condutas inadequadas. A monitoração da frequência cardíaca, pressão arterial, ausculta cardíaca e exames complementares faz parte da rotina hospitalar. No entanto, a inspeção durante a anamnese não deve ser menosprezada. Ela começa com a observação do paciente, verificando se o mesmo está em posição e condição confortáveis, se apresenta cianose, turgor venoso jugular ou mesmo, não esgotando o nosso leque de critérios de avaliação, como se encontra a temperatura da pele e a presença ou não de congestão (dispneia, estertores, edema etc.)[1]. Essa última avaliação foi categorizada por Nohria *et al.*[2] como fator de risco para morte após um ano de acompanhamento. Os pacientes com perfil frio e úmido (congesto) são característicos de hipoperfusão e congestão. Estes apresentam pior prognóstico, seguidos pelos pacientes com perfil quente e úmido. Apesar do baixo número de pacientes no grupo "seco e frio", o que não permitiu comparação estatística, esse estudo merece destaque por categorizar e alertar os profissionais sobre a necessidade de atenção a cada paciente, reforçando a importância do exame físico e de uma boa avaliação. Didaticamente, podemos atribuir a temperatura quente a uma boa perfusão, enquanto a umidade está relacionada com a congestão. Representamos as combinações possíveis e o *ranking* de desfecho negativo no Quadro 1.

Quadro 1. Combinações baseadas na congestão e perfusão

		Congestão	
		Não	Sim
Perfusão	Não	Frio e Seco	Frio e Úmido
	Sim	Quente e Seco	Quente e Úmido

	Ranking de gravidade e risco de morte
1º	Razão de risco (3,66)
2º	Razão de risco (2,10)
3º	Grupo de referência
–	Dados insuficientes

Quadro elaborado pelos autores com base no estudo de Nohria *et al.*[2]

Questões relacionadas: 60, 76, 92, 109, 114, 117, 224 e 225.

Referências

1.   Hasenfuss G, Mann DL. Avaliação clínica da insuficiência cardíaca. In: Mann DL, Zipes DP, Liddy P, Bonow RO. Braunwald Tratado de Doenças Cardiovasculares. 10ª Edição. São Paulo: Elsevier. p. 496.
2.   Nohria A, Tsang SW, Fang JC, Lewis EF, Jarcho JA, Mudge GH et al. Clinical assessment identifies hemodynamic profiles that predict outcomes in patients admitted with heart failure. J Am Coll Cardiol. 2003; 41(10):1797-1804. doi:10.1016/s0735-1097(03)00309-7

340 Questões Comentadas em Cardiologia do Exercício

223

Resposta C

Comentário: Conhecer os diferentes dispositivos cardíacos permite ao profissional que atua na reabilitação cardíaca identificar determinados padrões no eletrocardiograma e compreender as limitações e suportes oferecidos por esses recursos. Podemos dividi-los em:

- Ressincronizador cardíaco: tem a função de alinhar o tempo de contração dos compartimentos, de tal modo que os ventrículos recuperem a função de sincício e a resposta sistólica seja aprimorada. A aplicação desse recurso pode ser feita em certas condições, como a insuficiência cardíaca e bloqueios de ramo, em que se estima que 1/3 dos pacientes apresente dissincronismo ventricular (QRS > 120 ms), sendo este um fator associado à maior mortalidade[1].

- Cardioversor-desfibrilador implantável (CDI): o CDI é aplicado como recurso profilático para o risco de morte súbita cardíaca. É uma alternativa capaz de retomar o ritmo cardíaco por meio de cardioversão ou desfibrilação e/ou estimulação antitaquicardia. No primeiro caso, durante eventos como a taquicardia ventricular e a fibrilação ventricular, a cardioversão representa um choque capaz de despolarizar todas as células cardíacas, tornando-as inertes por um curto período (período refratário). Em seguida, o nodo sinusal reassume o controle do ritmo cardíaco[2-4].

- Marca-passo cardíaco: sua função é assegurar o ritmo cardíaco, captando a atividade do nodo sinusal e encaminhando a outras câmaras ou gerando o próprio estímulo. A captação do estímulo fisiológico (nodo sinusal) reduz a taxa de ativação e aumenta o tempo de carga da bateria do aparelho nos modelos mais usuais da prática clínica. Quanto à condução do estímulo, este é possível graças aos fios de conexões entre as câmaras cardíacas, que permitem a excitação de uma a quatro câmaras, sendo esta a razão para a reversão em problemas, como o bloqueio atrioventricular[5].

Questões relacionadas: 14, 22, 23, 115, 116, 160 e 221.

Referências

1. Abraham WT. Dispositivos para o monitoramento e tratamento da insuficiência cardíaca. In: Mann DL, Zipes DP, Liddy P, Bonow RO. Braunwald tratado de doenças cardiovasculares. 10ª Edição. São Paulo: Elsevier. p. 572.
2. Goldenberg I, Huang DT, Nielsen JC. The role of implantable cardioverter-defibrillators and sudden cardiac death prevention: indications, device selection, and outcome. Eur Heart J. 2020; 41(21):2003-11.
3. Rapsang AG, Bhattacharyya P. Pacemakers and implantable cardioverter defibrillators – general and anesthetic considerations. Rev Bras Anestesiol. [Internet]. 2014; 64(3):205-214. Doi: 10.1016/j.bjane.2013.02.005.
4. Shah BK. Optimal Implantable Cardioverter Defibrillator Programming. Cardiol Rev. 2017; 25(1):30-5. doi:10.1097/CRD.0000000000000133
5. Ramos G, Ramos Filho J, Rassi Júnior A, Pereira E, Gabriel Neto S, Chaves E. Marcapasso cardíaco artificial: considerações pré e per-operatórias. Rev Bras Anestesiol. [Internet]. 2003; 53(6):854-62. doi:10.1590/S0034-70942003000600015.

Questões Comentadas em Cardiologia do Exercício

224

Resposta **A**

Comentário: A monitoração da pressão arterial é fundamental para compreender o estado hemodinâmico do paciente (cardiopata ou não), estratificar o risco para intervenções e/ou direcionar a atenção para outras medidas que evitem intercorrências, como a terapia farmacológica. Compreender os tipos de monitoração é um ponto crucial e descreveremos cada um deles neste breve comentário. O método mais básico e de baixo custo é o auscultatório, que consiste na utilização do manguito sobre a artéria braquial, que deve ser insuflado em torno de 20 mmHg acima da pressão arterial sistólica (PAS), seguida de desinsuflação com ausculta por meio do estetoscópio, que permitirá identificar a PAS no primeiro som de Korotkoff, e a pressão arterial diastólica (PAD) no último som. Trata-se de um método simples, com poucos recursos, que permite, inclusive, a avaliação durante o esforço. A monitorização invasiva pode ser feita por meio de punção ou dissecção arterial, sendo a primeira a mais indicada. Diferente do método auscultatório, a monitoração invasiva permite avaliação contínua. No entanto, exigem-se alguns cuidados, como o local de punção em casos de instabilidade hemodinâmica (artéria femoral em detrimento da radial) pelo risco de eventos vasomotores. Apesar disso, a monitoração invasiva permite a verificação indireta da pressão venosa central, que nos alerta para a pressão de retorno sanguíneo aos átrios, substanciando a decisão para a administração de fluidos ou diuréticos. As medidas de monitoração não invasiva também permitem a monitoração contínua sem oferecer risco de oclusão vascular, infecção, trombose, entre outros. No tocante aos aparelhos, podemos citar o CNAP™, que capta continuamente as oscilações de pulso e os encaminha a um monitor responsável por transmitir esse dado em tempo real, batimento a batimento. Já o método oscilométrico se assemelha mais ao método auscultatório por causa da sua aplicação momentânea. A sua realização é feita automaticamente, com a insuflação de um manguito até a PAS e registro das oscilações deste ponto até a sua ausência (PAD). O algoritmo do aparelho permite a identificação da PAS, PAD e da pressão arterial média (PAM).

Questões relacionadas: 60, 76, 92, 109, 114, 117, 222 e 225.

Referência

1. Frazão M, Silva VZM, Silva PE. Monitoração Hemodinâmica. PROFISIO, v. 1, p. 37-75. 2014.

225

Resposta **D**

Comentário: A restrição ao leito traz repercussões diretas sobre as funções hemodinâmica e musculoesquelética, que podem reduzir a capacidade funcional dos pacientes. Assim, o profissional responsável deve prezar por estratégias de movimentação e exercícios capazes de atenuar a perda de massa muscular e condicionamento no paciente hospitalizado, respeitando as restrições individuais. A hipotensão ortostática pode estar presente após um período de 3 semanas sem estímulos gerados pela movimentação ou simples troca de decúbito. A mesma ocorre por dessensibilização dos barorreceptores que, em condições íntegras, mantém a perfusão encefálica em níveis ideais com a mudança de posição[1]. Logo, é fundamental que esses pacientes sejam estimulados a realizar exercício físico supervisionado, troca de posição (sedestação e ortostase), deambulação, entre outras estratégias. Nesse cenário, a perda de massa muscular global, a diminuição da força das musculaturas apendicular e respiratória, e a redução da capacidade funcional estão presentes desde a primeira semana de hospitalização, mesmo em pessoas sem restrição ao leito[2]. Quanto à medida da variabilidade da frequência cardíaca (VFC), a mesma permite inferir o controle das atividades simpática e parassimpática sobre o coração. O predomínio da atividade simpática cardíaca, marcada pela diminuição das diferenças entre os intervalos R-R no eletrocardiograma (diminuição da VFC), podem estar presentes após intervenções cirúrgicas, situações de estresse, estado inflamatório elevado, sono prejudicado, entre outros. Esse marcador está relacionado com readmissão hospitalar[3], fibrilação atrial, morte súbita e acidente vascular encefálico[4,5], enquanto o aumento na VFC pode ocorrer com a remoção dos fatores supracitados e com a prescrição adequada do exercício físico[6].

Questões relacionadas: 60, 76, 92, 109, 114, 117, 222 e 224.

Referências
1. Negrão, Barreto, Rondon. Cardiologia do Exercício. 4ª Edição. Barueri: Manole.
2. Suesada MM, Martins MA, Carvalho CRF. Effect of short-term hospitalization on functional capacity in patients not restricted to bed. American Journal of Physical Medicine & Rehabilitation. 2007; 86(6): 455-62.
3. Chiang JK, Fu CH, Kuo TB, Koo M. Association between frequency domain heart rate variability and unplanned readmission to hospital in geriatric patients. BMC Public Health. 2011; 11:137. doi: 10.1186/1471-2458-11-137.
4. Agarwal SK, Norby FL, Whitsel EA, Soliman EZ, Chen LY, Loehr LR, Fuster V, Heiss G, Coresh J, Alonso A. Cardiac autonomic dysfunction and incidence of atrial fibrillation: results from 20 years follow-up. J Am Coll Cardiol. 2017; 69(3):291-99.
5. Sessa F, Anna V, Messina G et al. Heart rate variability as predictive factor for sudden cardiac death. Aging (Albany, NY). 2018; 10(2):166-77. doi:10.18632/aging.101386
6. Araújo WS, Sacramento MS, Lacerda LGL, Araujo JS, Ladeia, AMT, Petto J. Exercício cíclico na saúde cardiovascular da mulher: uma análise pela variabilidade da frequência cardíaca. Fisioter Bras. 2019; 20(6);798-808. https://doi.org/10.33233/fb.v20i6.2738

Resposta C

Comentário: Durante o exercício físico intenso, as adaptações para o aumento do débito cardíaco podem envolver: alteração na tensão vascular, na força e na frequência da contração cardíaca e redistribuição do sangue no complexo vascular. Outro conceito básico a

Questões Comentadas em Cardiologia do Exercício

se destacar para essa questão é que a avaliação é feita com base no porcentual e não sobre o volume sanguíneo. Assim, mesmo com o porcentual inalterado, o coração pode receber no exercício um volume 5 vezes maior que no repouso, já que mantendo os mesmos 5% porcentuais de sangue o volume recebido passa a ser maior já que o débito cardíaco (DC) aumenta. Por exemplo, em repouso para um DC de 5 L.min o coração recebe 5%, o que, em valores absolutos, representa 250 mL.min. Durante o exercício o DC aumenta, chegando, por exemplo, a 25 L.min. Assim, o trabalho cardíaco aumenta sem, no entanto, variar o porcentual de sangue recebido pelo coração, ou seja, continua sendo 5%. Porém, o valor absoluto de sangue recebido pelo coração se eleva, pois os mesmos 5% representam agora não mais 250 mL.min, mas 1.250 mL.min. Elaboramos um quadro com base nos dados de Astrand & Rodahl[1], que demonstram a distribuição porcentual de sangue em repouso e durante o exercício em diferentes tecidos:

Quadro 1. Distribuição sanguínea no repouso e no exercício.

	Repouso	Exercício
Débito cardíaco estimado	5 L · min	25 L · min
Coração	4–5%	4–5%
Encéfalo	15%	3–4%
Rins	20%	2–4%
Ossos	3–5%	0,5–1%
Pele	4–5%	–
Músculos	15–20%	80–85%
Intestino	20–25%	3–5%

Questões relacionadas: 4, 33, 41, 54, 57, 65, 68, 72, 73, 90, 122, 128, 130, 131, 132, 134, 135, 137, 138, 139, 140, 141, 142, 143, 146, 149, 195 e 211.

Referência
1. Astrand P, Rodahl K. Textbook of Work Physiology, 3. ed. 1986. McGraw-Hill, Inc., New York.

227

Resposta   B

Comentário: O ITB é uma alternativa de baixo custo para o diagnóstico da DAOP, que depende apenas de um esfigmomanômetro e estetoscópio, ou dispositivo de mensuração oscilométrico (já abordado no comentário da Questão 224), que apresentam relação muito forte com a avaliação por Doppler[1]. O exame é feito com a mensuração da pressão arterial sistólica (PAS) em artéria dorsal do pé (pediosa) e braquial, sendo representado pela equação: PAS tornozelo/PAS braço. Durante a execução da avaliação é importante que o paciente esteja em decúbito dorsal, durante 5 a 10 minutos, a fim de evitar influências da mudança postural. As medidas devem ser tomadas de ambos os lados. Caso exista diferença de pressão em membros superiores da PAS maior que 10 mmHg, o valor utilizado para o cálculo do ITB deve ser o do braço com maior valor da PAS[2]. Os valores de normalidade para o ITB são entre 0,90 e 1,30[1,2]. Valores acima de 1,30 refletem DAOP de membro superior.

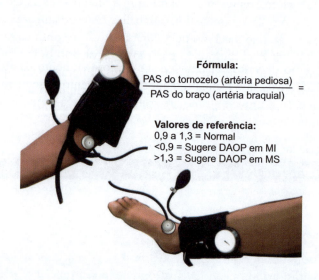

Figura 1. Representação da medida do índice tornozelo-braquial. DAOP, doença arterial obstrutiva periférica; MI, membro inferior; MS, membro superior; PAS, pressão arterial sistólica.

Questões relacionadas: 39, 45, 46, 154, 196, 224, 227, 229, 230, 239 e 240.

Referências

1. Ichihashi S, Desormais I, Hashimoto T, Magne J, Kichikawa K, Aboyans V. Accuracy and reliability of the ankle brachial index measurement using a multicuff oscillometric device versus the Doppler method [published online ahead of print, 2020 Aug 3]. Eur J Vasc Endovasc Surg. 2020; S1078-5884(20)30531-1. doi:10.1016/j.ejvs.2020.06.013
2. European Society of Hypertension Working Group on Blood Pressure Monitoring. Practice guidelines of the European Society of Hypertension for clinic, ambulatory and self blood pressure measurement. J Hypertens 2005; 23:697-701.

228

Resposta A

Comentário: A DAOP está associada a idades mais elevadas, com prevalência de 20% em idosos acima dos 80 anos e apresenta fatores de risco similares à doença arterial coronariana, como o tabagismo, o sedentarismo, a dislipidemia e a diabetes melito. Trata-se de uma doença por formação de placa de ateroma em artérias da periferia, com consequente

Questões Comentadas em Cardiologia do Exercício

345

redução da luz do vaso e do fluxo sanguíneo. Em casos de acometimento de membros inferiores, uma das principais repercussões é a claudicação intermitente[1]. No estudo de Haas *et al.*[2] foi observado que a curva de sobrevivência entre saudáveis, a população com claudicação intermitente e a com limiar de isquemia periférica crítico foi, respectivamente, de 80%, 40% e 10%, em 10 anos. Esta pode cair para 70%, 30% e 0% em 15 anos. O exercício físico, a atenção aos fatores de risco e dieta adequada são as principais medidas não farmacológicas para o tratamento da DAOP. O exercício físico traz repercussões diretas sobre o tempo de marcha livre de dor por promover adaptações, como a atenuação da disfunção endotelial, que traz melhor resposta vasodilatadora, redução da inflamação sistêmica, abertura e manutenção de vasos colaterais, assim como o aumento da área de superfície capilar nos músculos ativos, que facilitam o aporte de oxigênio e atenuam a acidose local decorrente do aumento do metabolismo anaeróbico durante a caminhada[2]. Apesar de as estratégias de dosagens serem mais bem aplicadas presencialmente, com monitoração a cada sessão, os resultados de ensaios clínicos que utilizaram a estratégia do *home-based training* apresentaram resposta significativa no tempo de marcha durante o teste de caminhada de 6 minutos (TC6) e no tempo de caminhada livre da dor. No entanto, a taxa de evasão nos grupos de intervenção feita em casa foi alta para um dos estudos, o que representa um alto risco de viés e um possível abandono por intolerância às crises dolorosas. Esse achado deve ser levado em consideração para que a monitoração e a quantificação dos limiares de esforço sejam mais assertivas, a fim de aumentar a adesão do paciente, mesmo a distância. No mais, os resultados dos demais estudos são positivos, demonstrando aumento significativo no grupo supervisionado, quando avaliado em esteira ergométrica (mesmo ergômetro de treinamento) em velocidade máxima (80 segundos de tolerância acima do grupo *home based training*) e melhor resposta para a distância percorrida no TC6 para o grupo que realizou o treino em casa, não supervisionado, com aumento de 45 m, que neste caso foi o único a apresentar significância clínica e estatística ao comparar com o grupo-controle[1].

Questões relacionadas: 1, 8, 11, 12, 14, 19, 23, 24, 36, 39, 42, 43, 46, 45, 47, 48, 58, 59, 61, 62, 63, 76, 89, 94, 95, 99, 100, 102, 115, 116, 117, 120, 132, 146, 150, 154, 157, 163, 165, 181, 185, 187, 188, 193, 213, 215, 216, 217, 227 e 229.

Referências

1. McDermott MM. Exercise rehabilitation for peripheral artery disease: a review. Journal of Cardiopulmonary Rehabilitation and Prevention. 2018;38(2):63-69. DOI: 10.1097/hcr.0000000000000343.
2. Haas TL, Lloyd PG, Yang HT, Terjung RL. Exercise training and peripheral arterial disease. Compr Physiol. 2012; 2(4):2933-3017. doi: 10.1002/cphy.c110065.

229

Resposta   E

Comentário: Apesar dos benefícios envolvidos no exercício físico realizado em bicicleta ergométrica, o exercício realizado em esteira ergométrica é o que apresenta melhor

346 Questões Comentadas em Cardiologia do Exercício

resultado, especialmente para aumento do tempo de caminhada livre de dor. Uma das justificativas para esse resultado é a especificidade do treinamento voltada para a recuperação da funcionalidade[1]. Estratégias como a prescrição do exercício neuromuscular (exercício resistido) para essa população podem ser uma alternativa na busca do ganho de massa muscular e força, porém, os resultados sobre o tempo máximo de caminhada é 50% inferior ao dos valores obtidos pelo grupo com treinamento em esteira[2]. Ser fisicamente ativo reduz o risco de morte, inclusive entre os pacientes com DAOP e apesar das recomendações sobre o nível de atividade presentes nas diretrizes, é necessário compreender que o paciente com DAOP apresenta uma limitação crítica para o movimento, quando em estágio sintomático. Portanto, a prescrição pode ser feita com base no limiar de tolerância a caminhada da seguinte forma:

1. Solicitar que o paciente caminhe livremente em uma esteira.
2. Avaliar o tempo e a velocidade mantida pelo paciente até o início das dores.
3. Estabelecer o protocolo de treinamento em blocos, com a mesma velocidade da caminhada e interrupção no início da crise dolorosa.

Há um receio de que as atividades acima do início das dores promovam aumento da atividade inflamatória, prejudicial à condição do paciente. No entanto, o ponto que melhor justifica a não realização acima desse ponto de isquemia deve ser o conforto e a adesão do paciente. Assim, excluímos a prescrição rígida com base na frequência cardíaca e passamos a priorizar a percepção subjetiva de esforço do paciente e o limiar de isquemia relatado dos membros inferiores. A frequência semanal é outra valência da prescrição que deve ser observada, sendo recomendado 3 vezes por semana, de modo intercalado. Assim asseguramos a manutenção dos efeitos do exercício, ao mesmo tempo em que a musculatura recebe o tempo adequado para a recuperação tecidual. Quanto ao tempo de intervenção, os ensaios clínicos vêm demonstrando resposta positiva após 3 meses de intervenção, com os melhores resultados após 6 meses. Cabe ressaltar que todos os benefícios adquiridos durante o tempo de intervenção com exercício podem ser perdidos em caso de abandono da conduta ou inatividade após a liberação para a fase 4 da reabilitação cardiovascular. Apesar de não abordarmos o tratamento clínico farmacológico ou cirúrgico, destacamos que o acompanhamento multidisciplinar é a melhor maneira de manejar o paciente com DAOP, sendo obtidos resultados melhores nas terapias conjuntas[1].

Questões relacionadas: 1, 8, 11, 12, 14, 19, 23, 24, 36, 39, 42, 43, 45, 46, 47, 48, 58, 59, 61, 62, 63, 76, 89, 94, 95, 99, 100, 115, 116, 117, 120, 132, 146, 150, 154, 157, 163, 165, 181, 185, 187, 188, 193, 213, 215, 216, 217 e 228.

Referências

1. McDermott MM. Exercise rehabilitation for peripheral artery disease: a review. Journal of Cardiopulmonary Rehabilitation and Prevention. 2018; 38(2):63-9. DOI: 10.1097/hcr.0000000000000343.
2. Abiodun OO, Balogun MO, Akintomide AO, Adebayo RA, Ajayi OE, Ogunyemi SA et al. Comparison between treadmill and bicycle ergometer exercise tests in mild-to-moderate hypertensive Nigerians. Integr Blood Press Control. 2015; 8:51-5. doi: 10.2147/IBPC.S75888.

230

Resposta C

Comentário: Alguns cuidados básicos devem ser tomados durante a ausculta, como o posicionamento do diafragma sobre regiões livres para assegurar a melhor qualidade sonora. Apesar da possibilidade de ausculta em regiões próximas, a medida pontual garante melhor aproveitamento durante o exame e exibiremos um Quadro com os principais focos de ausculta e localização, assim como uma figura representativa. Uma medida prática antes de iniciar a avaliação é assegurar o posicionamento adequado do paciente em sedestação e a liberação da área de ausculta. Essas medidas evitam a presença de artefatos por atrito contra o vestuário, assim como a redução dos ruídos externos. Na ausculta, deve-se proceder à identificação da primeira e da segunda bulha, verificando as fases do ciclo cardíaco e, posteriormente, identificando os sons fisiológicos e patológicos.

Quadro 1. Foco e localização dos principais pontos de ausculta cardíaca

Foco	Localização
Aórtico	2º espaço intercostal à direita da borda esternal
Foco aórtico acessório	3º espaço intercostal à esquerda da borda esternal
Pulmonar	2º espaço intercostal à esquerda da borda esternal
Tricúspide	5º espaço intercostal
Mitral	5º espaço intercostal na linha hemiclavicular esquerda*

*Ajustar de acordo com o ápice do coração, com palpação e identificação do *ictus cordios*.

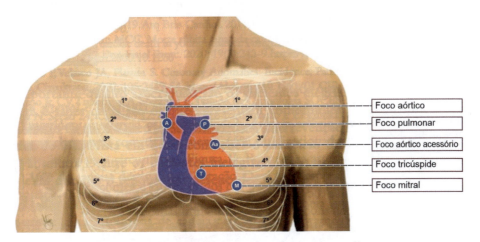

Figura 1. Representação dos pontos de ausculta cardíaca.

Questões relacionadas: 196, 227, 239 e 240.

Referência
1. Grinberg M, Spina GS, Rossi EG. Exame do coração. In: Bensenor IM, Atta JA, Martins MA, ed. Semiologia Clínica. São Paulo: Sarvier; 2002. p. 50-66.

231

Resposta D

Comentário: O sistema cardiovascular é um circuito fechado que envolve o coração e os complexos arterial, venoso e capilar. As artérias podem ser consideradas vasos de resistência, enquanto as veias assumem a função de capacitância (armazenamento sanguíneo). As artérias de grande calibre apresentam camada média da parede de maior espessura, com até 1 mm, músculo liso mais espesso, camada endotelial e é o único segmento com tecido fibroso e tecido elástico, que tornam a camada mais resistente à deformação e são capazes de transmitir o fluxo sanguíneo após o final da sístole ventricular. O diâmetro dos vasos arteriais vai reduzindo até chegar às arteríolas, composta por musculatura lisa e tecido endotelial. Nessa região há controle do fluxo sanguíneo para garantir a pressão ideal de chegada aos capilares. Antes de chegar aos capilares tem-se uma subdivisão das arteríolas em meta-arteríolas, compostas por endotélio e esfíncteres pré-capilares (formados por musculatura lisa), que representam o último recurso para a regulação do fluxo sanguíneo capilar. Os capilares são um conjunto de canais formados apenas por tecido endotelial que permitem a troca de nutrientes entre o sangue e os tecidos; logo, não existe resistência ao fluxo controlado pelos capilares. As veias têm a função de drenar sangue seja para o coração, como as veias cavas superior e inferior, ou de órgão para órgão, como é o caso do sistema porta-hepático, onde o conteúdo drenado pela veia porta na região gastrointestinal é direcionado para o fígado. O sistema venoso funciona como reservatório do volume sanguíneo durante o repouso, e, devido à vasta cobertura por musculatura lisa, após o acionamento simpático e do mecanismo de bomba muscular, esse sangue é redistribuído, favorecendo o aumento do débito cardíaco. Uma das particularidades do sistema venoso é a presença de pequenas valvas em algumas veias, que evitam o fluxo sanguíneo retrógrado para a periferia[1,2].

Questões relacionadas: 234, 235 e 236.

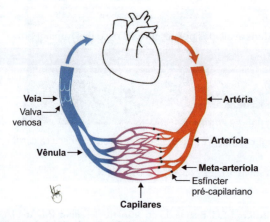

Figura 1. Representação das ramificações vasculares e do fluxo sanguíneo.

Questões Comentadas em Cardiologia do Exercício

349

Referências

1. Fluxo sanguíneo e controle da pressão arterial. In: Silverthorn DU. Fisiologia Humana: Uma Abordagem Integrada. 7ª ed. Porto Alegre: Artmed; 2017. p. 478-84.
2. Schmitt M, Blackman DJ, Middleton GW, Cockcroft JR, Frenneaux MP. Assessment of venous capacitance. Radionuclide plethysmography: methodology and research applications. Br J Clin Pharmacol. 2002; 54(6):565-76. doi: 10.1046/j.1365-2125.2002.t01-7-01689.x.

232

Resposta D

Comentário: A estratificação de risco cardiovascular é fundamental, tanto para a atuação clínica como para o desenvolvimento de estratégias para a prevenção em saúde. O escore Framingham[1] é um dos recursos que pode ser aplicado na fase ambulatorial da reabilitação cardiovascular, na orientação ao paciente na fase I (hospitalar) ou mesmo na atenção primária, por qualquer profissional da saúde[2]. O estudo Framingham, que recebe o nome do local onde foi iniciado no ano de 1948, envolvendo 5.209 pessoas inicialmente, com idades entre 30 e 59 anos, até hoje continua em andamento (acompanhamento), com novos ciclos de avaliação e recrutamento[3]. Esse estudo traz informações capazes de orientar medidas em saúde do ponto de vista epidemiológico e já identificou inúmeros fatores de riscos relacionados com a doença arterial coronariana. Os itens são demonstrados no Quadro 1 e fazem parte das medidas para o escore de risco Framingham, de rápida aplicação, e que conta com aplicativos de cálculo instantâneo. Novos estudos utilizam esses parâmetros para avaliar outras populações para o risco de doenças cardiovasculares, como a doença arterial coronariana, obtendo resultados similares. No entanto, há falhas para o cálculo em população com idade inferior a 30 anos, sendo recomendados mais estudos nesse grupo e novas estratégias de predição e comunicação do risco para essa população[4]. Apesar de a capacidade funcional ser fator independente para a sobrevida em pacientes com cardiopatia e outras populações, ela não faz parte dos critérios do escore de Framingham.

Quadro 1. Itens avaliados pelo escore de risco de Framingham[1].

Critérios
Idade (anos)
Colesterol total (mg/dL)
Colesterol HDL (mg/dL)
Pressão arterial sistólica (mmHg)
Tabagismo
Diabetes melito
Histórico familiar de doença cardiovascular
Hipertrofia de ventrículo esquerdo no eletrocardiograma

350 — Questões Comentadas em Cardiologia do Exercício

Questão relacionada: 233.

Referências

1. Kannel WB, McGee D, Gordon T. A general cardiovascular risk profile: the Framingham Study. Am J Cardiol. 1976; 38(1):46-51. doi:10.1016/0002-9149(76)90061-8
2. Mahmood SS, Levy D, Vasan RS, Wang TJ. The Framingham Heart Study and the epidemiology of cardiovascular disease: a historical perspective. Lancet. 2014; 383(9921):999-1008. doi: 10.1016/S0140-6736(13)61752-3.
3. Tsao CW, Vasan RS. Cohort Profile: The Framingham Heart Study (FHS): overview of milestones in cardiovascular epidemiology. Int J Epidemiol. 2015; 44(6):1800-13. doi: 10.1093/ije/dyv337.
4. Berry JD, Lloyd-Jones DM, Garside DB, Greenland P. Framingham risk score and prediction of coronary heart disease death in young men. Am Heart J. 2007; 154(1):80-6. doi: 10.1016/j.ahj.2007.03.042.

233

Resposta   E

Comentário: A multidisciplinaridade é um aspecto fundamental na atenção à saúde e potencializa os resultados das terapêuticas aplicadas a diferentes perfis de pacientes, incluindo cardiopatas[1]. Apesar desse reconhecimento, o ajuste do cenário profissional ainda não acompanha esse ideal com a mesma velocidade, seja pelo número restrito de profissionais no local de atuação ou pelo parco encaminhamento médico, decorrente do desconhecimento sobre os benefícios e a abrangência da reabilitação cardiovascular[2]. Na questão atual, trouxemos uma ferramenta validada para a mensuração de qualidade de vida em pacientes com insuficiência cardíaca crônica: o Minnesota Living with Heart Failure Questionnaire (Quadro 1). Este é um recurso acessível, de fácil aplicação e que possui validação para a língua portuguesa, testado com brasileiros[3]. Aplicar questionários como este permite identificar a qualidade de vida e visualizar quais são os aspectos que mais comprometem essa qualidade. Além disso, ele é importante, pois nem sempre o paciente apresenta melhoras significativas em exames complementares, como o ecocardiograma. Por exemplo, após um tempo de reabilitação cardíaca, é possível não visualizar melhora da fração de ejeção. No entanto, é possível observar pela reaplicação do Minnesota uma melhora na participação social e nas atividades de vida diária, como subir e descer escadas. Muitas vezes, a melhora da qualidade de vida é mais impactante que a melhora de valores em exames complementares. Os domínios do questionário envolvem: custos com hospitalizações, atividade sexual, restrição alimentar, qualidade de sono, trabalho, entre outros.

Questões Comentadas em Cardiologia do Exercício

Quadro 1. Minnesota Living with Heart Failure Questionnaire (Tradução para o Português)[3].

Durante o último mês, o seu problema cardíaco o impediu de viver como você queria? Por quê?	
Causou inchaço em seus tornozelos e pernas	( )
Obrigando você a sentar ou deitar para descansar durante o dia	( )
Tornando a sua caminhada e a subida de escada difíceis	( )
Tornando o seu trabalho doméstico mais difícil	( )
Tornando as suas saídas de casa difíceis	( )
Tornando difícil dormir bem à noite	( )
Tornando os seus relacionamentos ou as suas atividades com familiares e amigos difíceis	( )
Tornando o seu trabalho para ganhar a vida difícil	( )
Tornando os seus passatempos, esportes e diversão difíceis	( )
Tornando a atividade sexual difícil	( )
Fazendo você comer menos os alimentos que você gosta	( )
Causando falta de ar	( )
Deixando você cansado, fadigado ou com pouca energia	( )
Obrigando você a ficar hospitalizado	( )
Fazendo você gastar dinheiro com cuidados médicos	( )
Causando a você efeitos colaterais das medicações	( )
Fazendo você sentir-se um peso para familiares e amigos	( )
Fazendo você sentir uma falta de autocontrole na sua vida	( )
Fazendo você se preocupar	( )
Tornando difícil você concentrar-se ou lembrar-se das coisas	( )
Fazendo você sentir-se deprimido	( )

As notas para cada item podem variar de 0 a 5 sendo: 0: Não; 1: Muito pouco; 5: Demais.

Questão relacionada: 232.

Referências

1. Sacramento MS, Santos VB, Petto J. Importance of multidisciplinarity in physical exercise prescription. Rev Bras Fisiol Exerc 2020; 19(2):80-1. DOI: https://doi.org/10.33233/rbfe.v19i2.4063
2. Santos LSTA, Gomes E, Vilaronga J, Nunes W, Santos ACN, Almeida FOB et al. Barreiras da reabilitação cardíaca em uma cidade do nordeste do Brasil.
3. Carvalho VO, Guimarães GV, Carrara D, Bacal F, Bocchi EA. Validação da versão em português do Minnesota Living with Heart Failure Questionnaire. Arq. Bras. Cardiol. [Internet]. 2009; 93(1):39-44. DOI: http://dx.doi.org/10.1590/S0066-782X2009000700008.

234

Resposta   A

Comentário: O nodo sinusal é responsável por gerar o impulso elétrico cardíaco e assegura a frequência cardíaca entre 60 e 100 batimentos por minuto. Ele está localizado na parede posterior do átrio direito, abaixo do endocárdio. Assim como as demais células cardíacas, o nodo sinusal depende de uma boa vascularização. Apesar do complexo sistema de irrigação do nodo sinusal, que apresenta alta densidade em relação às demais células do coração, obstruções tromboembólicas, placa de ateroma ou iatrogenia cirúrgica podem repercutir em disfunção do nodo sinusal, com consequente necessidade do uso de dispositivos cardíacos implantáveis, especialmente o marca-passo cardíaco. Alguns estudos já demonstraram densidade capilar reduzida em pacientes com fibrilação atrial e taquicardia ventricular, sendo aventada a relação entre vascularização e integridade da função do nodo sinusal. Em mais de 90% das vezes, a irrigação do nodo sinusal é feita por um único vaso; no entanto, é possível encontrar 2 ou 3 segmentos vasculares com a mesma função. Esse aspecto é de extrema importância para o cirurgião cardiovascular, que deve estar atento a essa variação fisiológica anatômica. Quanto à prevalência de origem da artéria do nodo sinusal, esta se origina na artéria aorta, com prevalência inferior a 0,5%; portanto, pode ser considerada um achado raro. Apresentamos no Quadro 1 os dados sobre as origens da irrigação do nodo sinusal da metanálise de Vikse et al[1].

Quadro 1. Dados epidemiológicos sobre a origem da artéria do nodo sinusal[1].

Dados para origem única (prevalência de ≅ 92%)		
Posição	Origem	Dados epidemiológicos
1º lugar	Artéria coronária direita	68,0% (IC 95%: 55,6-68,9)
2º lugar	Ramo circunflexo esquerdo	22,1% (IC 95%: 15,0-26,2)
3º lugar	Artéria coronária esquerda	2,7% (IC 95%: 0,7-5,2)
Raro	Artéria aorta + artéria brônquica	0,3% (IC 95%: 0-1,3)
Dados para origem dupla (prevalência de ≅ 3%)		
Posição	Origens	Dados epidemiológicos
1º lugar	Artéria coronária direita e ramo circunflexo esquerdo	2,0% (IC 95%: 0,3-4,2)
2º lugar	Artéria coronária direita e esquerda	0,9% (IC 95%: 0-2,3)
Raro	Valor cumulativo das demais combinações	0,3% (95% CI: 0-1,3)
Dados para origem tripla (prevalência de ≅ 0,3%)		
Posição	Origens	Dados epidemiológicos
Raro	Valor cumulativo de todas as origens	0,3% (IC 95%: 0-1,2)

IC 95%: Intervalo de confiança de 95%.
Foram considerados raros os achados com prevalência inferior a 0,5%.

Questões relacionadas: 7, 18, 70, 75, 155, 231, 235 e 236.

Referência

1. Vikse J, Henry BM, Roy J, Ramakrishnan PK, Hsieh WC, Walocha JA et al. Anatomical variations in the sinoatrial nodal artery: a meta-analysis and clinical considerations. PLoS One. 2016; 11(2):e0148331. doi: 10.1371/journal.pone.0148331. Erratum in: PLoS One. 2016;11(3):e0150051.

235

Resposta D

Comentário: A irrigação do nodo sinusal ocorre pela artéria do nodo sinusal, normalmente proveniente da coronária direita. A artéria do nodo sinusal forma uma complexa rede com alta densidade capilar para assegurar a vascularização do marca-passo fisiológico cardíaco em conjunto com o feixe de Bachmann, e as cristas *terminalis*[1,2]. Para avaliar a disposição dessa artéria, utilizamos a veia cava como referência, e os seus trajetos podem ser retrocaval, pericaval ou pré-cavado[1], como demonstrado na Figura 1. Aspectos sobre a origem e prevalência da artéria do nodo sinusal são tratados na Questão 234.

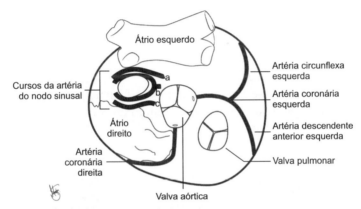

Figura 1. Disposições da artéria do nodo sinusal. (a) Curso retrocaval; (b) curso pericaval; (c) curso pré-cava. Adaptada de Vikse J et al.[1]

Questões relacionadas: 7, 18, 70, 75, 155, 231, 234 e 236.

Referências

1. Vikse J, Henry BM, Roy J, Ramakrishnan PK, Hsieh WC, Walocha JA et al. Anatomical variations in the sinoatrial nodal artery: a meta-analysis and clinical considerations. PLoS One. 2016; 11(2):e0148331. doi: 10.1371/journal.pone.0148331. Erratum in: PLoS One. 2016;11(3):e0150051.
2. Saremi F, Channual S, Krishnan S, Gurudevan SV, Narula J, Abolhoda A. Bachmann Bundle and its arterial supply: imaging with multidetector CT--implications for interatrial conduction abnormalities and arrhythmias. Radiology. 2008; 248(2):447-57.

236

Resposta   **C**

Comentário: A isquemia miocárdica oferece risco de lesão e morte celular de uma área da parede cardíaca, levando à redução da sua capacidade de contração por substituição do tecido contrátil por tecido conjuntivo fibroso. A compreensão da anatomia vascular coronariana permite estabelecer uma escala de gravidade e identificar a região com maior risco de ser afetada. Podemos dividir de modo simplificado o coração em três regiões ou faces: anterior (ou esternal), posterior (ou diafragmática) e lateral (ou pulmonar). A face anterior compreende principalmente o ventrículo direito com parte do ventrículo esquerdo, enquanto a posterior envolve a maior parte da região inferior do ventrículo direito. Já a face pulmonar é composta pela região superior do ventrículo esquerdo[1]. Quanto à disposição das coronárias, estas se originam da região ascendente da artéria aorta logo após a valva aórtica, por duas origens, tronco de coronária esquerda e tronco de coronária direita. A artéria descendente posterior se origina na artéria coronária direita e nutre principalmente a região diafragmática. Cabe destacar que uma obstrução em artéria descendente anterior causaria maior prejuízo à função contrátil do ventrículo esquerdo[2]. A Figura 1 traz as faces do coração e a Figura 2 apresenta a irrigação anatômica mais comum do coração.

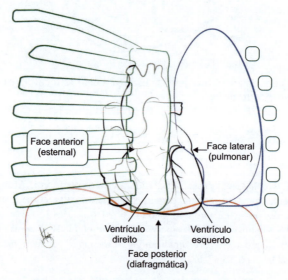

Figura 1. Representação das faces do coração.

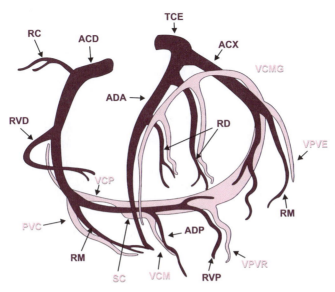

Figura 2. O componente arterial coronário esquerdo consiste no tronco coronário esquerdo (TCE), artéria descendente anterior (ADA), artéria circunflexa (ACX), ramos diagonais (RD) e ramos marginais (RM). O componente arterial coronário direito consiste na artéria coronária direita (ACD), ramo conal (RC), ramo ventricular direito (RVD), ramo marginal (RM), artéria descendente posterior (ADP) e ramo ventricular posterior (RVP). O componente venoso é composto pelo seio coronário (SC), veia cardíaca magna (VCMG), veia cardíaca média (VCM), veia cardíaca parva (VCP), veias posteriores do ventrículo esquerdo (VPVE), pequenas veias cardíacas (PVC) e (VPVR) veias posteriores do ventrículo direito. (Adaptada de Andrade JM[2].)

Questões relacionadas: 7, 18, 70, 75, 155, 231, 234 e 235.

Referências
1. Anderson RH, Razavi R, Taylor AM. Cardiac anatomy revisited. J Anat. 2004; 205(3):159-77.
2. Andrade JM. Anatomia coronária com angiografia por tomografia computadorizada multicorte. Radiol Bras. [Internet]. 2006; 39(3):233-36. https://doi.org/10.1590/S0100-39842006000300015.

237

Resposta

A identificação (normalmente posta em região superior esquerda), por um critério básico que é a necessidade de organização das informações dos pacientes, sobretudo em locais com alto fluxo, como hospitais. É necessário identificar qual a incidência aplicada para a construção da imagem. Ela representa o trajeto do feixe de íons contra a placa de metal e três posições são as mais utilizadas: anteroposterior (AP), posteroanterior (PA) e em perfil. Entre as posições AP e PA, a PA é preferencial, pois permite a remoção da projeção das escápulas na imagem, favorecendo melhor observação das demais partes[3]. No entanto, nem sempre isso será possível, como em casos de pacientes acamados[3,4]. Uma maneira

356 Questões Comentadas em Cardiologia do Exercício

de diferenciar as incidências é pela formação da bolha gástrica, que se apresenta quando o paciente está na posição vertical. O paciente também deve ser orientado para realizar apneia com o tórax expandido após uma inspiração, e no exame devemos identificar de 9 a 11 espaços intercostais e verificar o alinhamento corporal, a partir das clavículas. A penetração da imagem é outro aspecto a ser observado, sendo ideal a verificação dos contornos vertebrais apenas na região superior[3]. Todos os aspectos listados até o momento são cruciais para considerarmos ou não a utilização da imagem, devendo-se solicitar um novo exame caso alguma etapa esteja prejudicada (salvo a ausência de identificação).

Comentário: A avaliação do exame complementar de imagem radiográfica deve ser feita com critério, pois a má realização do exame pode gerar uma interpretação equivocada e consequente dano ao paciente, seja ele físico, pela submissão a novos tratamentos desnecessários, ou financeiro. Por isso, é muito importante que o profissional que atua na reabilitação cardiovascular tenha conhecimento sobre a maneira correta de condução e interpretação dos resultados de exames complementares, incluindo o exame radiográfico, no qual muitas informações são subjetivas e avaliador-dependente. O profissional com acesso ao exame complementar deve prezar pelo princípio bayesiano para o diagnóstico. A avaliação de probabilidade diagnóstica deve ser pautada na sua probabilidade pré-teste[1,2]. Em outras palavras, a avaliação completa com anamnese do paciente nos permite gerar hipóteses que aproximam ou não o achado do exame de um resultado verdadeiro, reduzindo o número de equívocos[1,2].

Questão relacionada: 238.

Referências

1. Pennello GA. Bayesian analysis of diagnostic test accuracy when disease state is unverified for some subjects. J Biopharm Stat. 2011; 21(5):954-70. doi:10.1080/10543406.2011.590921
2. van de Schoot R, Kaplan D, Denissen J, Asendorpf JB, Neyer FJ, van Aken MAG. A gentle introduction to bayesian analysis: applications to developmental research. Child Dev. 2014; 85(3):842-60. doi: 10.1111/cdev.12169.
3. Carvalho SA. Radiografia torácica em terapia intensiva: o que o fisioterapeuta deve saber. In: Martins JA, Reis LFF, Andrade FMD. (Org.). Programa De Atualização Em Fisioterapia Em Terapia Intensiva Adulto. Porto Alegre: Artmed; 2019, v. 10/01, p. 11-75.
4. Rapello GVG, Koch R, Pereira DM, Demarchi ACS. Avaliação cardiovascular na unidade de terapia intensiva. In: Martins JA, Reis LFF, Andrade FMD (Org.). PROFISIO Fisioterapia em Terapia Intensiva. 1ed. Porto Alegre: Artmed; 2019, v. 2, p. 11-47.

238

Resposta   A

Comentário: Após ser aprovada nos critérios de qualidade da imagem radiográfica, descritos na Questão 237, iremos observar que a radiografia de tórax apresenta limitação inferior pelas hemicúpulas diafragmáticas, que à direita apresenta maior elevação pela presença do fígado, portanto, um achado normal. O posicionamento e as dimensões do coração devem ser observados com atenção. O coração deve ocupar o mediastino com aproximadamente um terço da sua extensão no hemisfério direito. Para constatação de cardiomegalia, utiliza-se o índice cardiotorácico (ICT), que divide o comprimento do tamanho do coração pelo comprimento da caixa torácica, sendo considerada cardiomegalia quando essa relação é superior a 0,5. O índice cardiopulmonar foi criado para compor as alternativas, mas na realidade não existe. Uma das causas da sua inviabilidade seria o diagnóstico em pessoas com alguma doença pulmonar com diminuição de parênquima, como o pneumotórax, o que traria uma acurácia reduzida. Além disso, devemos observar outras informações para avaliação geral do tórax, como o seio costofrênico e cardiofrênico, parênquima pulmonar, botão aórtico e hilo pulmonar, que destacamos na Figura 1A. A esquematização da organização e o processo de medida estão representados na Figura 1B.

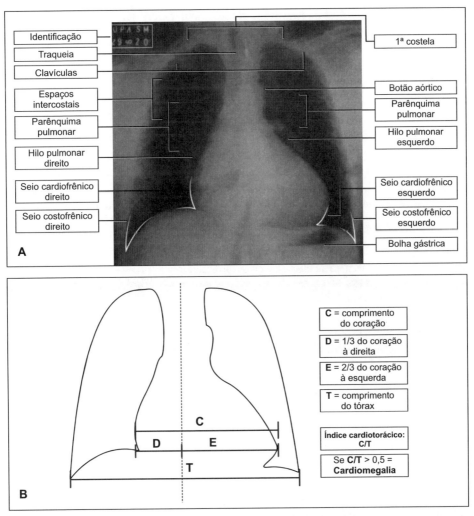

Figura 1. Itens básicos identificados em radiografia de tórax, com incidência anteroposterior (**A**). Índice cardiotorácico (**B**).

358

Questões Comentadas em Cardiologia do Exercício

Questão relacionada: 237.

Referência

1. Carvalho SA. Radiografia torácica em terapia intensiva: o que o fisioterapeuta deve saber. In: Martins JA, Reis LFF, Andrade FMD. (Org.). Programa de Atualização em Fisioterapia em Terapia Intensiva Adulto. 1 ed. Porto Alegre: Artmed; 2019, v. 10/01, p. 11-75.

239

Resposta   B

Comentário: O murmúrio e o sopro cardíaco são sinônimos e podem se originar de alteração no fluxo sanguíneo ou na mecânica cardiovascular, nem sempre estando associado a um processo patológico. A presença do sopro deve ser verificada e classificada de acordo com o grau de gravidade, pois muitos pacientes são assintomáticos, mas apresentam maior risco de complicações futuras. O clique e o estalido são sons que ocorrem logo após a abertura máxima de uma valva, sendo considerado clique os sons auscultados durante a sístole ventricular, portanto, envolvendo as valvas aórtica e/ou pulmonar, enquanto os estalidos ocorrem na diástole, representando as valvas atrioventriculares[1]. Portanto, na condição da estenose aórtica, o som esperado será o clique. Para uma avaliação correta da ausculta cardíaca, orienta-se a identificação prévia da primeira e segunda bulha cardíaca, e utilização da técnica auscultatória abordada na Questão 230. Além disso, manobras funcionais também podem ser aplicadas para melhor avaliação, como é o caso do agachamento, preensão palmar e manobra de Valsalva, que aumentam ou diminuem os sons na ausculta de acordo com o tipo e a causa[2]. A Tabela 1 esquematiza as principais técnicas e melhores aplicações.

Tabela 1. Testes funcionais para auxiliar a ausculta cardíaca[2].

Teste funcional	Condição testada	Mecanismo favorecedor
Preensão manual	• Regurgitação aórtica • Regurgitação mitral • Comunicação interventricular	Aumenta a pós-carga
Agachamento	• Estenose aórtica • Estenose mitral • Regurgitação aórtica • Regurgitação mitral	Aumenta a pré-carga
Valsalva	• Cardiomiopatia hipertrófica obstrutiva • Prolapso da válvula mitral	Diminui a pré-carga
Ficar de pé (abruptamente)	• Cardiomiopatia hipertrófica obstrutiva • Prolapso da válvula mitral	Diminui a pré-carga

Questões relacionadas: 196, 227, 230 e 240.

Referências
1. Levene DL. The significance of 'snaps' and 'clicks' on cardiac auscultation. Can Fam Physician. 1973; 19(2):76-7.
2. Thomas SL, Heaton J, Makaryus AN. Physiology, Cardiovascular Murmurs. In: StatPearls. Treasure Island (FL): StatPearls Publishing; May 2, 2020.

Resposta   E

Comentário: O sopro cardíaco pode ser classificado de acordo com o tempo e a intensidade dos sons durante a ausculta. O tempo de surgimento pode ser após B1, B2 ou ultrapassar esses dois marcos. Os tipos de sopros estão representados na Tabela 1. Quanto ao grau de intensidade do som na ausculta, Levine e Freeman trouxeram uma mudança de paradigma para a avaliação cardíaca. No cenário pregresso à Primeira Guerra Mundial, as avaliações e os critérios de risco cardiovascular só eram relatados na presença de ausculta com limitação de funcionalidade. Após a Primeira Guerra, o tenente Levine realizou um estudo com Freeman, graduando os achados com base na intensidade dos sons, que ele dividiu em seis níveis, apresentados na Tabela 1[1]. Apesar de não seguir uma regra estritamente rígida, o pensamento iniciado por Levine permite graduação ou comparação dos achados, alguns deles com relação positiva entre o grau e a gravidade, por exemplo, a comunicação interventricular, em que os sons mais altos representam maior prejuízo ao septo interventricular.

Tabela 1. Tipos de sopro em relação ao tempo e à graduação da ausculta com base na escala de Levine.

Tipos de sopros	
Sistólico	
Protossistólico	Ocorre no início da B1
Mesossistólico	Início intermediário
Telessistólico	Ocorre pouco antes do início da sístole atrial (B2)
Holossistólico	Ocorre durante toda a sístole ventricular
Protodiastólico	Ocorre no início da B2
Diastólico	
Mesodiastólico	Início intermediário
Telediastólico	Ocorre pouco antes do início da sístole ventricular (B1)
Holodiastólico	Ocorre durante toda a sístole atrial
Contínuo	Apresenta-se em B1 e passa por B2

continua

360 · Questões Comentadas em Cardiologia do Exercício

Tabela 1. Tipos de sopro em relação ao tempo e à graduação da ausculta com base na escala de Levine. (*Continuação*)

Tipos de sopros	
Graduação de murmúrio cardíaco	
Grau 1	Desmaiar. Ouvido apenas depois de decorridos alguns segundos
Grau 2	Um leve murmúrio ouvido imediatamente
Grau 3	Murmúrio moderadamente alto
Grau 4	Murmúrio alto
Grau 5	Murmúrio muito alto. Pode ser ouvido se apenas a borda do estetoscópio estiver em contato com a pele
Grau 6	O sopro mais alto possível. O sopro pode ser ouvido com o estetoscópio recém-removido do tórax e sem tocar a pele

Questões relacionadas: 196, 227, 230 e 239.

Referência

1. Physical examination of the heart and circulation. In: Braunwald E, Zippes DP, Libby P (ed.). Braunwald: Heart Disease: A Textbook of Cardiovascular Medicine, 6th ed. W.B. Oregon. Saunders Company. p. 58-78.

Este livro foi impresso nas oficinas gráficas da Editora Vozes Ltda.,
Rua Frei Luís, 100 – Petrópolis, RJ.